# Ganz entspannt

## *schwanger*

Dr. Wilhelm Gienger/Zora Gienger

# Ganz entspannt
## *schwanger*

Yoga, Meditationen und

andere Wohlfühlmethoden

# Inhalt

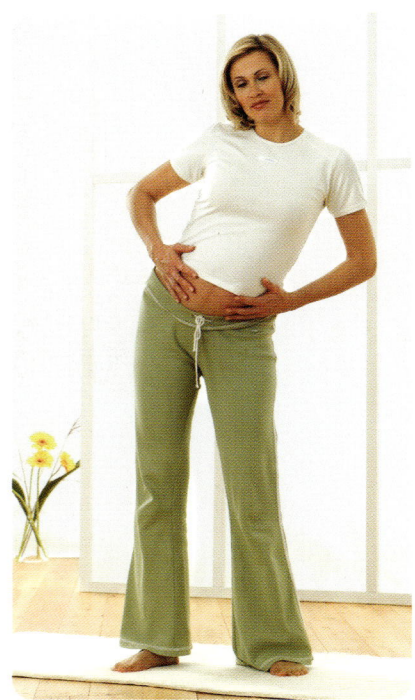

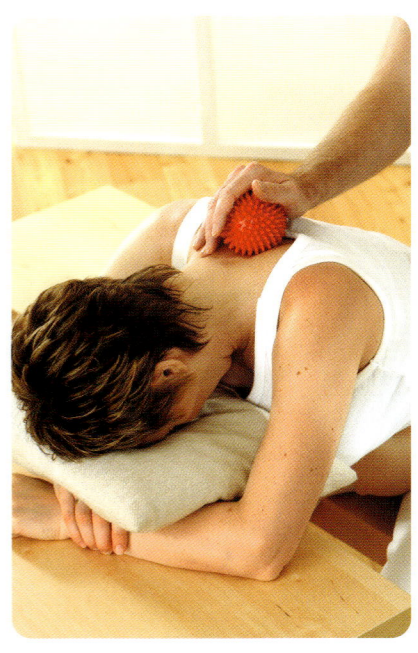

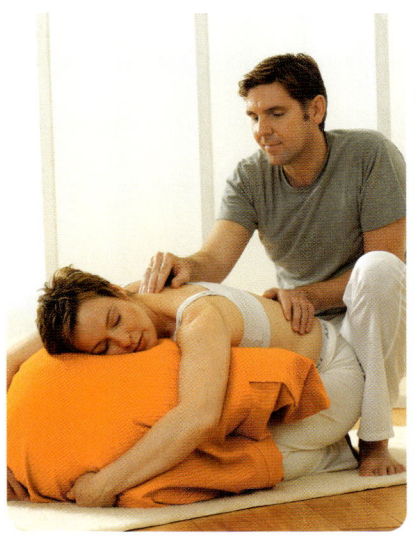

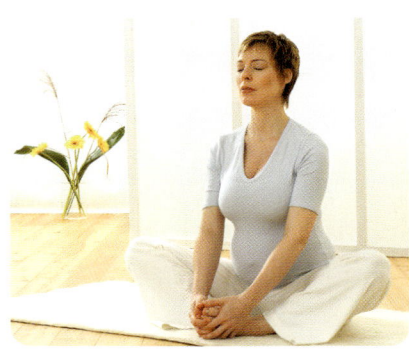

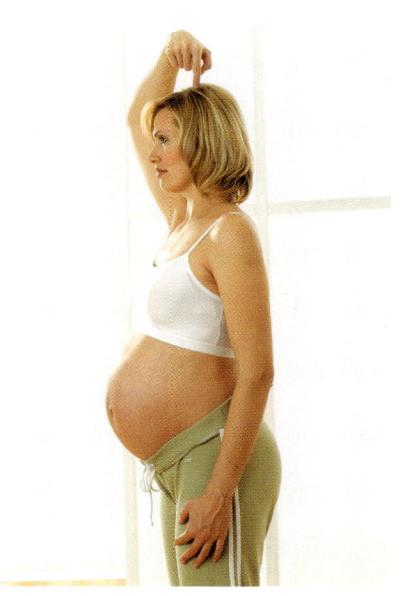

# Anstelle eines **Vorwortes**

Liebe Leserin,
herzlichen Glückwunsch! Sie erwarten ein Baby!

Die neun Monate Ihrer Schwangerschaft sind eine Zeit voller Veränderungen und Umstellungen. Mit einigen einfachen Übungen können Sie dafür sorgen, dass diese Zeit entspannt und angenehm für Sie wird.

Eine Schwangerschaft ist eine ganz besondere Zeit im Leben einer Frau. Es ist eine Zeit des Wachsens und Werdens. Jedes Kind, das auf die Welt kommt, ist ein Wunder des Lebens, das mit Liebe, Respekt und Würde herzlich auf dieser Welt willkommen sein sollte. Aber auch die werdende Mutter möchte sich während ihrer Schwangerschaft wohl fühlen und sich ganz entspannt und dennoch voller Spannung auf ihr Baby freuen. Mutter zu werden ist eine einzigartige Erfahrung, die sich mit nichts anderem vergleichen lässt. Selbst wenn Sie ein zweites oder drittes Kind bekommen, so gleicht keine Schwangerschaft der anderen.

## Zeit der Veränderungen

Neue Erfahrungen, viele offene Fragen und der Wunsch, eine gesunde und glückliche Schwangerschaft zu erleben, stehen im Vordergrund. Nicht nur der Körper der werdenden Mutter verändert sich langsam, auch die Seele lernt neue Herausforderungen kennen. Eine entspannte Schwangerschaft soll deshalb eine Wohltat für Körper, Geist und Seele sein.

## Mit Leib und Seele schwanger sein

Eine Schwangerschaft ist etwas ganz Wunderbares im Leben einer Frau. Wenn die werdende Mutter und das Baby gesund sind und die Schwangerschaft ohne Komplikationen gut verläuft, ist dies immer ein Grund zu großer Freude und Dankbarkeit. Aber nicht jeder Tag ist wie der andere: Es gibt immer solche, an denen Sie sich gut und wohl fühlen werden, und andere, an denen Sie verkrampft und ängstlich sind.

Manchmal ist es gar nicht so einfach, mit Leib und Seele schwanger zu sein und sich dieser neuen Erfahrung völlig hinzugeben. Und doch ist es ein herrliches Gefühl, ganz Frau zu sein, sich als Teil der Schöpfung zu empfinden und ein Kind in sich heranreifen zu spüren. Und je mehr Sie dieses Gefühl genießen, Ihre Sorgen loslassen und den Dingen ihren Lauf lassen, desto entspannter können Sie sein und diese außergewöhnlichen Monate als besonderes Geschenk in Ihrem Leben willkommen heißen.

## Das Schwangersein erleben

Eine entspannte Schwangerschaft zu erleben, heißt, sich selbst so anzunehmen wie man ist. Dazu gehören auch alle Ängste und Zweifel, die im Verlauf der Schwangerschaft auftauchen, und alle zornigen und wütenden Momente, das Nörgeln, Jammern und Meckern, die depressiven Gefühle und die Sorgen. Selbst die unausstehlichen Seiten sind Bestandteil des Lebens, die tiefe Traurigkeit ebenso wie die kleinen Momente der Glückseligkeit.

Je weniger Sie sich selbst unter irgendeinen Leistungsdruck stellen, desto eher können Sie die Dinge annehmen und geschehen lassen, die jetzt auf Sie zukommen, und Ihre Schwangerschaft genießen.

## Im Wohlgefühl liegt die Kraft

Wer sich wohl fühlt, kann sein Leben richtig genießen und mit Gelassenheit auf alle Herausforderungen und Veränderungen reagieren. Die dabei auftretenden Ängste werden nicht ignoriert oder unterdrückt, sondern sind ein Teil dieses Prozesses. Körperliche, geistige und seelische Aspekte sind in Balance, also im Gleichgewicht. Sie fühlen sich ausgeglichen, voller Harmonie und ruhen in sich selbst.

Sie erleben eine wohlige Spannung zwischen schlaffer Trägheit und stressiger Anspannung. Ihr Wohlgefühl liegt genau in der Mitte zwischen An- und Entspannung. Entspannt sein in der Schwangerschaft heißt deshalb auch, sich mit sich selbst auseinander zu setzen und sich ausreichend Zeit zu nehmen für das eigene Wohlbefinden. Das bedeutet aber auch, dass alles, was auf Dauer Unwohlsein hervorruft, erkannt und tatkräftig verändert werden sollte.

## Die kostbare Zeit genießen

In den vielen Jahren, in denen wir Frauen durch die Zeit ihrer Schwangerschaft begleitet haben, erlebten wir immer wieder die Freude, die ein neuer Mensch in die Welt bringt. Auch wenn nicht immer alles glatt und reibungslos verläuft, so ist auch für uns jede Schwangerschaft ein einzigartiges Erlebnis. Die vielen Babybilder, die jetzt an den Wänden unserer Frauenarztpraxis hängen, erinnern uns jedes Mal an diese Einzigartigkeit.

Liebe Leserin, wir möchten Sie einladen, sich ein wenig Zeit für sich selbst zu nehmen, um diese kostbare Zeit mit allen Sinnen zu genießen. Wir wünschen Ihnen die Freude Ihres Herzens und Ihrer Seele, um voller Gelassenheit, Dankbarkeit, Harmonie und Ruhe die Zeit der Schwangerschaft zu erleben und mit Leib und Seele bereit zu sein für das große Abenteuer Ihres Lebens: Ihr Baby.

*Zora Gienger, Dr. med. Wilhelm Gienger*

Wohlgefühl entsteht immer dort, wo das richtige Maß an An- und Entspannung vorherrscht. Das gilt auch in ganz besonderem Maß für eine Schwangerschaft.

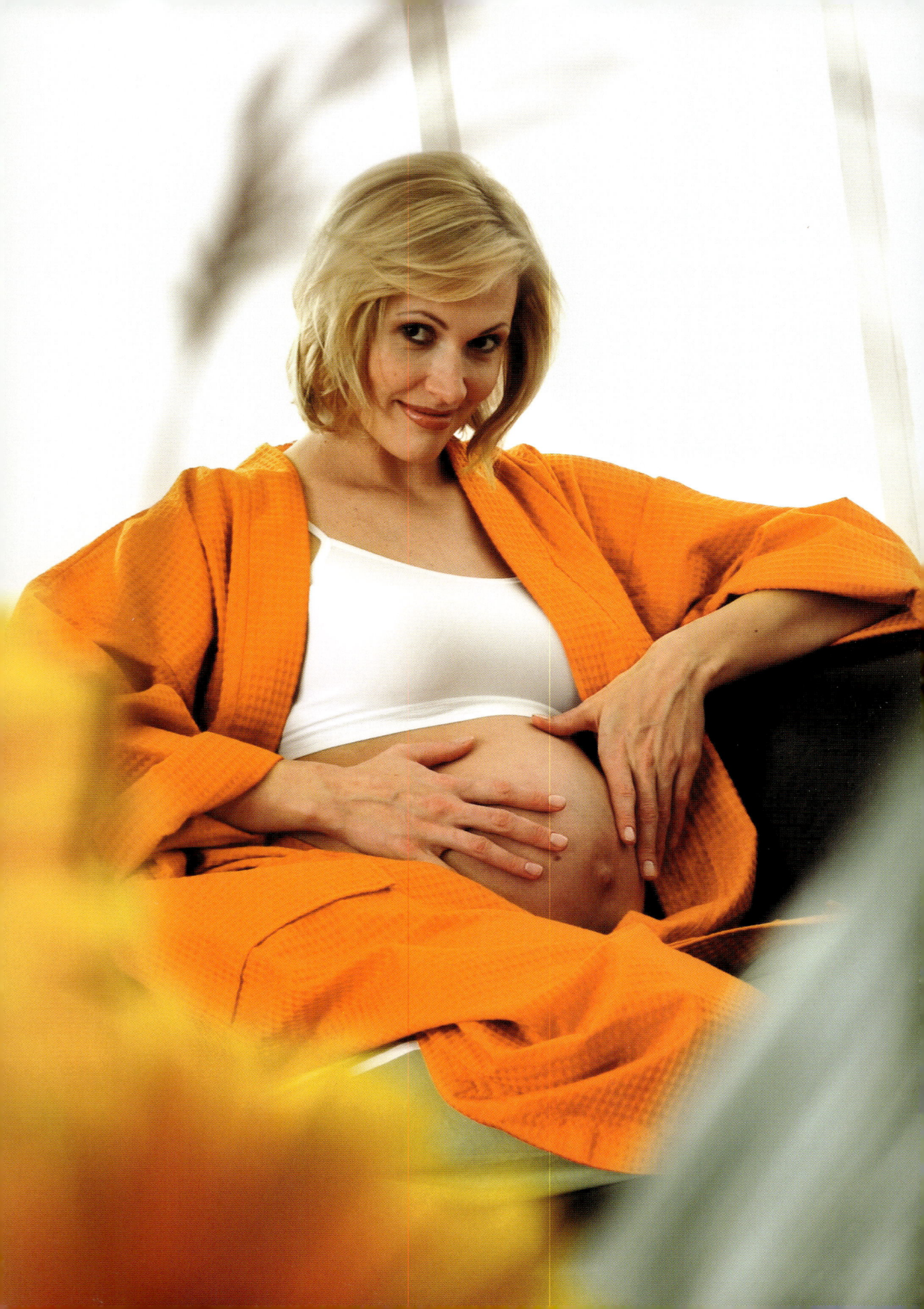

# Entspannte
## *Schwangerschaft*

*Die Schwangerschaft zu genießen, sich optimal auf die Geburt vorzubereiten und Ängste loszulassen – das sind die Grundpfeiler einer entspannten Schwangerschaft. Sie erfahren, wie Sie Ihre Ängste bewältigen und mit Stärke und Selbstvertrauen die Entbindung meistern. Viele praktische Tipps helfen Ihnen, Ihre Schwangerschaft aktiv zu erleben, und bereiten Sie sanft auf die Entbindung vor. Schmerzverarbeitungsmethoden und Übungen machen Sie fit und schenken Ihnen Gelassenheit und Sicherheit.*

# Ängste erkennen, benennen und bezwingen

In unseren Schwangerschafts-Yogakursen erleben wir immer wieder Frauen, die vor lauter Nervosität kaum zur Ruhe finden. Sie möchten alles richtig machen und sind eifrig bei der Sache. Trotzdem haben sie fürchterliche Angst vor der Schwangerschaft, der Entbindung und der Zeit mit dem Baby. Sie trauen es sich nicht zu, ihren eigenen Weg zu gehen, und sind völlig verunsichert. Erst das regelmäßige Üben, das Stärken des Selbstvertrauens und die Versicherung, dass sie in Ordnung sind, so wie sie sind, lässt sie mit der Zeit aufatmen und entspannen. Jeder entspannten Schwangerschaft steht ein Berg voller Ängste gegenüber. Und den gilt es zu erkennen und zu benennen.

*Jede Schwangere ist so in Ordnung, wie sie ist, mit all ihren Ängsten und Selbstzweifeln. Die Selbstannahme »Ich darf Angst haben, denn es ist völlig normal und in Ordnung, Angst zu haben« hilft Ihnen, Ihre Ängste zu bewältigen.*

## Ängste sind normal

Ängste haben auch ihre positiven Seiten. Sie machen sensibler gegenüber Umwelteinflüssen, warnen vor Gefahren und lassen im Alltag Vorsicht und Umsicht walten. Manchmal aber nehmen sie der Schwangeren alle Lebensfreude und vergällen ihr die gesamte Schwangerschaft. Oftmals sind es viele kleine Ängste, die die Schwangere mit sich herumschleppt. Sie traut sich kaum, diese Ängste auszusprechen, so peinlich sind sie ihr. Die Angst vor der Entbindung und den Schmerzen kann ja noch jeder verstehen. Aber viele andere kleine Ängste werden gern unterdrückt oder ignoriert, weil »man« solche Ängste nicht haben darf. Je eher Sie aber zu Ihren Ängsten stehen und sich trauen, sie zu äußern, desto leichter gelingt es Ihnen, sich auf die Schwangerschaft einzulassen und mit Freude auch die im Leben anstehende Veränderung durch Ihr Kind anzunehmen.

## Das Anti-Angst-Programm

Das folgende Anti-Angst-Programm hilft Ihnen, so manche Last von Ihrer Seele zu nehmen.

**Erkennen und benennen Sie Ihre Ängste.** Schreiben Sie auf ein Blatt Papier, was Sie am meisten fürchten. Sind es die Schmerzen während der Entbindung? Ist es die Gesamtveränderung? Haben Sie Angst, das alles nicht schaffen zu können? Fürchten Sie die körperlichen Veränderungen? Oder haben Sie Angst vor der Babyzeit, dem nächtlichen Aufstehen und der ganzen Erziehungsarbeit, die auf Sie zukommt?

Oder haben Sie Angst um Ihre Freiheit und Selbstständigkeit und davor, sich mit einem Baby im Leben zu sehr einschränken zu müssen?

**Notieren Sie selbst dabei auch die banalsten Ängste,** die Sie nicht auszusprechen wagen und für die Sie sich schämen. Jede noch so kleine Angst sollte erkannt und benannt werden, nach dem Motto: »Angst erkannt, Angst gebannt!«. Denn dann ist sie ins Bewusstsein gerückt und plagt Sie nicht mehr als diffuse, namenlose Angst, die Ihnen körperliche und seelische Schmerzen bereitet.

**Lassen Sie Ihre Ängste zu.** Sie sind einfach da und gut. Jede Angst setzt Ihnen ein Zeichen, dass es nötig ist, sich intensiv mit sich selbst zu beschäftigen.

**Werden Sie aktiv,** indem Sie Ihren Ängsten eine nützliche Hilfe zur Angstauflösung anbieten, ganz ohne den Leistungsdruck, die Angst völlig loswerden zu wollen. Sie tun einfach Ihr Bestes. Dazu steht Ihnen dieses Buch mit all seinen Übungen zur Verfügung.

**Üben, üben und nochmals üben.** Alle hier beschriebenen Entspannungsübungen, seien sie aktiv oder eher passiv, seien sie körperlich oder eher mental orientiert, benötigen Zeit, um ihre Wirkung entfalten zu können. Das geht nur über das Üben und Ausprobieren. Lassen Sie sich Zeit!

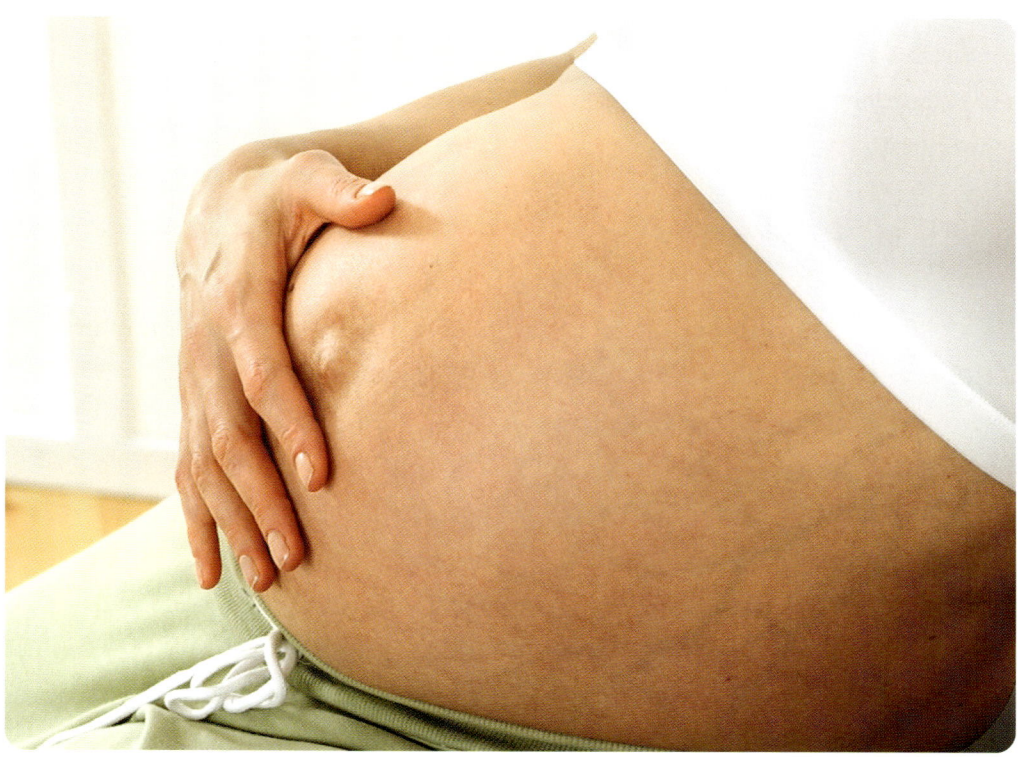

*Mit der Schwangerschaft verändert sich Ihr Leben. Und mit der Geburt Ihres Kindes werden auch Sie als Mutter neugeboren. Ihr Leben wird anders, nicht schlechter!*

**Finden Sie Ihren eigenen Weg.** Jeder Mensch hat eigene Vorlieben und einen eigenen Weg zum persönlichen Wohlbefinden. Sich selbst kennen zu lernen ist deshalb die beste Art und Weise, sich von Ängsten zu befreien. Finden Sie unter all den Entspannungsmöglichkeiten Ihre Favoriten heraus.

**Wissen ist Macht und der beste Weg, Ängste zu lösen.** Dieser Weg über den Verstand nimmt den Ängsten ihre Gewalt über Sie. Sie wissen endlich Bescheid, und alles ist nur noch halb so schlimm. Deshalb informieren Sie sich aktiv über Schwangerschaft, Geburt und Kindererziehung. Da reicht es aber nicht aus, nur Bücher zu lesen. Tun Sie sich mit anderen Schwangeren zusammen, und besuchen Sie Familien mit Babys. Gemeinsam ist man stark und gewinnt Selbstvertrauen.

*Versäumen Sie auf keinen Fall die Vorsorgeuntersuchungen bei Ihrem Frauenarzt! Nur so können Risiken oder Probleme der Schwangerschaft rechtzeitig erkannt und gegebenenfalls entsprechende Maßnahmen ergriffen werden.*

## Informationen bauen Ängste ab

Die größten Ängste in der Schwangerschaft sind die Ängste um das Kind und seine Gesundheit, um die eigene Gesundheit und die Veränderung, die mit der Schwangerschaft einhergeht, um die Fragen nach den Schmerzen während der Entbindung und die eigene Kompetenz, das Kind erziehen zu können. Zu keinem anderen Zeitpunkt als während einer Schwangerschaft treffen so viele Ängste aufeinander. Und jede einzelne blockiert das persönliche Wohlgefühl und verhindert eine entspannte Schwangerschaft voller Gelassenheit und Selbstvertrauen.

### Mit kompetenter medizinischer Versorgung gegen Ängste

Wer Bescheid weiß und ärztlich gut versorgt wird, hat weniger Angst. Deshalb sind regelmäßige Vorsorgeuntersuchungen bei Ihrem Frauenarzt oder Ihrer Frauenärztin ein absolutes Muss. Die Angst um die eigene Gesundheit und die des Kindes kann dort weitgehend ausgeräumt werden. Außerdem können Risiken eingeschätzt und möglichst früh behandelt werden. Gesundheitliche Probleme werden individuell besprochen. Nehmen Sie diese Vorsorgeuntersuchungen bitte wahr.

Eine andere Möglichkeit, Ängste aktiv anzugehen, ist der Besuch eines Geburtsvorbereitungskurses oder eines Yogakurses für Schwangere. Dort betreut Sie eine Hebamme oder Yogalehrerin, die Ihre Ängste ernst nimmt.

### Ängste mit Informationen auflösen

Viele Ängste in Bezug auf die Entbindung lassen sich mit einer präzisen Information aus der Welt schaffen. Das Unbekannte wird langsam bekannt, so dass alle Lebensveränderungen, die eine Schwangerschaft mit sich bringt, allmählich erfahren, begriffen und sanft ins Leben integriert werden können. Was allen Schwangeren auf den Nägeln brennt, ist die Angst vor der Entbindung. Diese essenzielle Angst kann mit Entspannungsübungen, aber auch mit guten Hintergrundinformationen angegangen werden.

### Der Wehenschmerz

Die Angst vor den Wehen, also vor den Geburtsschmerzen, erschreckt fast jede Schwangere. Dabei ist der Wehenschmerz nichts anderes als ein Muskelarbeitsschmerz. Die Gebärmutter besteht aus drei Muskelschichten. Die äußere Muskelschicht wird in den letzten Wochen der Schwangerschaft aktiv. Das von der Schwangeren bei Geburtsbeginn freigesetzte Hormon Prostaglandin führt dazu, dass die mittlere Schicht ihre Tätigkeit aufnimmt. Die innere Schicht hält während der Schwangerschaft den Gebärmutterhals geschlossen und beginnt während der Geburt mit ihrer Arbeit. Die gesamte Gebärmuttermuskulatur arbeitet demnach während der Entbindung.

Wehenschmerz ist also kein diffuser Schmerz, sondern die Anspannung der Gebärmuttermuskulatur. Sicherlich kennen Sie die Anspannung der Muskeln beim Sport oder anderen körperlichen Aktivitäten. Die Wehen sind deshalb mit heftigen Muskelkrämpfen zu vergleichen. Die

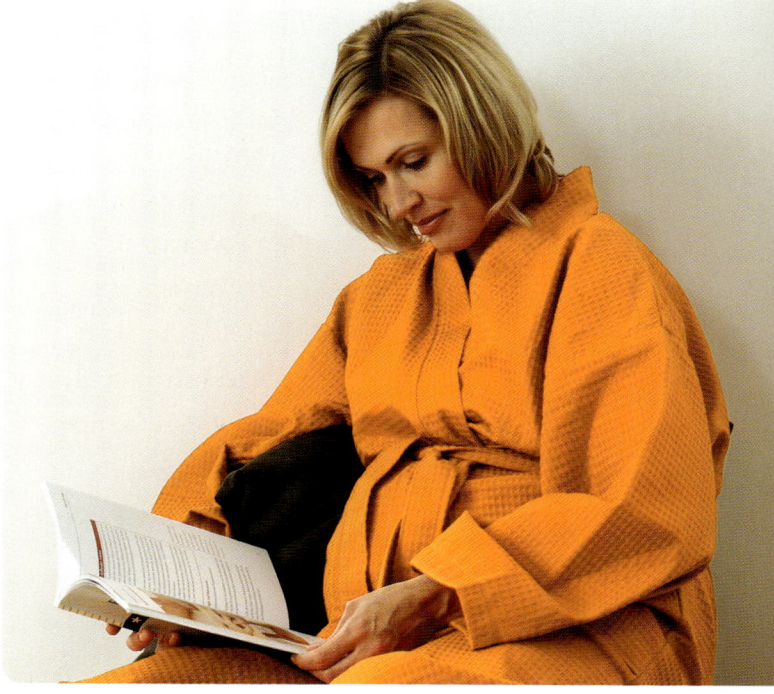

Gebärmuttermuskulatur spannt sich kräftig an, um dem Baby den Weg ins Leben zu ermöglichen. Da Muskelarbeit anstrengend und energieraubend ist, kostet eine Entbindung sehr viel Kraft.

### Die Entbindung – ein kraftvolles Erlebnis

Viele Frauen kommen mit der Vorstellung in unsere Kurse, sie müssten unbedingt eine sanfte Entbindung erleben. Das ist aber unmöglich! Eine sanfte Entbindung bezieht sich einzig und allein auf die Art und Weise, wie ein Baby in der Welt willkommen geheißen und behandelt werden sollte und wie die Geburtsatmosphäre ist. Das bedeutet, dass der Kreißsaal in sanften Farben gestrichen wurde, eine gedämpfte

*Informieren Sie sich über die verschiedenen Phasen der Schwangerschaft. Wenn Sie Bescheid wissen, kommen einige Ängste erst gar nicht auf.*

Beleuchtung vorhanden ist und ein Wohlfühlambiente wie in einer Wellness-Oase herrscht.

Für das Geburtsgeschehen selbst und für die Frau in den Wehen gelten ganz andere Maßstäbe. Eine Entbindung setzt weibliche Urkräfte frei. Sie ist ein einzigartiges Erlebnis voll geballter Kraft, bei dem Schwerstarbeit geleistet wird und bei dem alle zur Verfügung stehenden Energien zum Einsatz kommen. Es ist fast ein bisschen so, als würden Sie den Mount Everest besteigen.

### Sich selbst annehmen wie man ist

Jeder von uns ist einzigartig und geht anders mit Schmerzen um. Es gibt sehr schmerzunempfindliche Typen, die ich immer »harte Indianerinnen« nenne, und natürlich das absolute Gegenteil: »die Mimosen«. Dazwischen ist natürlich jede Abstufung der subjektiven Schmerzempfindung möglich.

Lernen Sie sich deshalb selbst kennen, und fragen Sie sich, zu welchem Typus Sie gehören. Es ist keine Schande, wenn jemand extrem schmerzempfindlich ist! Niemand wird während der Entbindung gezwungen, Schmerzen auszuhalten, die er nicht ertragen kann! Sie haben jederzeit das Recht, sich medizinisch helfen zu lassen, wenn Ihre eigenen Schmerzverarbeitungsmethoden nicht ausreichen. Dies zu

wissen ist auf jeden Fall eine große Erleichterung für Sie.

### Bereit sein für das Unbekannte

Sie haben die Kraft, ein Kind zu gebären! Daran gibt es gar keinen Zweifel, sonst wären Sie nicht als Frau auf die Welt gekommen. Welcher Weg aber für Sie und Ihr Kind der richtige ist, wird sich erst während des Geburtserlebnisses zeigen. Das können Sie nicht planen, es sei denn, Sie bekommen einen geplanten Kaiserschnitt. Ansonsten werden Sie trotz aller Vorbereitungen mit einem gewissen »Restrisiko« leben müssen. Sie sollten nur bereit sein, sich dem Geschehen furchtlos und kraftvoll hinzugeben.

### Offen sein für Grenzerfahrungen

Eine Entbindung hebt alle Grenzen auf. Dadurch sind Grenzerfahrungen möglich. Diese sind nicht immer angenehm, aber sie tragen dazu bei, dass die werdende Mutter ihren eigenen Weg durch die Entbindung finden kann. Manche Schwangeren wollen während der Entbindung nur noch ihre Ruhe haben. Sie wollen noch nicht einmal angefasst werden und verweigern jegliche Art von Trost und Berührung. Sie gehen ihren eigenen Weg. Andere bekommen Heul- oder Lachanfälle, so aufgewühlt sind sie. Einige verarbeiten die Kraft, die in ihnen wirkt, indem sie ihre

Wer von Ihnen schon Möbel tragen musste oder im Fitnessstudio Krafttraining betrieben hat, weiß, dass Muskelarbeit wehtun kann. Während der Entbindung arbeitet Ihre Gebärmuttermuskulatur wie sonst nie im Leben. Sie spüren diese Arbeitskraft als Wehentätigkeit – und Sie können stolz auf die Leistungsfähigkeit Ihres Körpers sein.

## Sich selbst erleben wie nie zuvor

- *Der moderne Mensch liebt das, was ihm absolute Sicherheit verspricht. Er möchte gern alles einplanen und einschätzen können und lebt nach der Devise: »Wenn alles bestens geplant ist, kann nichts passieren und alles funktioniert perfekt.«*
- *Während der Schwangerschaft und vor allem auch während der Entbindung gibt es keine Perfektion mehr. Auch das mechanische Funktionieren verliert seine Gültigkeit. Wer ein Kind auf die Welt bringt, erlebt sich selbst so, wie er sich noch nie erlebt hat.*
- *Während einer Entbindung verliert jede Wertigkeit ihre Bedeutung. Raum und Zeit verschieben sich, und alles, was bisher so wichtig erschien, ist plötzlich unbedeutend geworden. Nun heißt es, offen zu sein für diesen Prozess und sich nicht selbst im Weg zu stehen.*
- *Lassen Sie einfach alles geschehen, lassen Sie es fließen!*

Partner beschimpfen und während der Wehen lautstark Dampf ablassen. Andere wollen gehalten, in den Arm genommen oder pausenlos massiert werden. Manche werden still und konzentrieren sich nur auf ihre Atmung, andere geben die Urkraft ans Universum zurück, indem sie laut schreien, jammern oder stöhnen.

Das alles lässt sich vorher nicht planen. Sie können jetzt noch nicht sagen, in welcher Stimmung Sie während der Entbindung sein werden und was Ihnen dann gut tut. Sie können sich aber vorher damit auseinander setzen, dass Ihnen ein ganz einzigartiges Entbindungserlebnis bevorsteht.

### Vermeiden Sie Vergleiche und Urteile

Was auch immer Ihnen andere Frauen von ihren Entbindungen erzählen, Sie können diese Erlebnisse niemals vergleichen oder auf sich selbst beziehen. Jede Entbindung ist und bleibt einzigartig. Es ist auch wenig hilfreich, vorschnell Urteile zu fällen in Bezug auf den Schwangerschaftsverlauf und die Entbindung oder auf eine der ausgesuchten Entbindungskliniken. Während die eine Frau ihre Traumentbindung erlebt, erfährt die andere in derselben Klinik zur selben Zeit vielleicht ihre Albtraumentbindung. Sie machen sich selbst das Leben schwer, wenn Sie sich Horrorgeschichten von schwierigen Entbindungen anhören. Das schwächt Ihr Selbstbewusstsein. Lassen Sie es sein. Es bringt nichts!

### Zwischen Traum- und Albtraumentbindung

Diese beiden Extreme sind äußerst selten und laden höchstens zum Schmunzeln ein. Erst, wenn Sie schon längst entbunden

*Erst, wenn Sie ganz und gar bereit sind, dem Neuen und Unbekannten in Ihrem Leben furchtlos wie eine Kriegerin ins Auge zu blicken, werden sich Ihre Ängste auflösen.*

## Keine Angst vor den Wehenschmerzen!

- *Wehen sind nichts anderes als Muskelarbeitsschmerzen.*
- *Bei der Entbindung kommen alle weiblichen Urkräfte zum Einsatz.*
- *Jede Frau hat das Recht auf Schmerzlinderung.*
- *Seien Sie bereit, sich auf das Unbekannte und Neue in Ihrem Leben mit Leib und Seele einzulassen!*
- *Seien Sie bereit, sich mit Ihrer Schwangerschaft und Entbindung konstruktiv auseinander zu setzen!*
- *Folgen Sie Ihrem Herzen. Vertrauen Sie Ihren Kräften!*
- *Seien Sie offen für alles!*
- *Der richtige Weg für Sie und Ihr Kind wird sich finden.*

Dass Sie Angst vor der Geburt haben ist völlig normal, besonders wenn es Ihr erstes Kind ist. Aber es ist wichtig, dass Sie die Angst in Zaum halten – es wird Ihnen die Geburt erleichtern.

haben und lange wieder zu Hause sind, können Sie Ihre persönliche Entbindung »einordnen und beurteilen«. Wenn Sie wollen: auf einer Messlatte zwischen Traum- und Albtraumentbindung. Und dann werden Sie feststellen, dass Ihre Entbindung irgendwo in der Mitte platziert sein wird. Denn es wird immer Dinge geben, mit denen Sie hinterher äußerst zufrieden waren, und Dinge, die nicht so gut liefen und in Ihrer Erinnerung ein dickes Minus erhalten.

So können Sie heute noch nicht wissen, wie Sie sich am Tag der Entbindung fühlen werden, in welcher Stimmung Sie sein werden, ob Sie ausgeschlafen, putzmunter und energiegeladen sind, ob Sie einen guten Draht zu der diensthabenden Hebamme haben, ob Sie mit den Schmerzbewältigungsmethoden zurechtkommen

oder ob nichts so läuft, wie Sie es sich vorgestellt haben. Wer realistisch bleibt, nimmt das Leben, wie es kommt.

So komisch es klingen mag: Nehmen Sie auch Ihre Entbindung mit Humor!

### Was Angst und Panik im Körper anrichten

Wer Angst hat, verkrampft seinen Körper. Er spannt die Muskeln an, atmet flach oder hält die Luft gänzlich an, beißt die Zähne zusammen, ballt die Hände zu Fäusten und verschließt sich innerlich. Der Lebensfluss ist unterbrochen. Im Körper wird vermehrt das Hormon Adrenalin ausgeschüttet. Die Blutgefäße ziehen sich zusammen, die Blutzufuhr zur Gebärmutter wird reduziert. Das heißt, der Körper wird nicht mehr optimal mit Energie versorgt. Es fließt nicht mehr ausreichend Sauerstoff, die Zellen werden nicht mehr mit Nährstoffen versorgt und können keine Stoff-wechselabfallprodukte mehr abgeben.

Und die Organe werden ebenfalls nicht mehr ausreichend versorgt. Keinerlei Muskelaktivität kann mehr leicht und locker ausgeführt werden. Die Gebärmutter verrichtet ihre Arbeit nur noch ungenügend und mit großer Kraftanstrengung. Auch der Muttermund öffnet sich nicht mehr so harmonisch, er muss sich regelrecht »aufstemmen«.

Findet die Schwangere nicht mehr aus der Angst heraus, kann es sein, dass sich durch die mangelnde Sauerstoffversorgung die Herztöne des Kindes verschlechtern und ein Notkaiserschnitt ausgeführt werden muss.

## Aktiv gegen Schuldgefühle

Die Angst vor der Angst ist manchmal die größte Angst im Leben. Viele Schwangere haben Angst vor den Panikattacken während der Entbindung und den daraus resultierenden Folgen. Das verursacht Schuldgefühle.

Hier hilft es, die Angst ins tägliche Leben zu integrieren. Es gehört zum Menschsein dazu, Angst zu haben. Es gibt viele Babys, die ihren Weg ins Leben mit einem Notkaiserschnitt beginnen. Wenn dies der Weg Ihres Kindes sein sollte, so ist es eben so. Eine der schwierigsten Aufgaben im Leben ist es, das Gegebene anzunehmen. Schuldgefühle machen keinen Sinn und bringen Sie jetzt nicht weiter.

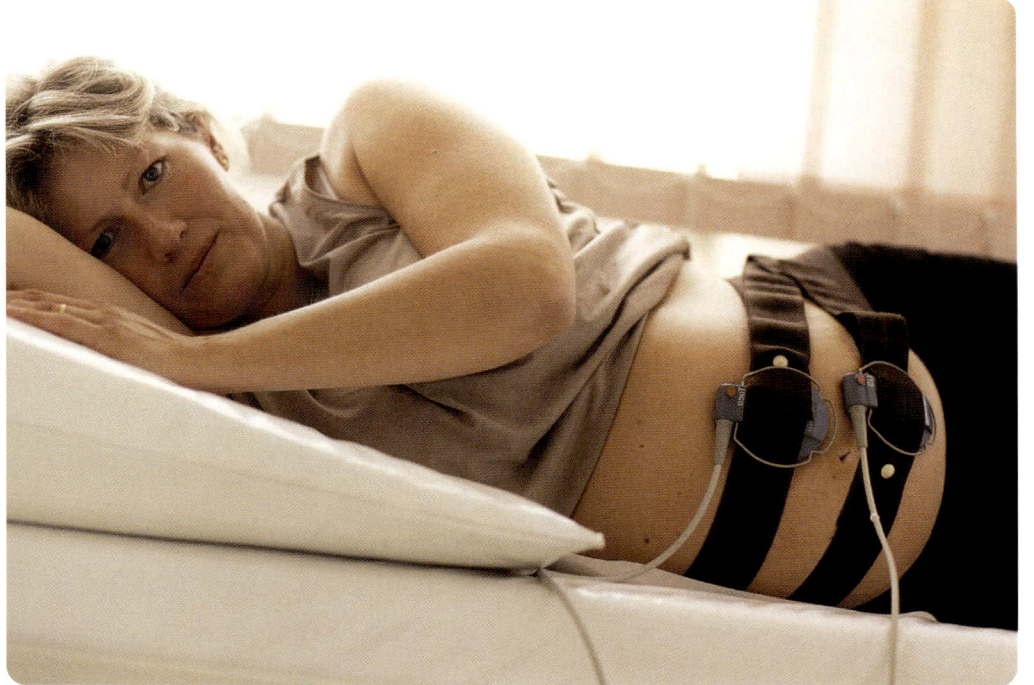

*Ihr Frauenarzt wird Sie mehrfach im Verlauf der Schwangerschaft und kurz vor der Entbindung an das so genannte CTG anschließen – ein Gerät, das die kindlichen Herztöne aufzeichnet. So kann er erkennen, ob es dem Kind wirklich gut geht.*

Die Zukunft lässt sich nicht planen, und die Vergangenheit kann man nicht verändern. Sie können nur im Hier und Heute immer wieder alles Belastende loslassen. Nehmen Sie in Dankbarkeit den Weg an, der sich für Sie und Ihr Kind finden wird. Denken Sie dabei an Ihr Kind und die Liebe, die Sie für Ihr Kind im Herzen tragen. Daran wird auch ein Notkaiserschnitt nichts ändern.

*Was Ihnen Wohlgefühl bereitet, kann Ihnen auch dabei helfen, Ihre Ängste zu besiegen.*

## Mit allen Gefühlen gegen die Ängste

Nicht alle Ängste lassen sich mit Hilfe des Verstandes lösen. Deshalb ist es wichtig, dass Sie sich auf die Suche nach sich selbst machen. Die Frage, wer Sie sind und was Ihnen gut tut, sollte Sie während der gesamten Schwangerschaft begleiten und auch während der Kindererziehungszeit Ihr stetiger Begleiter sein.

Alles, was Ihnen Wohlgefühl schenkt, wird Ihnen gut tun, Ihre Ängste auflösen und Ihnen Sicherheit und Geborgenheit schenken.

### Sich auf Wohlgefühl programmieren

Über Ihre fünf Sinne nehmen Sie die Welt wahr. Ihr Körper urteilt blitzschnell, ob das Wahrgenommene angenehm oder unangenehm ist und ob Sie sich dabei wohl fühlen oder nicht. Sie hören zum Beispiel ein Musikstück und wissen sofort, dass es

*Aromaöle, die Sie besonders gern riechen, können Sie beruhigen und sanft entspannen.*

Ihnen gefällt. Das Musikstück schenkt Ihnen gute Laune, Zufriedenheit, Harmonie, vielleicht sogar ein Glücksgefühl. Und genau danach sollten Sie jetzt aktiv suchen.

### Fünf Fragen zum Wohlgefühl

- Was höre ich gern? Welche Musikstücke tun mir gut, schenken mir Entspannung, Erholung, Ruhe und Harmonie?
- Was sehe ich gern? Gibt es zum Beispiel Kalenderbilder, Kunstdrucke oder Fotografien, bei deren Anblick ich mich entspannen kann?
- Was rieche ich gern? Finden Sie Ihren Lieblingsduft, am besten ein ätherisches Öl, das Ihnen gut tut.
- Was fühle ich gern? Gibt es einen Handschmeichler aus Holz, einen schönen Stein, eine kuschelige Decke oder vielleicht ein Stofftier zum Festhalten für mein Wohlbefinden?
- Was schmecke ich gern? Welcher Geschmack löst bei mir Genuss und Wohligkeit aus? Vergessen Sie dabei jegliche Diskussion um die Richtlinien einer gesunden Ernährung. Es geht hier nur um den guten Geschmack.

### Was Wohlbefinden im Körper bewirkt

Sobald Sie Ihre Welt sinnlich wahrnehmen, entscheiden Sie sofort, ob der hereinkommende Reiz angenehm, unangenehm

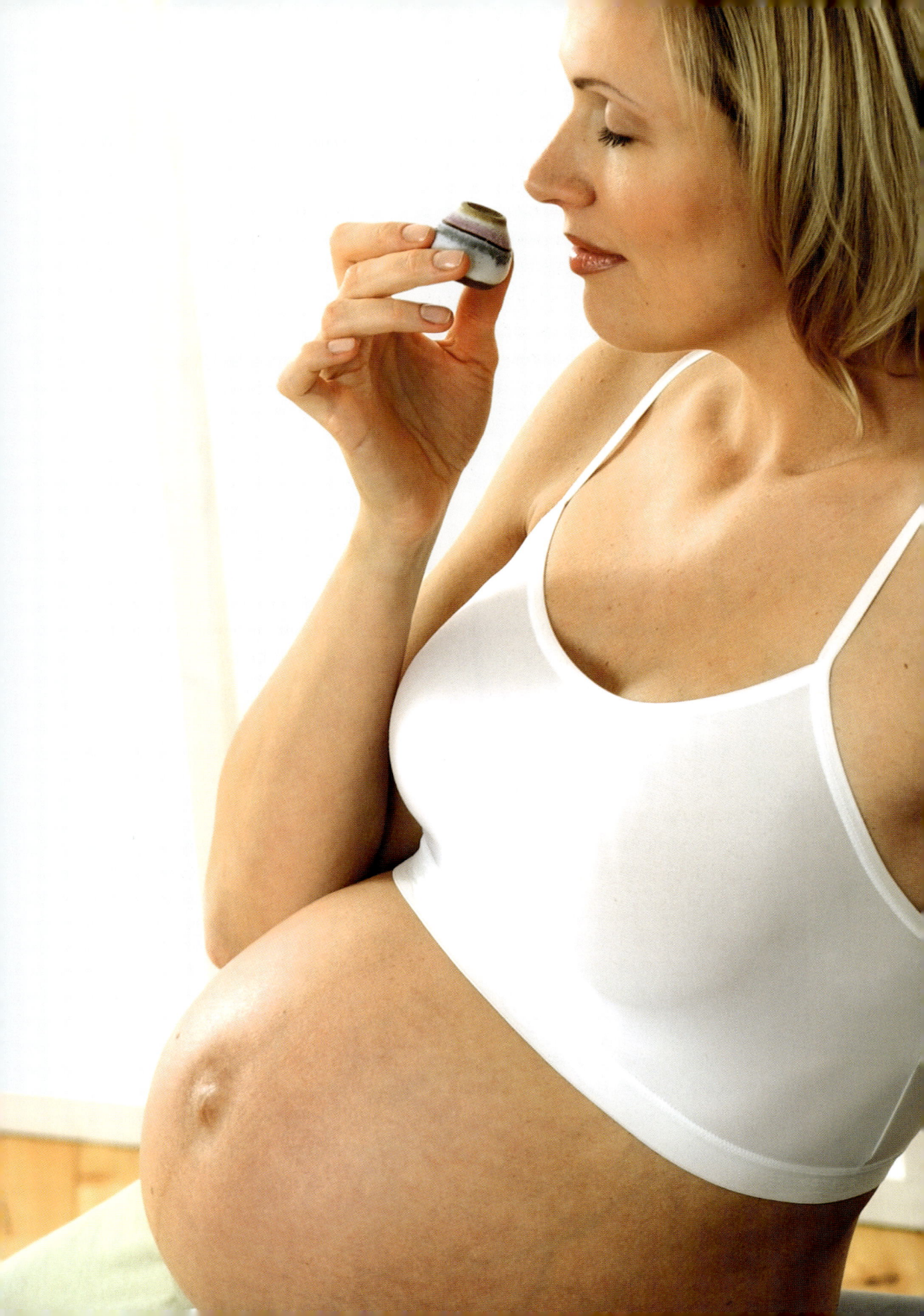

oder neutral ist. Und sobald dem Gehirn angenehme Reize gemeldet werden, setzt der Körper noch einmal Energiereserven frei. Die Muskeln entspannen sich und das empfundene Wohlgefühl lässt Sie aufatmen, hebt die Stimmung, bringt gute Laune und lässt schlimme Gedanken und Gefühle verschwinden. Es steht Ihnen jetzt körperlich, mental und seelisch wieder mehr Energie zur Verfügung. Und genau die brauchen Sie während der Entbindung, weil die Entbindungsarbeit ungeheuere Energiereserven benötigt und verbraucht. Über das Wohlbefinden erhalten Sie noch einmal einen Energiestoß, einen letzten »Kick«. Das ist ein ganz natürliches, gesundes Doping.

*Gehen Sie auf Entdeckungsreise: Sie werden staunen, wie viele verschiedene Dinge Sie finden, die Ihnen Wohlbefinden vermitteln.*

## Wohlbefinden verankern

Viele Menschen wissen nicht auf Anhieb, was ihnen gut tut. Auch in unseren Kursen sehen wir immer zahlreiche fragende Gesichter bei diesem Thema. Oftmals wird im Alltag die Wahrnehmung immer zuerst auf die unangenehmen Dinge geleitet. Das Wohlbefinden fällt allzu leicht unter den Tisch und wird nicht bewusst wahrgenommen.

Deshalb ist es wichtig, sich schon während der Schwangerschaft auf die Suche nach dem eigenen Wohlbefinden zu machen. Was tut Ihnen denn gut? Welche sinnlichen Wahrnehmungen bereiten

Ihnen Freude, welche stimulieren und motivieren Sie? Machen Sie sich aktiv auf die Suche. Sobald Sie Ihre Favoriten gewählt haben, werden diese in Ihrem Gehirn verankert, indem Sie sie einfach benutzen, immer wieder sinnlich wahrnehmen und sich jedes Mal erneut darüber freuen.

## Aktiv auf die Suche gehen

**Ätherische Öle:** Besuchen Sie Tee- und Kaffeeläden, Naturkostläden oder Reformhäuser mit ätherischen Ölen und erschnuppern Sie sich Ihre Lieblingsdüfte.

**Duftmischungen:** Probieren Sie Duftmischungen aus oder stellen Sie Ihre eigene Duftmischung her. Legen Sie sich dazu mehrere Wattebäusche zurecht, die Sie mit wenigen Tropfen der Duftöle Ihrer Wahl beträufeln. Welcher Wattebausch ist Ihr Favorit?

**Massageöle:** Mischen Sie sich Ihr persönliches Lieblingsmassageöl oder besorgen Sie sich ein fertiges Massageöl, das genau Ihrer Stimmung entspricht.

**Musikstücke:** Stöbern Sie in Musikhandlungen und lassen Sie sich Musikproben vorspielen, bis Sie Ihren absoluten Hit gefunden haben.

**Kalender und Bildbände:** Farbige Kalender erhalten Sie in Buchhandlungen und gut sortierten Kaufhäusern in der Bücherabteilung. Dort gibt es auch Bildbände von

## Das sinnliche Wohlbefinden während der Entbindung

- *Finden Sie heraus, was Sie mögen, und verankern Sie dies!*
- *Packen Sie sich neben dem Koffer für die Klinik eine separate Tasche mit Ihren Lieblingsdingen!*
- *Nehmen Sie diese Tasche mit in den Kreißsaal und setzen Sie Ihre Wohlfühlgegenstände nach Bedarf ein!*
- *Sobald Sie sich während der Entbindung körperlich, geistig oder seelisch ausgelaugt und am Ende Ihrer Kräfte fühlen, aktivieren Sie Ihr Wohlfühlrepertoire, je nachdem, nach was es Sie gelüstet.*
- *Diese Wohlfühldinge motivieren Sie zum Durchhalten und setzen in Ihnen die letzten Energiereserven frei.*
- *Selbst wenn Sie völlig ohne die Wohlfühldinge auskommen oder nur das eine oder andere gebrauchen können, so haben Sie stets die Gewissheit, dass diese Dinge an Ihrer Seite sind und notfalls zum Einsatz kommen können.*

Wenn Sie sich die nebenstehenden Tipps zu Herzen nehmen, sind Sie gut gerüstet für Ihre Entbindung.

wunderschönen Landschaften, Blumen oder Gemälden. Auch Fotobände können Sie dort erstehen.

**Selbst gemalte Bilder:** Malen Sie selbst ein Bild in Ihren Lieblingsfarben oder besorgen Sie sich ein Mandala-Malbuch. Das Ausmalen der Mandalas wirkt herrlich entspannend.

**Frische Nahrungsmittel:** Lassen Sie sich auf dem Markt von der Frische der Lebensmittel inspirieren und entdecken Sie dort neue Geschmacksrichtungen. Schließen Sie die Augen, um den Duft guter Gewürze und frischer Lebensmittel wahrzunehmen.

**Weiche Decken und Spielzeugtiere:** Kuscheldecken gibt es in Kaufhäusern, Schmusetiere finden Sie in der Spielzeugabteilung. Denn was Kindern gut tut, ist auch für werdende Mütter geeignet.

**Handschmeichler:** So genannte Handschmeichler aus Holz oder Stein können Sie auf vielen Märkten, in Kaufhäusern, esoterischen Buchhandlungen oder Naturläden erstehen. Nehmen Sie den Handschmeichler immer wieder in einer ruhigen Minute in die Hand, schließen Sie dabei die Augen und tasten Sie ihn ab. Wie fühlt er sich an? Wann wird er warm in der Hand? Ist er groß oder klein? Wie ist es, wenn Sie ihn reiben oder nur in der Hand halten? Was fühlt sich für Sie am besten an?

### Alte, liebgewordene Dinge verankern

Nicht immer ist es nötig, sich auf die Suche nach neuen Reizen zu machen. Viele Menschen besitzen schon ein beträchtliches Repertoire an Wohlfühldingen. Meistens sind diese Dinge mit einem schönen Erlebnis verknüpft.

Dazu können zum Beispiel die herrlichen Weihnachtsdüfte gehören, die einen an die eigene Kindheit erinnern, es kann sich aber auch um alte Spielsachen, das Hochzeitsfoto, Schmusetiere aus der Kindheit, Geschenke, Schmuckstücke und andere Dinge handeln, die aus Ihrem liebevollen Heim stammen und schöne Erinnerungen in Ihnen auslösen.

*Gerade in der Schwangerschaft sollte Ihr Wohlbefinden für Sie im Vordergrund stehen. Um das zu erreichen, gehört es auch dazu zu lernen, mit seinen Empfindungen und Emotionen richtig umzugehen.*

## Mit Gefühlen und Empfindungen richtig umgehen

Sich selbst völlig neutral und wertfrei wahrzunehmen fällt den meisten Menschen relativ schwer. Auch in der Schwangerschaft ist die Wahrnehmung des Körpers, aber auch die Wahrnehmung der Umgebung und der Natur etwas völlig Fremdes und Neues.

### Erinnern Sie sich?

Wissen Sie noch, wie der Regen riecht? Oder wie eine Frühlingswiese aussieht? Kennen Sie noch den Geschmack frisch gepflückter Beeren oder Kirschen, die Sie vom Baum oder Strauch holen? Was empfinden Sie, wenn Sie Winterluft einatmen? Was fühlen Sie, wenn Sie an Ihr Baby denken?

### Wie Ihre Gefühle entstehen

All Ihr Gefühle haben ihren Ursprung in der Seelenwelt. Liebe, Wut, Trauer, Zorn, Freude sind Gefühle, die in Beziehung zu Ihrer Umwelt stehen und durch Ihre Erfahrungen mit geprägt werden. Sie sind an eine Situation oder ein Ereignis gebunden und können sich sehr schnell verändern.

Sie sind zum Beispiel wütend auf jemanden, weil er Ihren Geburtstag vergessen hat. Aber sobald derjenige anruft, sich entschuldigt und Ihnen erklärt, warum er sich nicht rechtzeitig melden konnte, ist Ihre Wut verraucht.

### Wie Empfindungen entstehen

Empfindungen sind im Gegensatz zu den Gefühlen an Ihre Sinneswahrnehmungen gekoppelt. Sie spüren die Kälte der Winterluft und Sie hören den Lärm einer Baustelle. Ihr Nachbar riecht unangenehm nach Knoblauch, Sie sehen den Regenbogen am Himmel und Sie spüren den Schmerz eines Wadenkrampfes.

### Gefühle und Empfindungen bewusst wahrnehmen

Die reale Wahrnehmung Ihres Körpers und Ihrer Umwelt hilft Ihnen, eigene Bedürf-

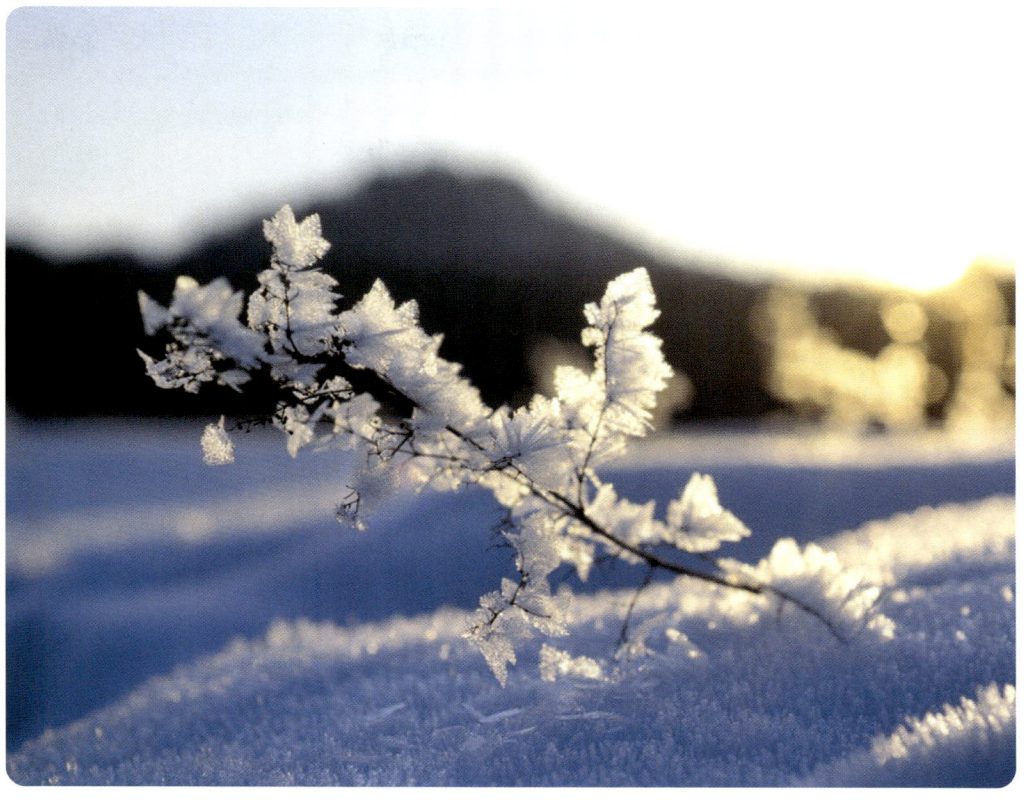

*Wie Sie zum Beispiel die klirrende Kälte eines Wintertages empfinden, hängt ganz von Ihnen selbst ab: Entweder Sie genießen den schönen Tag oder Sie ziehen sich fröstelnd in Ihre Wohnung zurück.*

nisse rechtzeitig zu erkennen und auf ihre Erfüllung zu achten. Sobald Sie ein Gefühl oder eine Empfindung bewusst wahrnehmen, können Sie sich entscheiden, was Sie damit machen und wie Sie weiter verfahren wollen.

So spüren Sie zum Beispiel die Kälte des Winters an Ihren Füßen und ziehen sich als Konsequenz warme Schuhe an. Oder Sie entscheiden sich, die kalten Füße zu ignorieren, weil Sie zu faul sind, zum Schuhschrank in den Keller zu gehen und nach den warmen Stiefeln zu suchen.

Sie nehmen zum Beispiel wahr, dass das Gefühl, das gerade in Ihnen vorherrscht, die Wut auf Ihren Partner ist, der den Hochzeitstag vergessen hat. Sie nehmen sich vor, ihn am Abend zur Rede zu stellen. Oder Sie nehmen sich vor, Ihrem Partner seine Vergesslichkeit zu verzeihen.

Wie auch immer, Sie können sich entscheiden, Sie können sich aber danach auch wieder neu entscheiden. Diese Entscheidungsfreiheit zeigt Ihnen, dass Sie Ihren Gefühlen und Empfindungen nicht hilflos ausgeliefert sind.

Mit der Zeit werden Sie lernen, mit Ihren Empfindungen und Gefühlen so umzugehen, dass Ihr eigenes Wohlempfinden im Vordergrund steht.

### Die Wahrnehmungsübung

Bei dieser Übung geht es darum, dass Sie sich all Ihre Empfindungen und Gefühle bewusst machen. Erst das Bewusstmachen lässt Sie handeln. Davor bleibt alles unscharf und vage und Sie werden überwältigt von einer Vielzahl widersprüchlicher Gefühle und Empfindungen, die Sie nicht richtig interpretieren können oder die Sie sogar verleugnen.

● Nehmen Sie sich 1-mal täglich 1 Minute lang Zeit, um Ihre aktuellen Gefühle und Empfindungen wahrzunehmen, um sie sich bewusst zu machen und im Körper zu lokalisieren.

● Setzen Sie sich bequem hin und überlegen Sie sich Folgendes: Wo sitzt zum Beispiel Ihre Freude? Im Herzen? Im Bauch? In den Beinen? Wo sitzt Ihre Wut? Wo ist es Ihnen warm oder kalt? Wo schwitzen Sie besonders? Wo tut es genau weh? Und wie fühlt sich der Schmerz an? Gibt es eine Verbindung zwischen Gefühl und Empfindung, zum Beispiel, wenn Ihre Trauer Ihnen Herzschmerzen bereitet?

● Sie können die Wahrnehmungsübung immer und überall ausführen, Sie müssen dazu nicht unbedingt sitzen. Es funktioniert auch in der Bahn, beim Einkaufen, während der Arbeit oder in der Freizeit.

*Nehmen Sie Ihre Gefühle und Empfindungen wahr und lokalisieren Sie sie in bzw. an Ihrem Körper: Am Fuß sitzt eventuell ein Kältegefühl, über dem Herzen die Freude oder am Hals die Wut.*

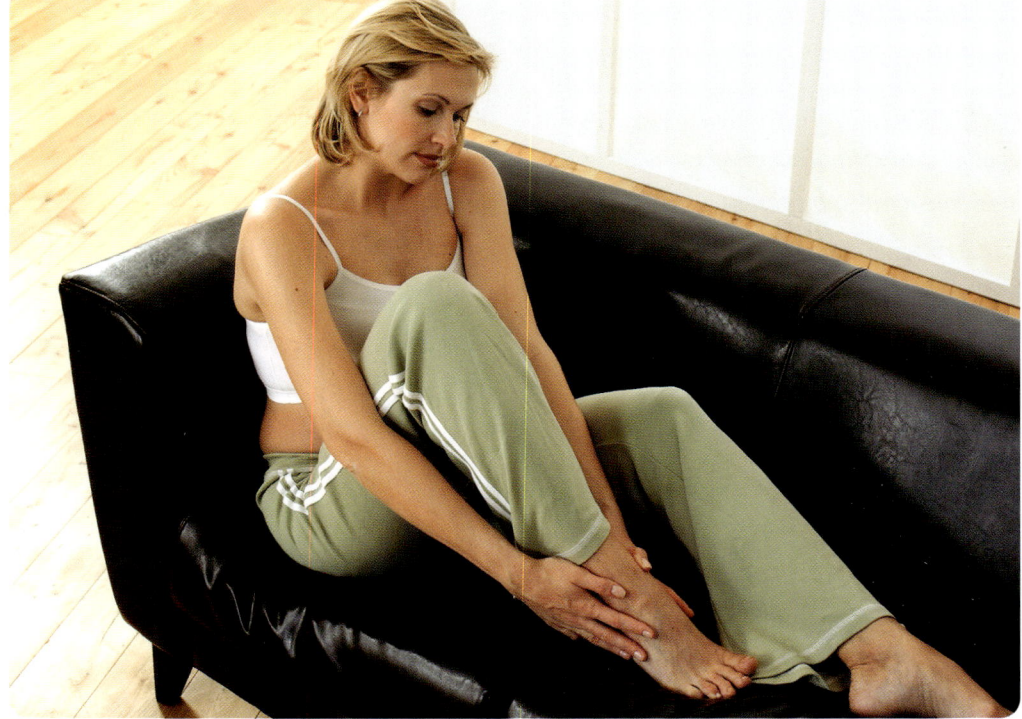

## Mit der tiefsten Gewissheit der Seele gegen Ängste

Zwei ganz bedeutende Faktoren sind wichtig, um Ängste loszulassen und sich völlig entspannen zu können. Das sind das Selbstvertrauen und das Gottvertrauen. Beide kommen aus den Tiefen Ihrer Seele. Da ist zum einen die Gewissheit, dass Sie eine einzigartige Frau sind, die kompetent ist, ein Kind zu gebären und zu erziehen, und da ist zum anderen die Sicherheit, dass alles im Leben einen Sinn macht. Dieser spirituelle Aspekt zeigt das Wesentliche im Leben auf. Für Sie kann das bedeuten, dass Sie im Glauben an Gott, an eine höhere Macht, an die Gesetze der Natur, an die harmonische Verbindung von allem Lebendigen, an die Schönheit der Schöpfung oder an eine gewisse Ordnung im Leben den Sinn Ihrer eigenen Existenz finden. Diese Gewissheit schenkt Halt und Geborgenheit und sorgt dafür, dass Sie sich ganz entspannt den jetzigen und künftigen Ereignissen hingeben können und alles in Ihrem Leben im konstruktiven Fluss bleibt.

### So stärken Sie Ihr Selbstvertrauen

● Nehmen Sie sich Zeit für sich selbst, und lernen Sie sich selbst kennen. Was tut Ihnen gut? Was bereitet Ihnen Freude? Was sind Ihre Sehnsüchte, Träume und Hoffnungen?

● Lernen Sie, sich aufrichtig zu lieben, ehrlich mit sich selbst zu sein und sich so anzunehmen, wie Sie sind, mit all Ihren Tugenden, aber auch mit all Ihren Fehlern.

● Sagen Sie ja zu sich selbst und zum Leben und seinen einzigartigen Herausforderungen, an denen Sie wachsen werden.

● Sagen Sie nein zu allem, was Ihnen nicht gut tut, vor allem, wenn Sie spüren, dass Sie von anderen ausgenutzt werden.

● Umgeben Sie sich ganz bewusst mit schönen Dingen, guten Büchern, aufmunternden Worten und Menschen, die Ihnen Freude bereiten.

● Distanzieren Sie sich dagegen von Dingen, Situationen und Menschen, die Ihnen nicht gut tun.

● Lassen Sie Ärger, Groll, Enttäuschungen, Verletzungen und Schuldgefühle los. Verzeihen Sie sich selbst und anderen. Notieren Sie alles Belastende auf einem Zettel, und verbrennen Sie ihn, wenn Sie bereit zur Vergebung und zum Loslassen sind. Wiederholen Sie diesen Vorgang so lange, bis Sie sich befreit fühlen und das Belastende keine Macht mehr über Sie hat.

● Ändern Sie Ihre innere Einstellung zu sich selbst, zur Welt und zu den Menschen. Verändern Sie Ihre Lebensperspektive so, dass Sie sich mit ihr wieder wohl fühlen.

● Suchen Sie Verbindung zu Ihrem Baby mit Hilfe Ihrer Gedanken, Gefühle und Ihrer Hände, die Sie auf Ihren Bauch legen.

Für Ihr Selbstvertrauen ist es wichtig, dass Sie erkennen, welche Dinge und Menschen Ihnen eher schaden – und sich dann von ihnen trennen bzw. distanzieren.

- Lehnen Sie sich an eine Wand, um ganz konkret Halt und Geborgenheit zu erfahren. Sie können sich jederzeit im Leben anlehnen. Niemals sind Sie dem Leben haltlos ausgeliefert.

### So stärken Sie Ihr Gottvertrauen

- Versuchen Sie, sich selbst wahrzunehmen, Ihren einzigartigen Körper zu erspüren und mit Staunen und Dankbarkeit zu erleben, wie ein Kind in Ihnen heranwächst.
- Seien Sie zärtlich zu sich selbst. Verwöhnen Sie Ihren Körper mit Aufmerksamkeit, mit guten Düften und Ölen, mit schöner Schwangerschaftskleidung, einer gesunden, vitalstoffreichen Ernährung, mit sehr viel Selbstliebe und Stolz. Keine Schwangerschaft ist einfach etwas Selbstverständliches, sondern sie ist ein kleines Wunder der Schöpfung.
- Nehmen Sie ganz bewusst den Akt der Schöpfung wahr, der sich in Ihnen mit Licht und Liebe vollzieht. Eine Schwangerschaft ist etwas sehr Kreatives.
- Lassen Sie sich von dieser Kreativität bis in die Tiefen Ihrer Seele berühren und erwecken. Das löst alte Verkrustungen und Blockaden und kann manchmal heilsame Erschütterungen in Ihnen auslösen. Lassen Sie sich von all dem Schönen in Ihrem Leben berühren, aufwühlen und schließlich auch verändern.

*Das Wichtigste in der Schwangerschaft ist das Vertrauen in die eigenen Kräfte und die einer höheren Ordnung sowie die Gewissheit, dass alles am richtigen Ort zur richtigen Zeit geschehen wird.*

- Sehen Sie die Zeit der Schwangerschaft als eine Zeit des Wachsens, des Werdens und der verzaubernden Verwandlung. Nichts bleibt wie es ist. Dies ist jedoch auch die Chance für das eigene Wachstum und die Entfaltung der Seele hin zum Wesentlichen.
- Suchen Sie das Wesentliche in Ihrem Leben und wenden Sie sich Ihrem persönlichen Lebenssinn zu. Während dieser Suche werden Sie immer wieder auf neue Fragen stoßen, auf die Sie zuerst einmal keine Antworten wissen. Suchen Sie dennoch weiter nach den Aufgaben Ihres Lebens, Ihren Lebenszielen und dem Sinn Ihres Lebens.
- Schenken Sie Ihrem ganz persönlichen Glauben Freiraum zur Entfaltung.
- Sehen Sie in jedem Menschen zuerst einmal das Wunderbare, Einzigartige und Kostbare.
- Geben Sie sich in Liebe und Vertrauen, Dankbarkeit und Fröhlichkeit dem Leben und seinem Fluss hin.
- Seien Sie gespannt wie ein Kind auf die Überraschungen Ihres Lebens.
- Nehmen Sie das Leben mit Humor! Lachen Sie auch einmal über sich selbst. Lachen ist das beste Mittel gegen Ängste und Schwächegefühle. Umgeben Sie sich deshalb mit Menschen, die Sie zum Lachen bringen, sehen Sie sich Komödien im Fernsehen an und lesen Sie witzige Bücher.

# Schmerzverarbeitung
## während der Entbindung

Unsere langjährige Erfahrung in der Schwangerenbetreuung hat uns gezeigt, dass neben der Stärkung des Selbstvertrauens ganz konkrete Anweisungen den Schwangeren helfen, sich sicher zu fühlen und für die Entbindung optimal gerüstet zu sein.

Jedesmal taucht erstens die Frage auf, was die werdende Mutter denn während der Entbindung tun kann, um mit genügend Ausdauer die Entbindung durchzustehen, und zweitens, was sie anwenden kann, um aktiv am Geburtserlebnis teilzunehmen, die Muskelarbeit des Körpers zu unterstützen und den Muskelarbeitsschmerz der Gebärmutter sinnvoll zu verarbeiten. Und es gibt tatsächlich einiges, was die Schwangere tun kann.

## Körperliche Möglichkeiten der Schmerzverarbeitung

Mit Atmung, Bewegung und Wärme können Sie Schmerzen in Schach halten.

### Das richtige Atmen

Unser Körper lebt von der Atmung. Wird ihm nicht permanent Sauerstoff zugeführt, stirbt er innerhalb weniger Minuten. Atmen ist für den Körper die erste Energie- und Lebensquelle. Und diese Quelle hilft der werdenden Mutter während der Entbindung, ihre Schmerzen zu verarbeiten. Die einfachste Atemübung ist auch die beste. Sie müssen nur darauf achten, nie die Luft anzuhalten, weil sonst alles verkrampft und der Lebensfluss unterbrochen wird.

*Mit der richtigen Atemtechnik können die Wehen verarbeitet und ausgehalten werden.*

### Die richtige Atmung unterstützt die Geburt

*Möglichkeiten der Atmung sind:*

- *Die richtige Atemtechnik stellt die Energiezufuhr mit Hilfe des Sauerstoffs sicher.*
- *Der Arbeitsprozess der Gebärmuttermuskulatur, der Beckenbodenmuskulatur und des Muttermundes wird optimal unterstützt.*
- *Das subjektive Schmerzempfinden wird durch das rhythmische Atmen herabgesetzt.*
- *Rhythmisches Atmen entspannt den gesamten Körper und hilft ihm, in einer Art Trance zu versinken.*

### Atemübungen zur Schmerzverarbeitung und Energiezufuhr

Für diese Atemübung benötigen Sie als Hilfe »Wegweiser«, die Ihnen den Weg Ihres Atems richtig weisen: Ihre Hände.

### Die Bauchatmung

*Ihr Körper arbeitet von ganz allein! Ihre Aufgabe ist es, Ihren Körper ausreichend mit Sauerstoff zu versorgen, damit er seine Muskelarbeit optimal bewältigen kann.*

- Stellen Sie sich aufrecht hin und legen Sie Ihre Hände auf Ihren Bauch zum Baby und schicken Sie Ihren Atemfluss dorthin.

- Atmen Sie langsam und lange zum Baby hin ein und atmen Sie mit leicht geöffnetem Mund wieder aus.

- Stellen Sie sich vor, Sie schicken den Atemfluss durch die Zähne hindurch und atmen mit einem langgezogenen »Haaaa« aus. Das ist schon alles.

- Atmen Sie langsam und rhythmisch ein und aus. Anfangs wird Ihr Atemfluss noch recht schnell sein, im Lauf der Übung wird die Atmung immer tiefer und langsamer werden.

### Die Bauchatmung unter Wehensimulation

Der zweite wichtige Punkt ist das Üben der Atmung, während im Körper diverse Muskeln aktiv sind. Sie erinnern sich: Während der Entbindung arbeitet die Gebärmuttermuskulatur auf Hochtouren. Natürlich wird während der Schwangerschaft nicht

## Mein Tipp: Die Bauchatmung immer wieder üben!

*Können Sie sich noch an Ihre erste Fahrstunde erinnern? Wie kompliziert doch alles war! Sie wussten gar nicht, welchen Hebel Sie zuerst betätigen sollten. Und dann mussten Sie noch auf den Verkehrsfluss achten, schalten, schauen und lenken. Heute setzen Sie sich ins Auto und fahren einfach los, ohne dass Sie lange darüber nachdenken müssen, welcher Fuß welches Pedal drückt und welcher Gang jetzt der richtige ist.*

*Wie konnte dieses Wunder geschehen? Ganz einfach: Durch das permanente Üben rutschte das erlernte Wissen vom Großhirn ins Kleinhirn und wurde zu einem Automatismus, einer Tätigkeit, die kein Nachdenken mehr erfordert, sondern ganz von selbst richtig abläuft.*

*Und genau das ist das Ziel der Bauchatmung für die Entbindung: nicht mehr aktiv über das richtige Atmen nachdenken zu müssen und sich furchtbar damit anzustrengen, sondern es einfach automatisch richtig zu machen, einfach so, wie beim Autofahren. Also bitte üben Sie immer und immer wieder!*

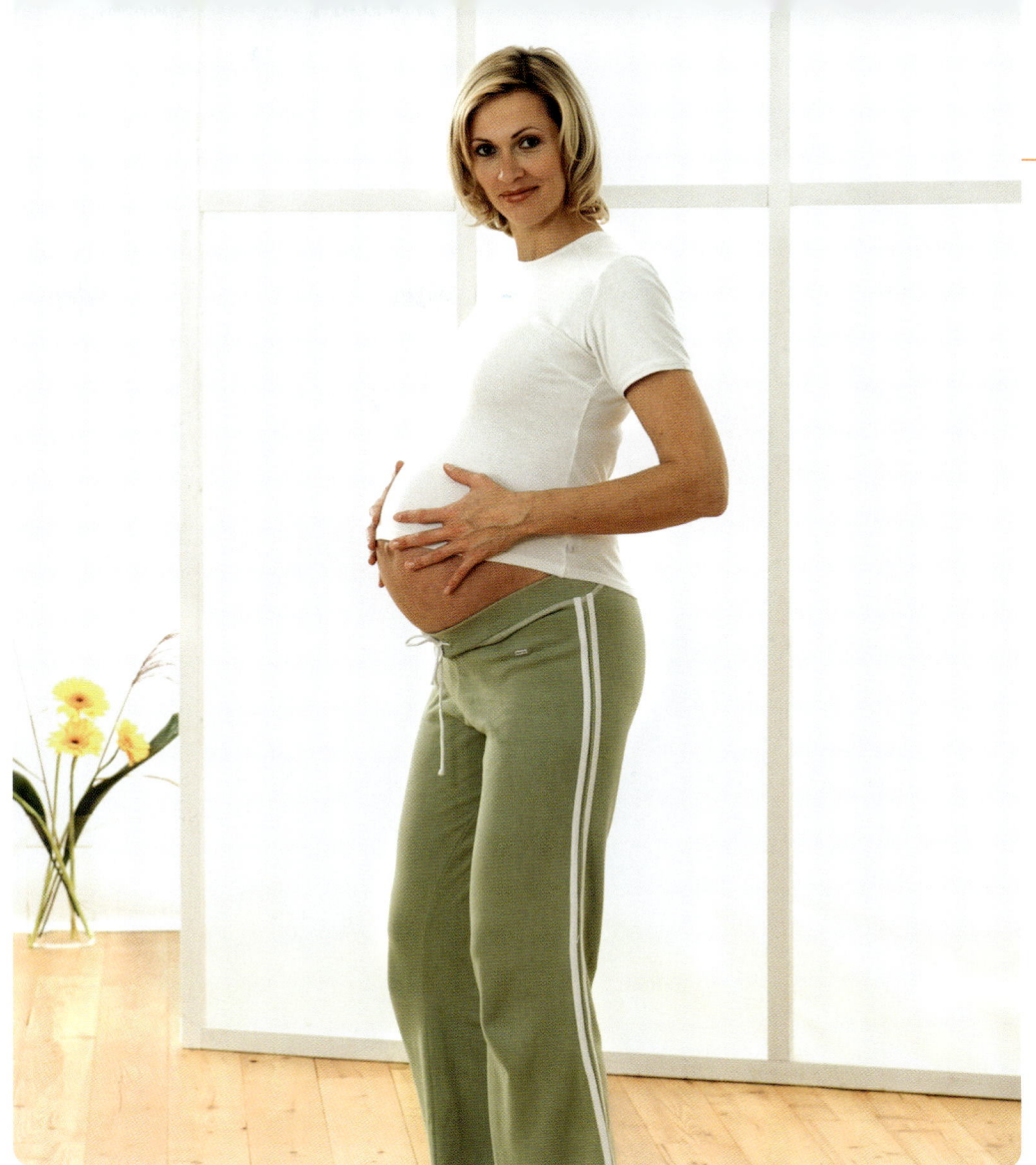

*Die richtige Atem-technik – während verschiedene Muskelgruppen im Körper angespannt sind – sollten Sie regelmäßig während der gesamten Schwangerschaft üben.*

mit der Gebärmutter geübt, sondern mit anderen »ungefährlichen« Muskelgruppen wie zum Beispiel den Muskeln der Oberschenkel.

● Stellen Sie sich also zunächst aufrecht hin. Die Beine stehen etwa hüftbreit auseinander. Gehen Sie leicht in die Knie. Nun müssen Ihre Oberschenkel die neue Gewichtsverteilung ausbalancieren und werden mit einer leichten Anspannung reagieren.

● Legen Sie die Hände auf Ihren Bauch. Atmen Sie wieder wie oben beschrieben langsam ein und aus. Sobald Sie die Anspannung der Oberschenkelmuskeln spüren, atmen Sie weiter, bis der Muskelschmerz unangenehm wird.

● Schütteln Sie jetzt die Beine aus und beenden Sie die Übung.

● Auch diese Bauchatmung sollten Sie immer wieder wiederholen.

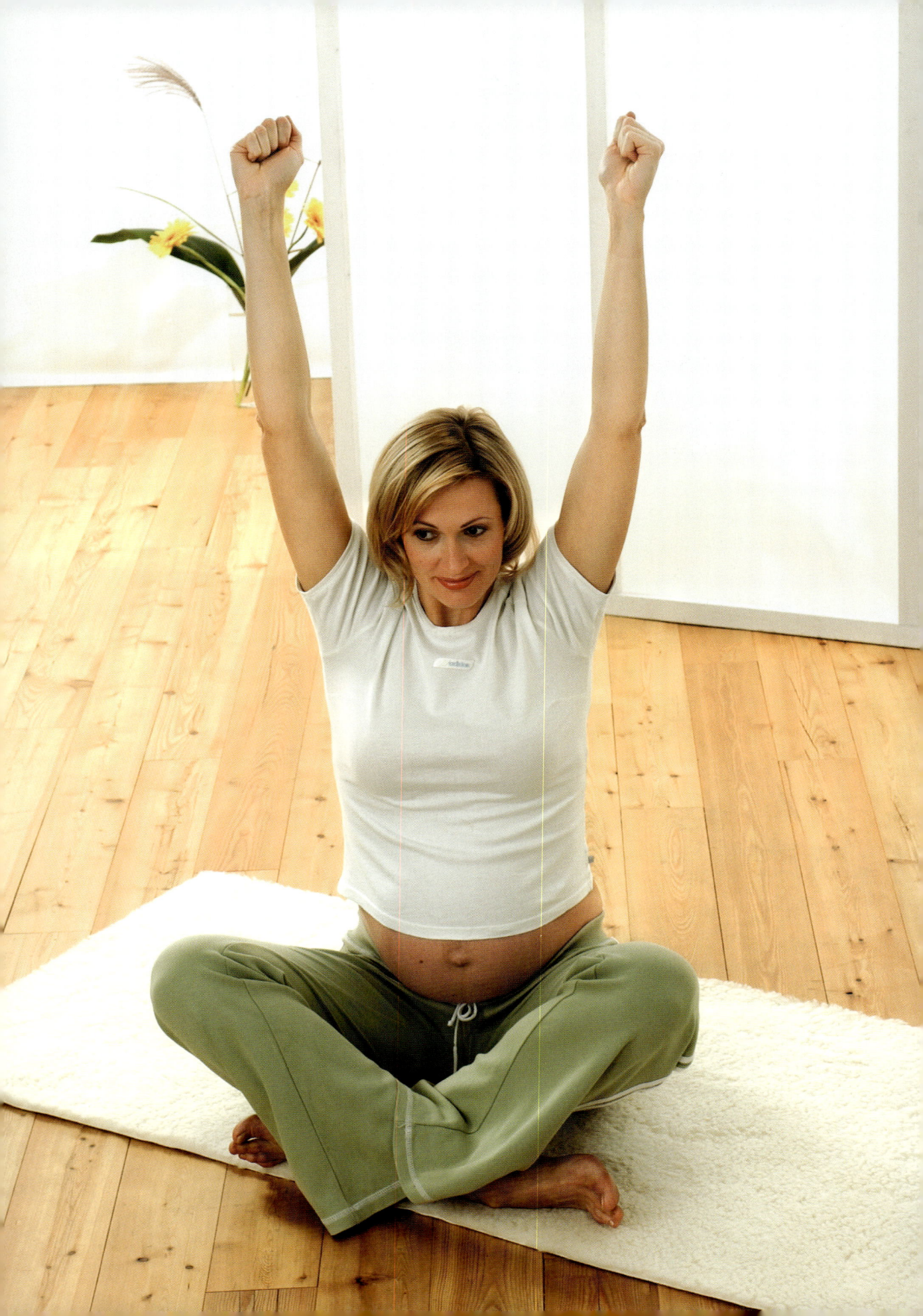

## Variante im Sitzen oder Liegen

● Setzen oder legen Sie sich bequem hin. Legen Sie Ihre Hände auf den Bauch und atmen Sie (wie oben beschrieben) zum Baby hin.

● Nach einer Weile strecken Sie die Arme in die Luft, spannen Sie die Arme an, ballen Sie die Hände zu Fäusten. Der Rest des Körpers bleibt locker (Bild links).

● Atmen Sie nun genauso entspannt zum Baby hin wie vorher, auch wenn die Arme angespannt sind. Dieses Atmen ist nicht so einfach, weil der Körper reflexartig bei jeder Anspannung die Luft anhalten will. Diesen Reflex gilt es zu überlisten. Und das geht nur mit regelmäßigem Üben.

## Die Yogavollatmung

Diese Atemübung benötigen Sie immer dann im Leben, wenn es stressig wird. Jeder von uns kennt sie in der Kurzform als Stoßseufzer. Die Yogavollatmung ist nichts anderes, als ein ganz tiefes Luftholen, das im Bauch beginnt, dann den Brustkorb füllt und schließlich bis zum Hals reicht.

● Für diese Übung setzen Sie sich auf den Boden, legen sich halb nach hinten ab und stützen sich dabei auf die Unterarme. So können Sie den Atemfluss gut wahrnehmen und auch beobachten (Bild oben).

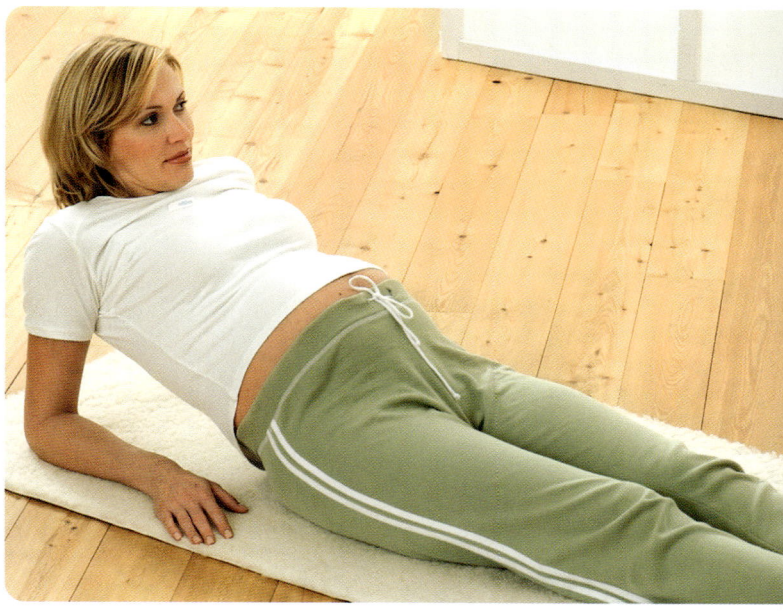

● Atmen Sie ganz langsam ein, so dass sich der Bauch noch weiter wölbt.

● Atmen Sie weiter ein, wobei sich jetzt auch der Brustkorb ausdehnt.

● Atmen Sie noch weiter ein, bis Ihre Lunge sich bis zum Hals hinauf gefüllt hat.

● Beim Ausatmen lassen Sie die Luft in der umgekehrten Reihenfolge wieder aus Ihrem Körper gleiten: Hals – Brust – Bauch. Die Schlüsselbeine senken sich, dann wird der Brustkorb kleiner und schließlich senkt sich die Bauchdecke.

● Atmen Sie immer »zum Ausgang« hin aus, also in Richtung Beckenboden und Scheide.

Rufen Sie sich immer wieder in Erinnerung, dass Sie Ihren Körper bei der Wehenarbeit unterstützen werden, indem Sie ihm über das Atmen Energie zuführen und zugleich die Geburt geschehen lassen und nicht behindern.

31

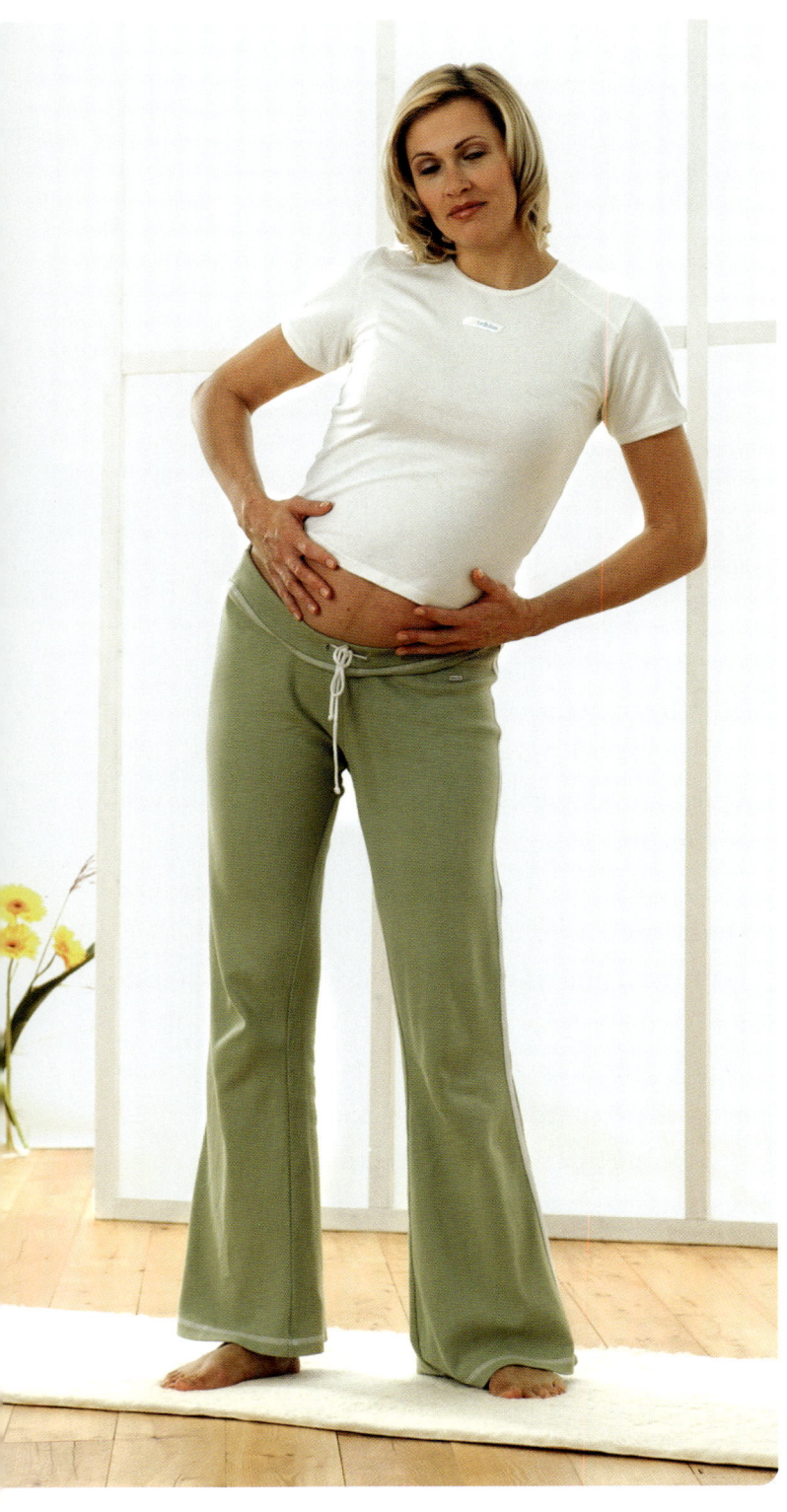

## Bewegung zur Schmerzverarbeitung

Vor allem während der ersten Zeit der Wehen, also in der Eröffnungsphase, hilft Bewegung vielen Frauen, den Muskelarbeitsschmerz anders wahrzunehmen. Sanftes Beckenkreisen hat sich dabei bewährt. Manche Frauen aber möchten sich richtig bewegen, das heißt, sie gehen auf und ab. Das Gehen bringt die Muskeltätigkeit der Gebärmutter während der Entbindung so richtig in Gang.

## Sanftes Beckenkreisen

● Zum Üben stellen Sie sich wie bei den auf Seite 28 f. vorgestellten Bauchatmungsübungen aufrecht hin.

● Gehen Sie leicht in die Knie, legen Sie die Hände auf den Bauch.

● Atmen Sie gleichmäßig zum Baby hin.

● Beginnen Sie nach einer Weile, Ihr Becken ganz langsam und sanft zu kreisen, ohne dabei den Atem anzuhalten.

● Spüren Sie nun in die Muskeltätigkeit Ihrer Oberschenkel hinein. Sie werden feststellen, dass Sie den Muskelarbeitsschmerz der Oberschenkel nicht mehr als so heftig empfinden.

● Wechseln Sie die Kreisrichtung.

## Wärme zur Schmerzverarbeitung

Das kennen wir alle: Wenn es wehtut, legen wir eine Wärmflasche auf die schmerzende, verkrampfte Stelle. Menstruationsbeschwerden, Rückenschmerzen und verspannte Muskeln lassen sich mit Wärme hervorragend behandeln. Ebenso hilft Wärme während der Entbindung: Schmerzen werden als nicht mehr so schlimm wahrgenommen, man kann sich schneller und leichter entspannen und der Geburtsvorgang wird optimal unterstützt.

### Warmes Wasser zur Schmerzverarbeitung

Eine herrliche Möglichkeit ist warmes Wasser. Viele Kliniken verfügen deshalb heute über so genannte Gebärwannen, in denen die Schwangeren entweder eine Zeit lang bleiben können oder in der sie die gesamte Geburt erleben. Die Vorteile der Gebärwanne liegen auf der Hand:

- Empfinden der Schwerelosigkeit im Element Wasser
- Optimale Entspannungsmöglichkeit in der Wärme des Wassers
- Warmes Wasser leitet einen tranceartigen Bewusstseinszustand ein, der für ein stark herabgesetztes Schmerzempfinden sorgt.
- Im warmen Wasser fällt vielen Schwangeren das rhythmische Atmen leichter, die Energiezufuhr ist deshalb besser.

- Eine Wassergeburt ist sowohl für die Mutter als auch für das Kind unter Anleitung des geschulten Klinikpersonals völlig ungefährlich.

# Mentale Möglichkeiten der Schmerzverarbeitung

Neben dem Einsatz von richtiger Atemtechnik, Bewegung und Wärme- bzw. Wasseranwendungen können Sie die Schmerzbewältigung auch wirkungsvoll mental in Angriff nehmen.

## Selbsthypnose und Autosuggestionen

Eine sensationelle Wirkung bei der Schmerzverarbeitung wird durch einen völlig entspannten Bewusstseinszustand ausgelöst. Was kann man sich darunter vorstellen? Während Sie diese Zeilen lesen, befindet sich Ihr Gehirn in einem wachen Bewusstseinszustand, im so genannten Beta-Bereich. Würde man Sie an ein Gehirnstrommessgerät (EEG) anschließen, würden sich Ihre Gehirnströme als schnelle Wellen zeigen. Je entspannter Sie sind und je eher Sie sich einem tranceartigen Bewusstseinszustand nähern, desto langsamer werden die Wellen und desto schmerzunempfindlicher werden Sie. Das heißt, Ihr subjektives Schmerzempfinden wird herabgesetzt, auch wenn der Schmerz noch da ist. Nur empfinden Sie ihn nicht mehr so schlimm.

Wenn Ihr Gehirn sich in einem tranceartigen Bewusstseinszustand befindet, wird Ihr Schmerzempfinden deutlich herabgesetzt. Dieses Phänomen wird bei Selbsthypnosen und Autosuggestionen genutzt.

Jeder von uns durchläuft im Alltag mehrmals täglich mehrere Bewusstseinszustände. Wenn Sie zum Beispiel kurz vor dem Einschlafen sind, dann befinden Sie sich im Alpha-Bereich. Die Gehirnströme werden immer langsamer. Danach folgt der Theta-Bereich. Er ist mit einer tiefen Versunkenheit zu vergleichen. Jetzt sind Sie wirklich in Trance. Sie kennen das, wenn Sie vor sich hinstarren und in Gedanken weit, weit weg sind. Ihre Wahrnehmung erfolgt wie durch einen Nebel hindurch. Und dann gibt es noch den Delta-Bereich, die so genannte Schlafphase.

Für die Entbindung benötigen Sie den Alpha- bis Theta-Bereich. Die Frage ist jetzt, wie Sie es schaffen, sich ganz bewusst in Trance zu versetzen.

Alle Übungen, die Sie in diesem Buch finden, helfen Ihnen, sich dauerhaft zu entspannen. Allerdings tritt eine Wirkung erst durch längeres Üben ein. Dafür hält diese aber dauerhaft vor. Während der Entbindung muss es jedoch schnell gehen.

*Langsame, gleichmäßige Rhythmen helfen Ihrem Gehirn, in einen tranceartigen Bewusstseinszustand zu gelangen.*

## Schnelle Trancemethoden für die Entbindung

**Wiederholtes rhythmisches Atmen:** Je rhythmischer Sie atmen, desto eher entspannen Sie sich und nähern sich dem Trancezustand. Wichtig dabei ist tatsächlich die Verbindung von Rhythmus und stetiger Wiederholung.

**Wiederholtes rhythmisches Schaukeln mit dem Körper:** Schaukeln Sie sich hin und her, nach rechts und nach links, vor und zurück. Oder kreisen Sie mit Ihrem Oberkörper. Machen Sie dabei die Augen zu und verschließen Sie sich vor jeglichen Reizen der Außenwelt. Das Schaukeln ist etwas, das wir aus unserer eigenen Babyzeit kennen. Wenn ein Baby müde werden oder sich entspannen soll, dann nehmen wir es auf den Arm und schaukeln es. Es gibt Wiegen, Wippen und Hängematten für das Kind. Das alles haben wir am eigenen Leib erfahren, als wir selbst ein Baby waren. Deshalb hilft es auch jetzt.

Sie können sich in jeder Position schaukeln. Wichtig ist einzig, dass eine rhythmische Wiederholung stattfindet. Probieren Sie es aus und finden Sie heraus, auf welche Weise Sie sich am besten selbst in Trance schaukeln. Manche Frauen schaukeln lieber vor und zurück, manche kreisen hingegen lieber rhythmisch mit dem Oberkörper.

**Rhythmisches Sprechen von Mantras, Affirmationen und Autosuggestionen:** Auch hier zählt der Rhythmus und die dauerhafte Wiederholung. Erläuterungen und Beispiele zu Affirmationen und Mantras finden Sie auf Seite 128 und 129 ff.

**Rhythmisches Singen, Stöhnen, Ächzen, Schreien, Jammern und Jaulen:** Wer mit der Atmung allein und den Mantras nicht

## Mein Tipp: Trancemethoden vor der Entbindung testen

● *Lernen Sie sich selbst kennen und probieren Sie die Trancemethoden vor der Entbindung alle aus, um zu wissen, welche Methode Ihnen am meisten entspricht.*

● *Bei mir persönlich wirkt das Drehen mit dem Oberkörper und das Vor- und Zurückschaukeln sekundenschnell. Auf das Schaukeln nach rechts und links wie ein Pendel reagiere ich nicht so gut. Finden Sie Ihre persönliche Methode heraus!*

mehr zurechtkommt, wechselt am besten zu einem rhythmischen »Singsang« jeglicher Art. Lassen Sie einfach die Töne aus sich heraus, die da kommen wollen. Und sei es, dass Sie wie ein Hund jaulen oder auf ein gesungenes »Aaa« ausatmen. In Verbindung mit Schaukeln können Sie sogar mehrere Stunden lang diese Art der Schmerzverarbeitung sinnvoll einsetzen.

**Selbsthypnose:** Sie suggerieren sich selbst eine tiefe Entspannung und meditative Trance, indem Sie zum Beispiel in eine Kerze schauen, ein Bild betrachten, ein Musikstück anhören oder einen bestimmten Duft einatmen. Diese sinnliche Wahrnehmung sollten Sie vor der Entbindung verankern. Das heißt, Sie legen fest, dass Sie sich tief entspannen, wenn der Auslöser zur Hypnose erscheint, wenn Sie also zum Beispiel die Kerzenflamme erblicken. In diesem Moment wird der Erinnerungsanker im Gehirn aktiviert und das Gehirn gibt den Befehl zur Entspannung an den Rest des Körpers weiter.

### Tagträumen

Die Möglichkeit des Gehirns, zu visualisieren und sich in Tagträumen zu verlieren, ist eine wertvolle Gabe, die Sie während der Schwangerschaft und der Entbindung jederzeit anwenden können.

● Wählen Sie deshalb schon während der Schwangerschaft einen gedanklichen Ort, an dem Sie sich jederzeit zurückziehen können, wenn es stressig wird im Leben. Das kann zum Beispiel eine blühende Sommerwiese, ein Palmenstrand, ein Gebirgsbächlein oder ein anderer Wohlfühlort Ihrer Wahl sein. Ihrer Phantasie sind keinerlei Grenzen gesetzt.

● Malen Sie sich diesen Wohlfühlort mit all Ihren Sinnen aus. Fühlen, hören, sehen, riechen und erleben Sie ihn, so als ob er real wäre. Während der Entbindung können Sie jederzeit diesen schönen Ort aufsuchen. Ihr Körper arbeitet auch dann weiter, wenn Sie gedanklich gar nicht anwesend sind. Der Ort Ihrer Träume hilft Ihnen, sich besser zu entspannen und Sie von der har-

*Sich auf eine Phantasiereise zu begeben, hilft nicht nur dabei eine Entbindung zu überstehen. Das Tagträumen entspannt und beruhigt jederzeit Ihre Nerven.*

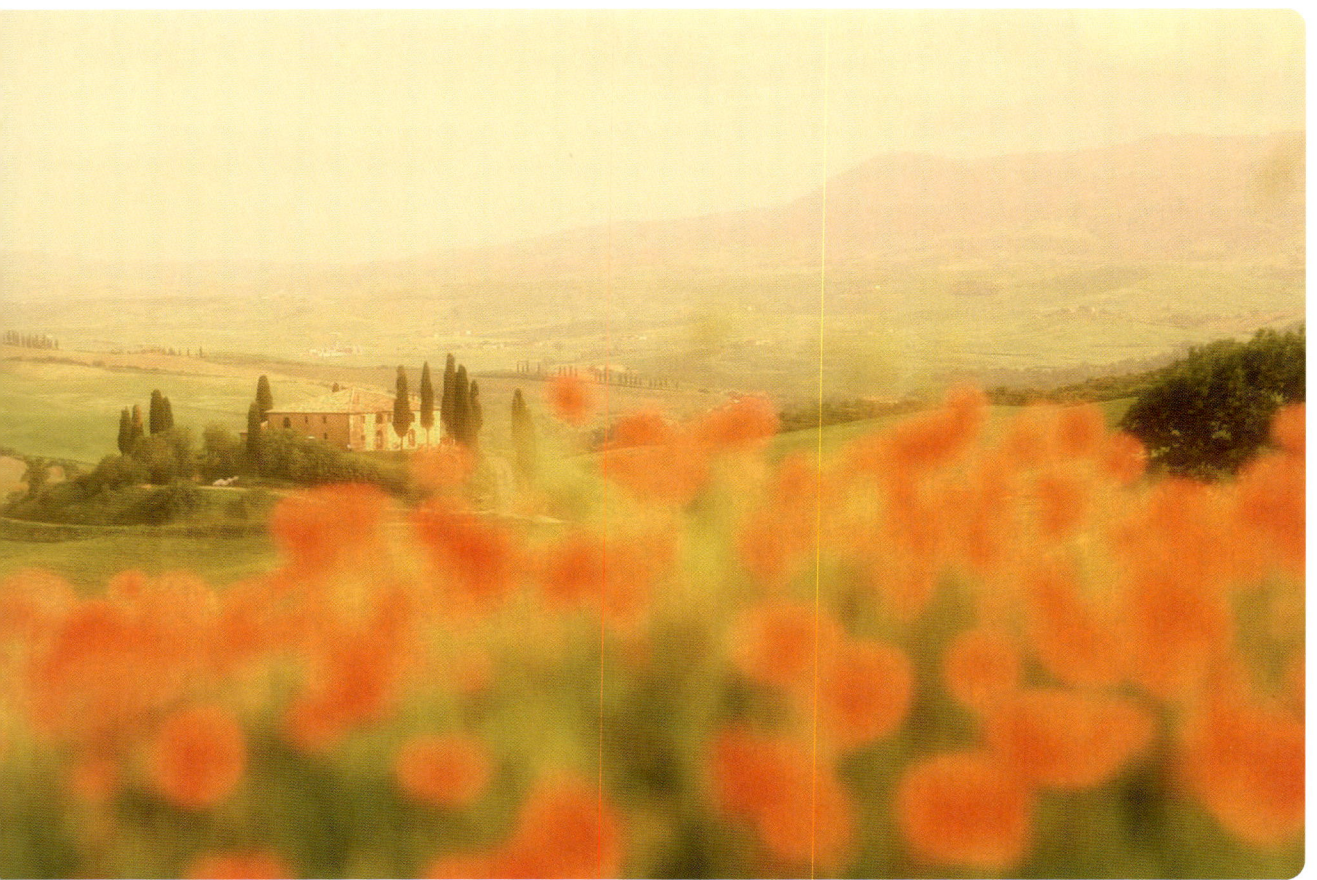

*Während der gesamten Entbindung können Sie immer wieder in Ihre Traumlandschaft entfliehen, um sich von den Geburtsschmerzen abzulenken.*

ten Muskelarbeit abzulenken. »Beamen« Sie sich einfach fort aus dem Kreißsaal, wann immer Sie wollen.

● Gerade die Wehenpausen eignen sich dafür, in Gedanken den Kreißsaal zu verlassen und sich an seinem Lieblingsort auszuruhen, zu erholen und frische Kräfte zu tanken. Wieder wirkt dabei das Wohlgefühl, das Sie über Ihr Kopfkino in Ihrem Tagtraum selbst erzeugen.

● Aber auch während der Phasen mit Wehentätigkeit können Sie sich an Ihren Zauberort begeben.

### Sich in Gedanken konkret mit dem Schmerz auseinander setzen

Diese weitere mentale Möglichkeit der Schmerzbewältigung wendet sich konkret an den Muskelarbeitsschmerz.

● Dabei stellen Sie sich vor, dass Sie, Ihre Gebärmutter, Ihr Beckenboden, Ihr Muttermund und alle anderen beteiligten Mitarbeitermuskeln gut zusammenarbeiten. Sie mögen sich gegenseitig sehr gern und sind Freunde.

● Während der Entbindung tun Sie alles, damit Ihre Freundin Gebärmutter und alle anderen Helfer richtig arbeiten können: Sie atmen immer ein und aus, damit Ihnen genügend Arbeitsenergie zur Verfügung steht. An diesem Power-Arbeitsplatz geht es heftig zu. Es wird geschuftet was das Zeug hält. Jeder ist eifrig dabei, seine Arbeit zu verrichten. Sie vertrauen darauf, dass jeder einzelne Ihrer Freunde seine Arbeit richtig macht, und lassen sie nun allein. Das heißt, Sie verlassen diesen Arbeitsplatz, schließen gedanklich eine Tür und entfernen sich, um in aller Ruhe Ihre eigene Leistung erbringen zu können – nämlich das Atmen.

● Sie koppeln sich gedanklich ab vom Muskelarbeitsschmerz, weil Sie andere Arbeit zu erledigen haben, die aber genauso wichtig ist.

● Versuchen Sie, sich diese Übung immer wieder vorzustellen, um sich wirklich auf Ihre Arbeit konzentrieren zu können, wenn es so weit ist.

## Ablenkung

Jegliche Art der ängstlichen Schmerzzuwendung verstärkt den Schmerz. Falls Sie also mit der panikartigen Erwartungshaltung »es wird unerträglich wehtun« an die Entbindung denken, wird genau dieser Zustand eintreten.

Ihre Chance besteht jetzt darin, dass Sie erst gar nicht in die Situation der ängstlichen Schmerzzuwendung kommen, son-

dern sich rechtzeitig ablenken. Das Ablenken üben Sie schon während der Schwangerschaft.

Es gibt zwei Arten der Ablenkung. Die erste haben Sie in der vorherigen Übung kennen gelernt. Es ist die positive Schmerzzuwendung. Dem Schmerz wird eine neue Bedeutung gegeben. Er wird zur Arbeitskraft, zum Freund und Helfer.

Die zweite Art der Ablenkung ist die mentale Abwendung. Sie gehen weg vom Schmerz, verlassen ihn, »beamen« ihn weg – indem Sie sich von der Geburtsarbeit abspalten, spüren Sie die Wehen nicht mehr so stark.

● Innerlich lenken Sie Ihre Wahrnehmung weg von der Wehenarbeit. Sie schalten den Wehenschmerz einfach ab, so als ob Sie ein Radio ausschalten. Ihre Aufmerksamkeit lenken Sie stattdessen auf etwas anderes, zum Beispiel auf das Musikstück, das Sie während der Entbindung hören, oder auf die Hände Ihres Partners, der Sie massiert.

● Um noch einen Schritt weiter zu gehen, können Sie sich auch Ihren Tagträumen hingeben und Ihren Zauberort aufsuchen. Das bedeutet, dass Sie erstens den Schmerz »ausgeschaltet« haben und zweitens gar nicht mehr gedanklich im Kreißsaal anwesend sind. Ihr Körper schafft die Entbindung sowieso allein!

Sich von den Geburtsschmerzen mental abzuwenden ist gar nicht so schwer, wie es klingt. Sie müssen sich dabei gedanklich ganz bewusst etwas Angenehmen zuwenden.

# Die Kraft
## des Loslassens

Entspannung ist ein aktiver Vorgang. Sie können den Weg zur Entspannung im Leben jederzeit anwenden, während der Schwangerschaft, während der Entbindung, aber auch sonst im Leben. Die Kraft des Loslassens steht Ihnen jederzeit zur Verfügung und ist auch nicht schwierig zu bewerkstelligen. Sie besitzen diese Kraft schon längst. Sie müssen nur ein bisschen mit ihr vertraut werden und sie in sich selbst wiederentdecken.

*Jeder braucht im Leben regelmäßig Ruheinseln – Zeit und Raum, die er ganz für sich selbst nutzen kann. In der Schwangerschaft sollten Sie verstärkt darauf achten, dass Sie diese Ruhein- seln auch wirklich bekommen.*

## Loslassen – die innere Balance wiederfinden

Das Loslassen hat mit dem Seinlassen zu tun. Das Seinlassen, Geschehenlassen, Loslassen ist eine Handlung in der Nicht-Handlung. Wie ist das zu verstehen? Beim Entspannen erlauben Sie sich selbst, durch eine Handlung (das Loslassen), sich dem Fluss des Lebens hinzugeben und wieder in Verbindung und Balance mit sich selbst zu sein. Sie verbinden Körper, Geist und Seele.

Dieses Aktivität geschieht entweder im Tun, zum Beispiel bei aktiven Körperübungen, oder im Nicht-Tun, wenn Sie versuchen, rein gar nichts zu tun. Sie sind offen und bereit für den Fluss des Lebens, für all Ihre Gefühle und Gedanken, für das Entstehen von Leere und Fülle in Ihnen und die stetige Veränderung, die dabei entsteht. An- und Entspannung, Fülle und Leere, Aktivität und Passivität, Stille und Geselligkeit – all diese Gegensätze vereinen sich und bleiben dennoch in sich ruhende Pole und Aspekte des Lebens. Dazwischen geht der Mensch seinen Weg und findet im Gehen selbst die Kraft des Loslassens.

Schwangerschaft, Geburt und Kindererziehung sind wie alle anderen Wege Lebensstationen, die mit Selbstliebe, Lebensfreude und Respekt erlebt werden sollten, denn das Leben eines jeden Menschen ist ein Weg aus Licht und Liebe.

## »Ich nehme mir Zeit und Raum für mich«

Nichts ist kostbarer als die Zeit, die Sie sich für sich selbst nehmen. In unseren Kursen erleben wir immer wieder, dass manche Frauen die Yogastunde in ihren vollen Terminkalender pressen und dann jammern, dass ihnen alles einfach zu viel wird, auch die Yogastunde. In solchen Fällen werden

Entspannung und Yoga zum Stressfaktor und die Zeit wird immer kostbarer und dennoch immer knapper.

Ohne Zeit ist aber keine Entwicklung möglich. Je schneller und hektischer der Alltag verplant ist, desto wichtiger sind Ruheinseln im täglichen Leben. Das bedeutet konkret, dass Sie sich ganz bewusst Zeit für sich selbst nehmen sollten. Finden Sie zurück zur Langsamkeit und zum sinnlichen Genuss des Lebens. Das geht allerdings nur, wenn Sie verschiedene Bereiche Ihres Lebens »entschleunigen« und sich Räume und Freiräume für sich selbst schaffen.

**So schaffen Sie sich Raum und Zeit**

● Entrümpeln Sie ganz allmählich Ihre Wohnung, damit Sie sich auch wirklich Raum für sich selbst nehmen können.

● Schaffen Sie Raum für sich und Ihr Kind und lassen Sie sich nicht von neuen Babyutensilien erneut Raum nehmen! Ein Blick in übervolle Baby- und Kinderzimmer zeigt, wie leicht das passiert.

● Setzen Sie Prioritäten im Zeitbudget. Streichen Sie rigoros überflüssige Termine oder Aktivitäten, die Sie nur anderen zuliebe tun.

● Finden Sie heraus, was Ihnen wirklich Lebensfreude bereitet. Dort investieren Sie

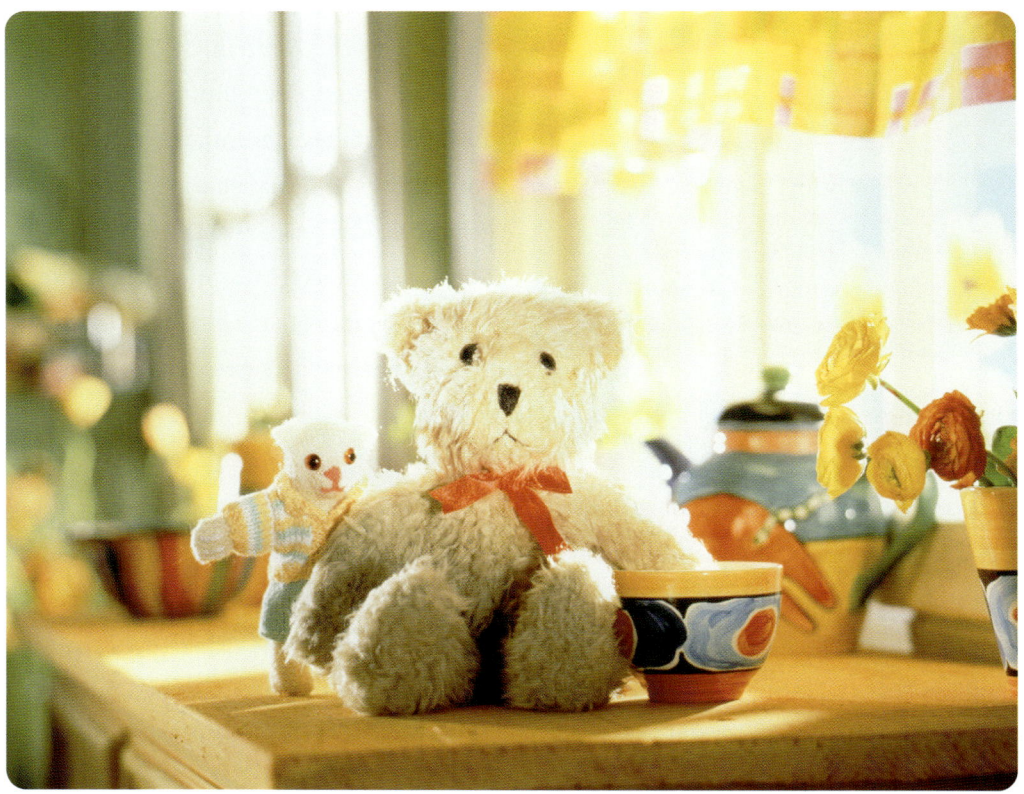

*Passen Sie auf, dass das Kinderzimmer nicht zu sehr mit Spielsachen und Babyutensilien vollgestopft wird – Sie und Ihr Baby brauchen genügend Raum für sich.*

Ihre Zeit – alles andere »werfen Sie getrost über Bord«. Sie brauchen es nicht.

● Sie können nicht allen Herren dienen. Wer es allen recht machen und jedermanns Freund sein will, verliert Raum und Zeit für sich selbst.

● Genießen Sie ganz bewusst das Wechselspiel zwischen den Aktivitäten während Ihrer Termine und der süßen Stille des Nichtstuns.

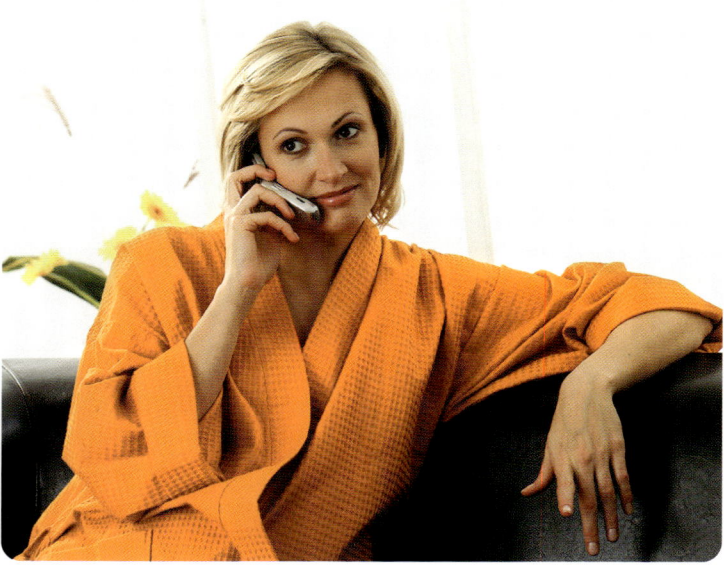

*Sie müssen nicht rund um die Uhr erreichbar sein – das stresst Sie nur unnötig.*

● Nehmen Sie bewusst den Rhythmus des Lebens wahr. Dazu gehören auch die unterschiedlichen Tages- und Jahreszeiten mit ihren Botschaften und verschiedenen Qualitäten: Langsame Momente wechseln sich ab mit temporeichen.

● Halten Sie sich Lärm- und Informationsquellen sowie Medien vom Hals. Sie müssen weder permanent erreichbar sein noch sich einer Dauerberieselung durch Fernseher, Radio, Telefon und Handy aussetzen. Zu viele Reize verursachen Stress!

### »Ich verbinde Himmel und Erde«

Die Schwangerschaft ist der Weg des Himmels und der Erde. Als werdende Mutter schaffen Sie Verbindung zwischen den Kräften des Lebens, der Schöpferkraft und den Urkräften des Wachsens und Werdens. Aus dem Weg dieser Verbindung entspringt Ihr Kind. Um aber sicher auf diesem Weg gehen zu können, benötigen Sie Vertrauen und Sicherheit. Sie brauchen aber auch die Gewissheit, dass alles richtig und in Ordnung ist, so wie es geschieht. Daraus erwächst dann Ihr Selbstvertrauen, Ihr Urvertrauen, Ihre Haltung zum Leben an sich und Ihre Überzeugung, dass Sie die wunderbare Kraft haben, ein Kind zu gebären und zu erziehen. Das Schöne ist, dass Sie selbst es sein können, die Himmel und Erde verbindet, die also ein sicheres Fundament anlegt, Verbindung herstellt und Balance im Leben findet.

### So verbinden Sie Himmel und Erde

● Bauen Sie Erdverbundenheit auf, indem Sie sich liebevollen und kompetenten Menschen anvertrauen. Dazu gehört auch Ihr Frauenarzt und alle Personen rund um die Geburt, die Ihnen mit ihrem Wissen und ihrer Unterstützung zur Seite stehen.

● Wer wird Sie zur Geburt begleiten? Falls Sie keinen Partner haben oder er Sie nicht begleiten kann bzw. will, suchen Sie sich jemanden, der Ihnen zur Seite steht.

● Wer wird Sie tatkräftig unterstützen, wenn das Baby auf der Welt ist? Gibt es vielleicht eine Haushaltshilfe, die sich um den Haushalt kümmert, einkauft und eventuell die größeren Kinder betreut?

● Bauen Sie sich schon während der Schwangerschaft ein dauerhaftes Netzwerk auf! Früher gab es Großfamilien, die diese Aufgabe erfüllten, heute steht eine Mutter oftmals allein da. Lösen Sie sich von der Vorstellung der perfekten Übermutter, die alles allein managt. Der Frust ist dabei schon vorprogrammiert. Wenn Sie keine Menschen aus Ihrer Familie finden, die mal das Baby hüten und Ihnen Zeit für sich selbst lassen, indem sie Ihnen im Haushalt helfen, dann nehmen Sie eben fremde Hilfe in Anspruch. Das ist keine Schande.

● Erleben Sie ganz bewusst die Einheit und Verbundenheit mit Ihrem Kind. Aber seien Sie sich auch bewusst, dass Sie beide individuelle Persönlichkeiten sind und dass die Einheit mit dem Kind auch der Auflösung bedarf, damit jeder seinen eigenen Weg gehen kann. So wird das Verbinden von Himmel und Erde zu einem immer wiederkehrenden Akt der Verschmelzung und des Loslassens.

● Erleben Sie ganz bewusst die Verbundenheit Ihres eigenen Lebens mit dem der gesamten Schöpfung. Das sind die himmlischen Kräfte, die in Ihnen wirken. Sie sind eingebunden in ein Großes und Ganzes, einen sinnvollen Kreislauf der Natur und der göttlichen Ordnung. Ewigkeit und Unendlichkeit wirken genauso in Ihnen wie das Wachsen, Werden und Vergehen. So verbindet sich das Körperliche mit dem Geistigen und Seelischen.

### »Ich werde neugeboren als Mutter«

Jede Schwangerschaft und Entbindung ist auch die Geburt einer neuen Frau: einer Mutter. Sie werden zwar körperlich auf die Weise zur Mutter, dass Sie ein Kind bekommen, aber deshalb ist der Weg zur seelischen und ganzheitlichen Mutterschaft noch lange nicht derselbe. Wie geht es Ihnen mit der Tatsache, dass Sie Mutter werden? Welche Gefühle herrschen in Ihnen vor? Fühlen Sie sich bereit für diese neue Aufgabe in Ihrem Leben? Lassen Sie sich einfach überraschen? Oder sehen Sie Ihrer Mutterschaft mit bangen Gefühlen entgegen?

Die Schwangerschaft entspannt zu genießen heißt auch, sich mit Ihrer neuen Rolle als Mutter vertraut zu machen. Wichtig ist auch, dass Sie sich damit auseinander setzen, was Ihnen an Ihrer Mutterrolle nicht gefällt und wie Sie dies so verändern

Kümmern Sie sich rechtzeitig um einen Babysitter, damit Sie auch einmal wieder Zeit für sich haben können. In Ihrer Nachbarschaft oder Bekanntschaft findet sich sicherlich eine Schülerin oder ein Schüler, der diese Aufgabe gern übernehmen würde.

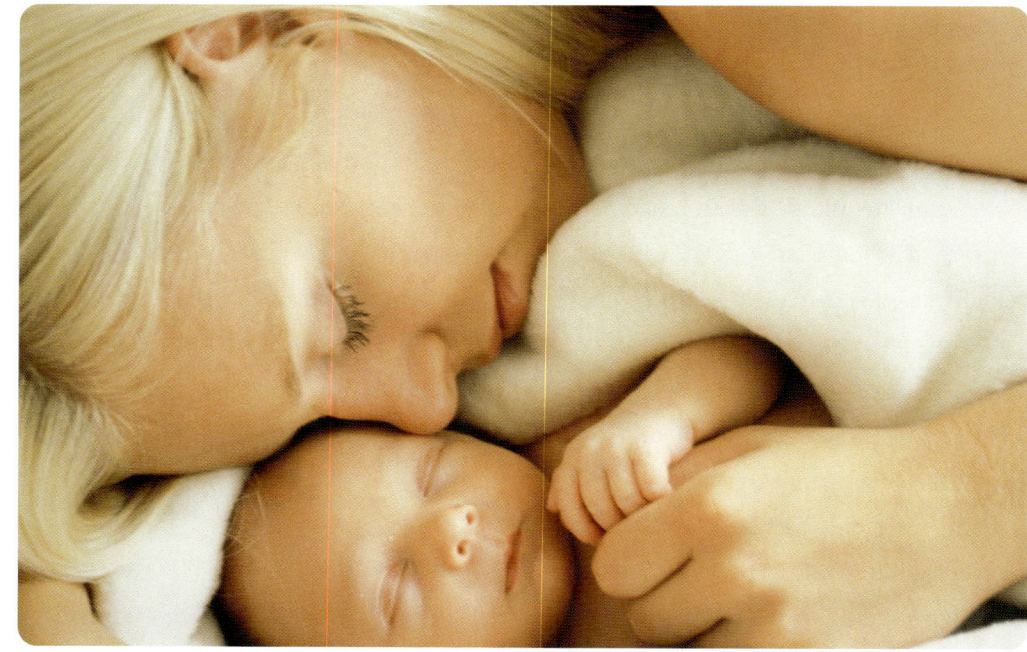

*Mit der Geburt Ihres Kindes beginnt auch für Sie ein völlig neuer Lebensabschnitt. Geben Sie sich selbst etwas Zeit, in die Mutterrolle hineinzuwachsen.*

können, dass Sie sich wieder wohl fühlen. Nehmen Sie sich ausreichend Zeit, um das Mutterwerden wirklich unter die Lupe zu nehmen.

### Die ewige Mutterrolle

Oft berichten mir Schwangere, dass sie erst seit der Schwangerschaft Ihre eigene Mutter richtig verstehen können. Verhaltensweisen, die vorher völlig fremd waren und die die Frauen bei ihren eigenen Müttern fürchterlich genervt haben, werden ganz plötzlich einleuchtend. Bei vielen Schwangeren findet zum ersten Mal seit Jahren wieder eine Annäherung zwischen Mutter und Tochter statt.

Sehen Sie die Zeit der Schwangerschaft deshalb auch als Chance, sich mit Ihrer eigenen Herkunftsfamilie auseinander zu setzen und alte Fehden zu bereinigen. Jetzt erst werden Sie vielleicht begreifen, dass Sie immer die Tochter Ihrer Mutter bleiben, egal wie alt Sie sind und werden. Ihre Mutter wird immer »ein bisschen Angst um Sie haben« und manchmal denken, Sie wären noch ihr Baby. Auch Sie selbst werden für Ihr Kind immer Mutter sein, auch wenn Ihr Kind schon längst selbst Mutter oder Vater geworden ist.

Das Mutter- und das Vatersein sind Lebensabschnitte, die lebenslänglich gelten, sobald ein Kind auf die Welt kommt. Diese Erkenntnis schafft Vertrauen in die Ordnung der Welt, in den Lauf der Dinge und den ewigen Kreislauf der Natur, das Wachsen, Werden und Vergehen. So kann sich der Kreis des Lebens schließen und ein Stück des Lebenssinns in der Mutterrolle erfahren werden.

## So wachsen Sie in die Mutterrolle hinein

● Starke Familienbande helfen Ihnen, Ihren eigenen Platz als Mutter zu finden. Aktivieren Sie deshalb Ihre familiären Beziehungen. Familientraditionen und Rituale geben Halt und Geborgenheit. Wer keine Familie mehr hat oder völlig mit ihr gebrochen hat, kann sich dennoch familienähnliche Beziehungen erschaffen. Klassische Familienkonstellationen sind heutzutage sowieso selten geworden. Auch in Patchworkfamilien oder clanähnlichen Familienstrukturen gibt es Vertrauen und Sicherheit.

● Erfinden Sie neue Rituale. Als neue Familie benötigen Sie trotz der übergeordneten Familie im Hintergrund eine eigene Struktur. Besorgen Sie zum Beispiel gemeinsam mit Ihrem Partner die Babyausstattung. Reservieren Sie sich liebevolle Schmusestunden im Dreierpack: Ihr Partner, Sie und Ihr Baby im Bauch.

● Erinnern Sie sich an Ihre eigene Kindheit und holen Sie alte Fotoalben von sich und Ihrem Partner heraus. Vielleicht gibt es auch noch lieb gewonnenes Spielzeug von Ihnen als Kind oder sogar noch eine Wiege, ein Taufkleid, die ersten Schuhe oder Strampelhosen.

● Werden Sie selbst ab und zu einmal zum Kind, schon während der Schwangerschaft. Leisten Sie sich kleine Freuden, die man eigentlich nur Kindern gönnt. Besuchen Sie zum Beispiel einen Jahrmarkt, bauen Sie Burgen im Sandkasten eines Spielplatzes, gehen Sie barfuss über Wiesen, versuchen Sie, Schneeflocken mit der Zunge zu fangen, lesen Sie Kinderbücher, singen Sie Kinderlieder. Auch als Schwangere können Sie sich an Fasching verkleiden und jederzeit lustige Spiele machen.

● Eine entspannte Schwangerschaft zu erleben heißt nicht, dass Sie ab jetzt nur noch mit stiller Miene durch die Lande ziehen, sich ausschließlich mit sanften Klängen umgeben und pausenlos Yoga praktizieren. Es heißt, dass Sie Ihr Leben einfach genießen. Achten Sie während der Schwangerschaft wie sonst auch im Leben auf Ihre ureigensten Bedürfnisse! Sie zu respektieren ist auch während der Säuglingszeit Ihres Kindes möglich. Ihr Netzwerk Familie hilft Ihnen dabei.

● Niemand ist perfekt! Als Mutter werden Sie sich immer in der Ausbildungsphase befinden, Sie werden nie ausgelernt haben und immer wieder mit Neuem konfrontiert werden. Sie können keine Vergleiche zu anderen Müttern und Kindern ziehen. Bewältigen Sie Ihre Mutterrolle mit Humor nach dem Motto: »Versuch und Irrtum, Versuch und Erfolg.«

Führen Sie Tagebuch über Ihre Schwangerschaft oder schreiben Sie Ihrem ungeborenen Kind Briefe. Teilen Sie dort ganz offen und frei Ihre Freuden, aber auch Ihre Sorgen mit.

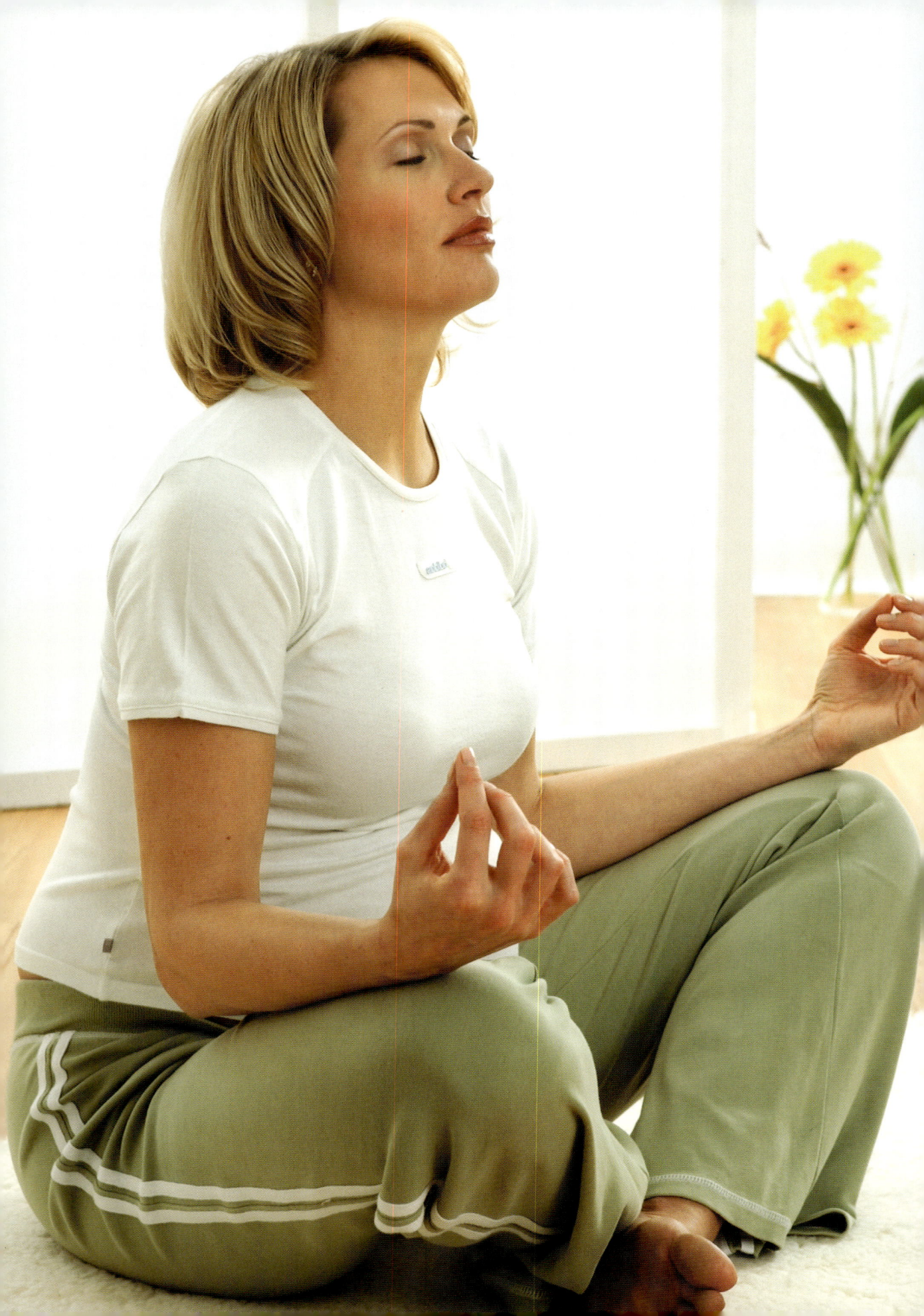

# Entspannende
## *Wege zu sich selbst*

*Ob Yoga, Massage oder Entspannung – Übungen, die Spaß machen, schaffen Urvertrauen, lassen den Körper die Erfahrungen des Geistes ausprobieren und schenken im Geschehenlassen des Lebens die richtige Dosis von An- und Entspannung. Die Schwangerschaft ist eine gute Zeit, um sich mit sich selbst auseinander zu setzen und sich Zeit für das Wachsen und Gedeihen zu nehmen. Probieren Sie nach Herzenslust aus, was Ihnen gut tut und Ihnen Freude bereitet.*

## Übungsvorbereitungen

Die Vorbereitungen zu den Übungen sind minimal. Und danach können Sie, so oft Sie wollen, Ihre eigenen Erfahrungen machen und die Übungen in Ihr Leben integrieren.

*Eine weiche Yoga-matte, Handtücher, Massage- und Aro-maöle und even-tuell eine Klang-schale – mehr ist für die Wohlfühlübun-gen in diesem Buch eigentlich nicht nötig.*

- Nehmen Sie sich Zeit für sich. Das sollten Sie sich unbedingt wert sein!
- Geben Sie Ihrer Familie Bescheid, wenn Sie sich zurückziehen, damit Sie nicht gestört werden.

- Schalten Sie sämtliche Lärmquellen aus.
- Achten Sie darauf, dass der Raum, in dem Sie üben wollen, gut gelüftet ist.
- Sorgen Sie für eine angenehme Zimmertemperatur.
- Tragen Sie keine einengenden oder zu eng gewordenen Kleidungsstücke.
- Wenn Sie Übungen in Ihren Alltagsablauf einfließen lassen, dann führen Sie sie dennoch ganz ruhig und bewusst aus, ohne sich stören zu lassen.

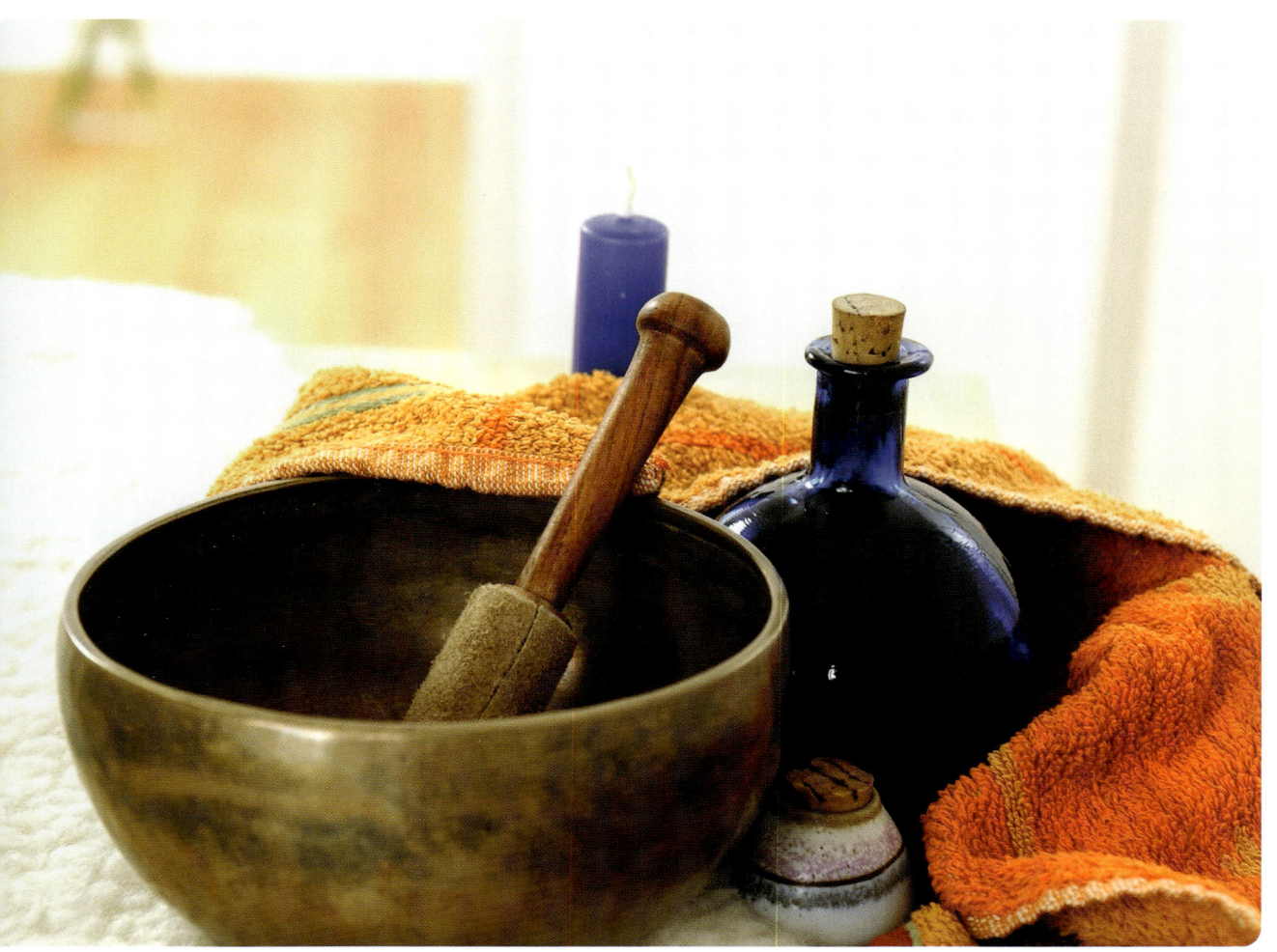

**Bitte beachten Sie:**

● Alle Übungen sind von Schwangerschaftsbeginn bis zum Ende ausführbar.

● Auch nach der Schwangerschaft können Sie viele der Entspannungsübungen täglich ausüben. Sie werden Ihnen den herausfordernden Alltag mit dem Baby sicherlich erleichtern.

● Führen Sie alle Bewegungs- und Yogaübungen bitte ganz langsam aus! Unterlassen Sie während der Schwangerschaft jede Art von ruckartigen Bewegungen, denn die Schwangerschaftshormone sorgen für gedehnte Sehnen und Bänder. Die knöchernen Verbindungen Ihres Beckens werden weit, damit das Baby besser hindurchpasst. Ruckartige Bewegungen können zu Rückenproblemen, Nervenschmerzen und Ischiasreizungen führen. Dies gilt nicht nur speziell für die Übungen, sondern für jegliche Bewegung während der Schwangerschaft!

● Die Atemübungen können Sie jederzeit ausführen.

Haben Sie eine Risikoschwangerschaft mit einer drohenden Frühgeburt, fragen Sie bitte Ihren Arzt, ob Sie sich überhaupt bewegen dürfen! Alle mentalen Übungen und Mudras sind aber jederzeit möglich.

# Die Kraft
## der Atemräume

Erinnern Sie sich noch an die Kraft des Atems und die Atemübungen aus dem letzten Kapitel?

Der Fluss des Atems ist das Zeichen der Lebendigkeit. Wer atmet, lebt. Wer atmet, gestaltet sein Leben mit der Kraft und dem Rhythmus der Atmung, schenkt seinem Körper Energie und schwingt sich ein in den schöpferischen Akt der Lebensbejahung. Atmen tut gut! Atmen ist schön und gesund! Atmen ist der Ausdruck der Lebendigkeit und der einfachste Weg der Entspannung. Deshalb steht das Atmen auch an erster Stelle in unseren Schwangerschafts-Yogakursen. Es ist als Entspannungsmethode schnell wirksam und ohne Hilfsmittel jederzeit und an jedem Ort einsetzbar.

### Hände als »Wegweiser« für den Atem

Um dem Atemfluss zu folgen, nehmen Sie bei allen Übungen Ihre Hände zu Hilfe. Sie stellen die Wegweiser dar. Verwenden Sie bitte während der Atemübungen keine ätherischen Öle zur Raumbelüftung, sondern genießen Sie den puren Sauerstoff. Während der warmen Jahreszeit können Sie die Übungen auch wunderbar im Freien auf der Terrasse, auf dem Balkon oder im Garten ausführen.

## Atemübungen für Körper, Geist und Seele

### Den Atem spüren

• Setzen Sie sich bequem hin. Legen Sie Ihre Hände auf den Bauch zum Baby.

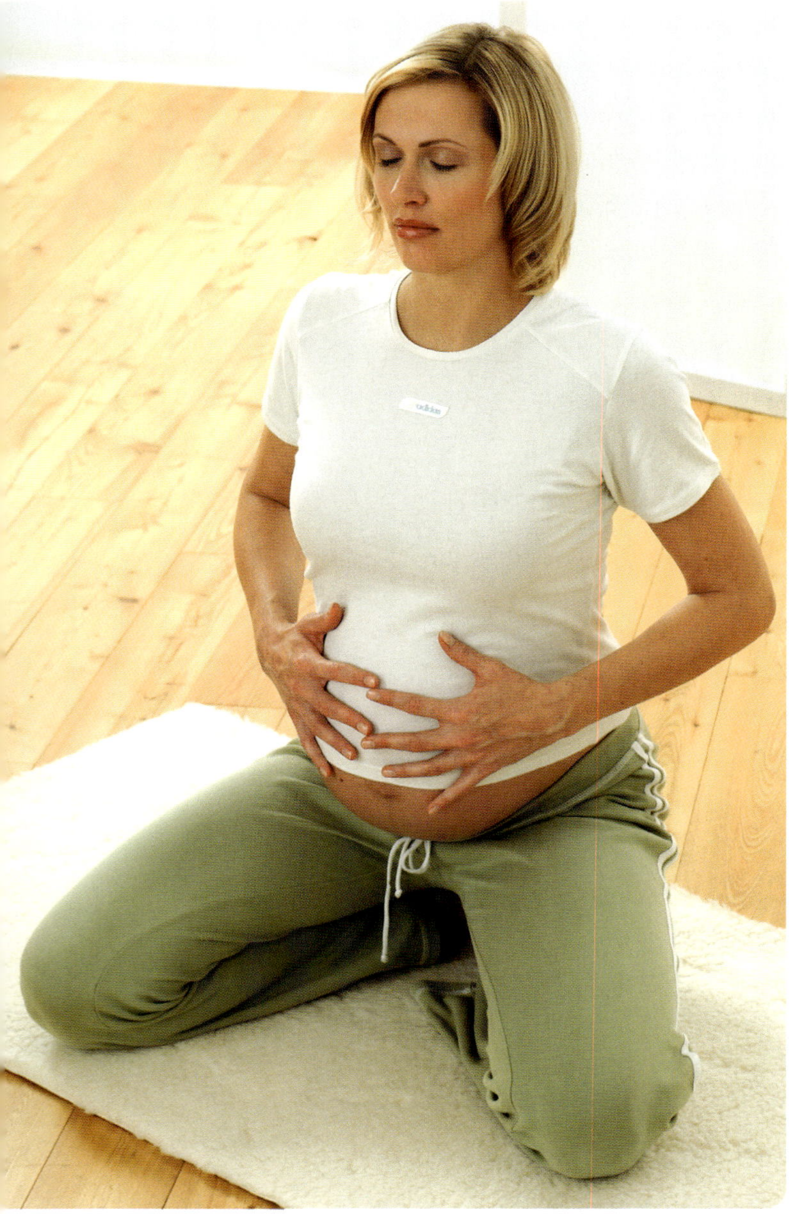

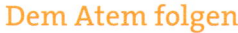

• Atmen Sie langsam ein und aus. Versuchen Sie, Ihren eigenen Rhythmus zu finden. Schließen Sie dabei die Augen, so dass Sie ausschließlich den Atem wahrnehmen. Lauschen Sie auf den Fluss Ihres Atems.

• Führen Sie diese Übung mindestens 5 Minuten lang aus. Stellen Sie sich vor, wie Sie sich selbst und Ihrem Kind mit Hilfe Ihres Atems Licht und Liebe zukommen lassen (Bild links).

### Dem Atem folgen

• Setzen Sie sich bequem hin. Legen Sie Ihre Hände auf den Bauch zum Baby. Atmen Sie langsam ein und aus und warten Sie, bis Sie Ihren eigenen Atemrhythmus gefunden haben.

• Jetzt wandern Ihre Hände auf eine andere Stelle am Bauch. Schicken Sie den Atem immer dorthin, wo Sie die Hände spüren. Nach 4 oder 5 Atemzügen bewegt sich Ihre Hand wieder weiter. Wandern Sie auf diese Weise ganz langsam über den gesamten Bauch.

• Als Fortsetzung können Sie nun Ihre Hände weiter am Körper entlang bewegen. Legen Sie Ihre Hände zum Beispiel auf den Brustkorb, auf eine Schulter oder auf das Kreuz. Erfühlen und erleben Sie, wie unterschiedlich Ihr Atemfluss für Sie zu spüren

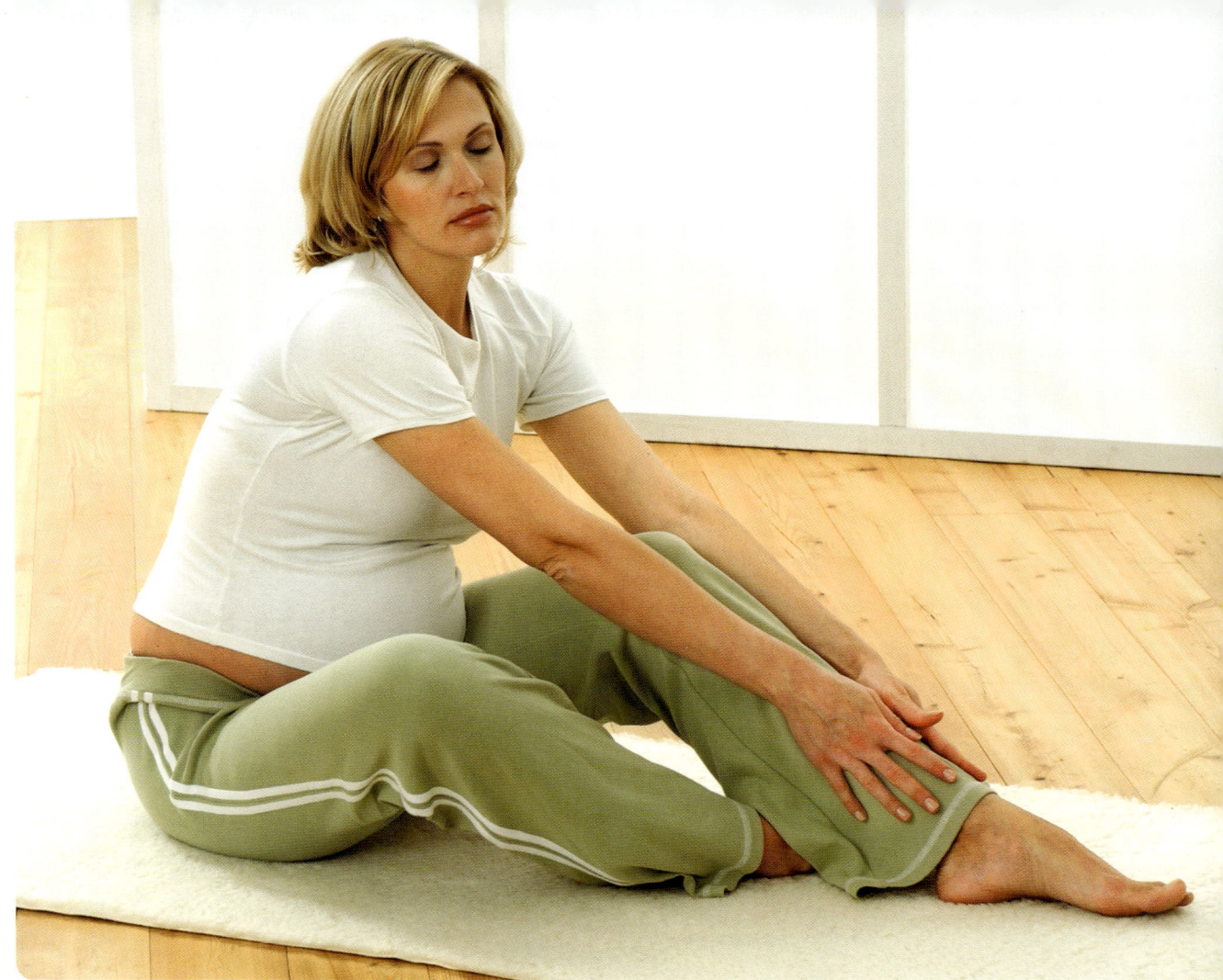

ist. An welche Stellen des Körpers ist es leicht, den Atem hinzuschicken? An welchen ist es schwer und fast nicht möglich? Wo kommt nur wenig Luft an? (Bild oben)

• Versuchen Sie, diese Übung in verschiedenen Körperhaltungen auszuführen und 1-mal beide Hände und 1-mal nur eine Hand einzusetzen. Was spüren Sie jetzt?

## Mit dem Atem Kraft verleihen

• Bei dieser Übung legen Sie eine Ihrer Hände dort hin, wo Sie sich schwach, schlapp und kraftlos fühlen.

• Schicken Sie Ihren Atemfluss genau an diese Stelle und erfüllen Sie sie mit neuer Kraft.

• Stellen Sie sich dabei vor, wie Energie, Licht und Liebe zu dieser Stelle hinfließen. Bleiben Sie dabei in Ihrem Atemrhythmus.

• Selbst wenn Sie Ihre Füße berühren und dabei kaum richtig spüren können, wie der Atem fließt, so stellen Sie sich trotzdem vor, wie Ihr Atem auch die entfernteste Stelle Ihres Körpers mit neuer Energie versorgt.

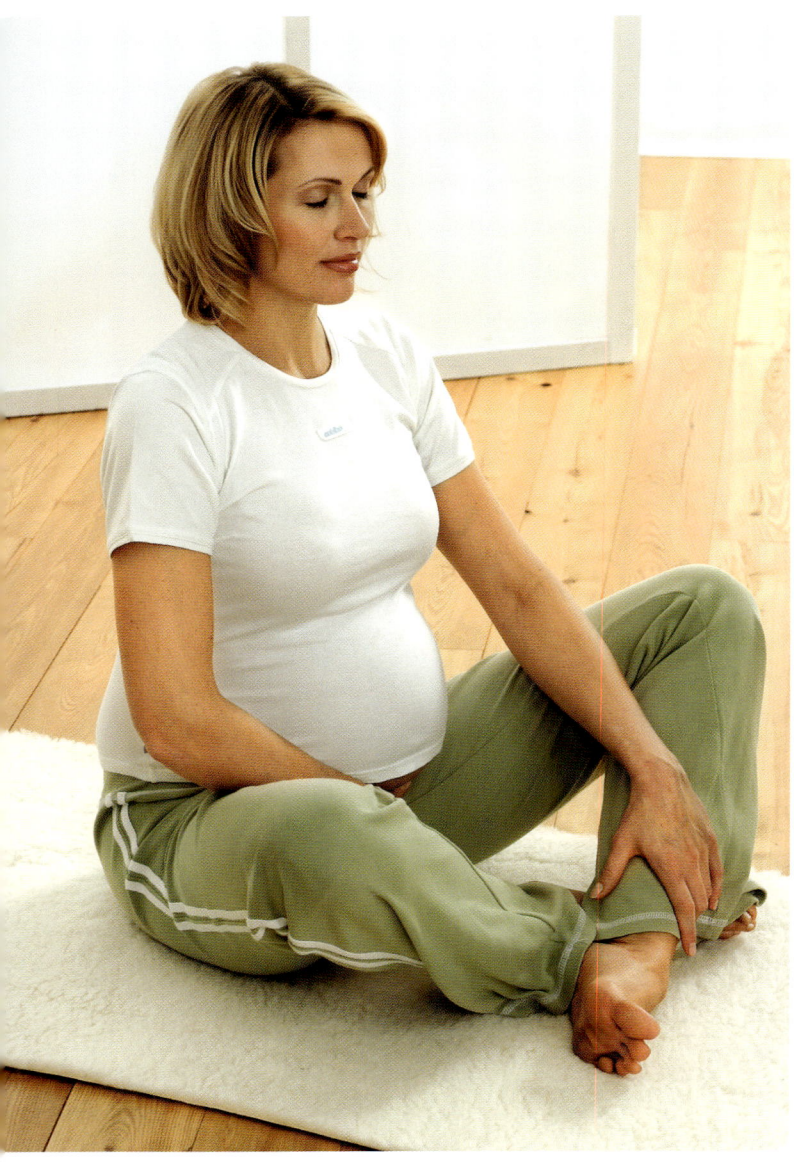

Als Abschluss des Bauchraumes lastet das gesamte Gewicht Ihres Oberkörpers auf ihm. Und mit jeder Woche werden Sie ein bisschen schwerer. Das zusätzliche Gewicht und die veränderte Hormonsituation während der Schwangerschaft sorgen dafür, dass der Beckenboden erheblich belastet wird.

● Setzen Sie sich bequem hin.

● Um den Beckenboden auf seine Dehnarbeit während der Geburt vorzubereiten und ihn mit Energie zu stärken, legen Sie eine Hand auf den gesamten Beckenboden, also zwischen die Beine, und schicken Sie Ihren Atem dorthin (Bild rechts).

● Stellen Sie sich dabei vor, wie Sie den Beckenboden mit Licht und Liebe füllen. Durch seine Mithilfe wird Ihr Baby auf die Welt kommen. Wie eine große Türe wird er sich dehnen und öffnen. Er ist die Pforte des Lebens.

● Führen Sie diese Atemübung am besten täglich durch, auch wenn Ihre Schwangerschaft noch nicht so weit fortgeschritten ist. Fühlen Sie in Ihren Körper hinein, folgen Sie der Spur des Atems bis zum Beckenboden. Spüren Sie, wie Ihr Beckenboden beim Ein- und Ausatmen schwingt und lebendig ist.

### Den Beckenboden schwingen lassen

Diese Atemübung wurde speziell für die Beckenbodenmuskulatur und ihren baldigen Einsatz während der Entbindung konzipiert. Schon während der Schwangerschaft fällt dem Beckenboden eine tragende Rolle zu.

## Entspannungsatmung mit dem linken Nasenloch

Diese ganz einfache Atemübung bringt Ruhe und Entspannung in hektische Momente des Lebens. Sie benötigen dazu nur wenige Minuten Zeit und Sie werden erstaunt sein, wie schnell die Wirkung einsetzt und wie wohl sie Ihren gestressten Nerven tut.

● Setzen Sie sich bequem hin.

● Halten Sie sich das rechte Nasenloch mit einem Finger geschlossen (Bild oben).

● Atmen Sie 5 Minuten lang langsam und tief ausschließlich durch das linke Nasenloch ein und aus.

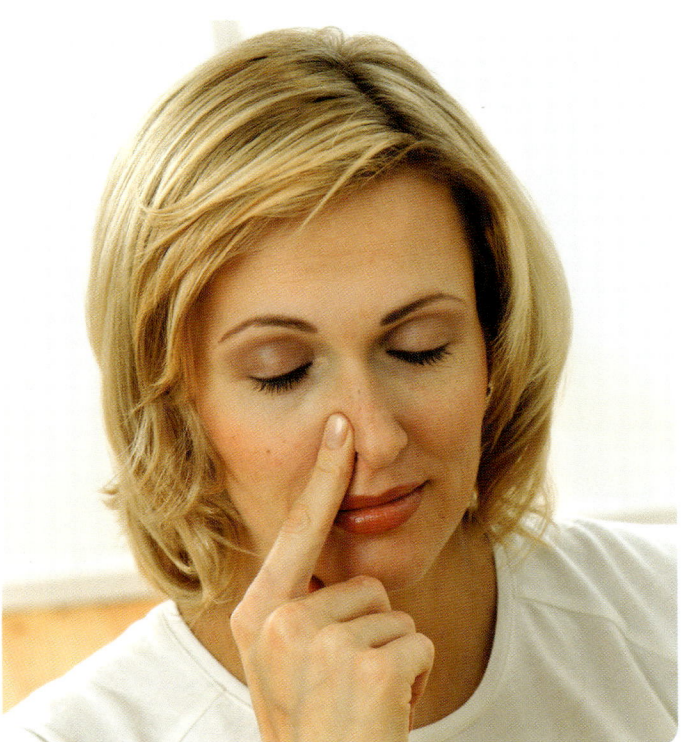

## Erfrischungsatmung mit dem rechten Nasenloch

Wenn Sie sich müde und ausgelaugt fühlen, dann erfrischt Sie diese Atemübung schnell wieder.

● Setzen Sie sich bequem hin.

● Halten Sie das linke Nasenloch mit einem Finger geschlossen (Bild unten).

● Atmen Sie 5 Minuten lang langsam ausschließlich durch das rechte Nasenloch tief ein und aus.

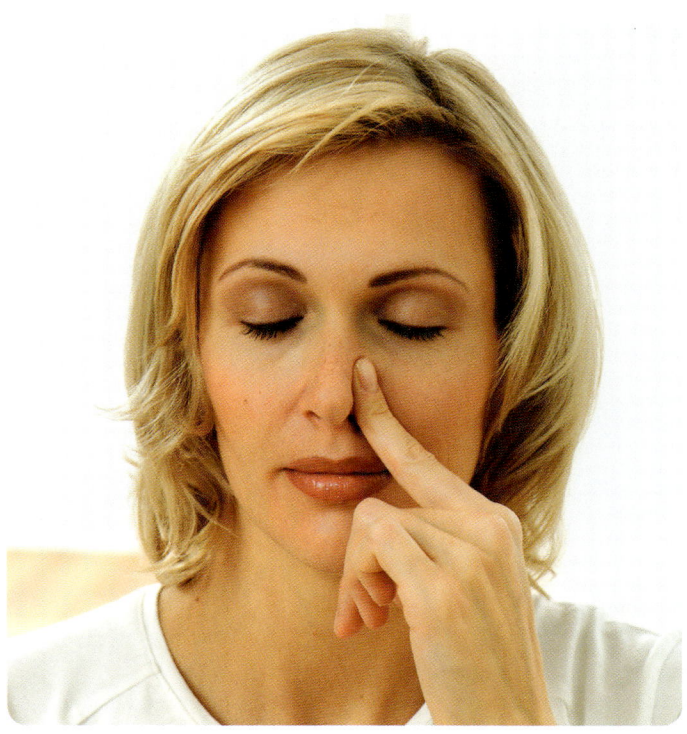

## Die Schutzatmung

Durch die Hormonumstellung reagieren viele Schwangere sensibler auf die Umwelt und die Anforderungen, die an sie gestellt werden. Vor allem schlimme Nachrichten setzen den werdenden Müttern oft stark zu. Es ist ja auch kein Wunder, wenn Schwangere jetzt »nahe am Wasser gebaut« haben und öfter in Tränen ausbrechen. Schließlich tragen sie die Verantwortung für zwei Personen. Umso intensiver sollten Sie sich vor Angriffen der Außenwelt abschotten und schützen.

Lernen Sie, »nein« zu sagen und dabei konsequent zu bleiben. Wenn Ihnen etwas nicht gut tut, dann haben Sie das Recht, es abzulehnen. Bleiben Sie höflich, aber bestimmt, und denken Sie in erster Linie an sich und Ihr Baby. Dafür sollten Ihre Mitmenschen Verständnis aufbringen. Oftmals gelingt es aber nicht auf Anhieb, sich zu schützen. Die folgende Schutzatmung hilft Ihnen dabei, sich das Recht, das Sie auf Schutz und Abwehr haben, wieder bewusst zu machen.

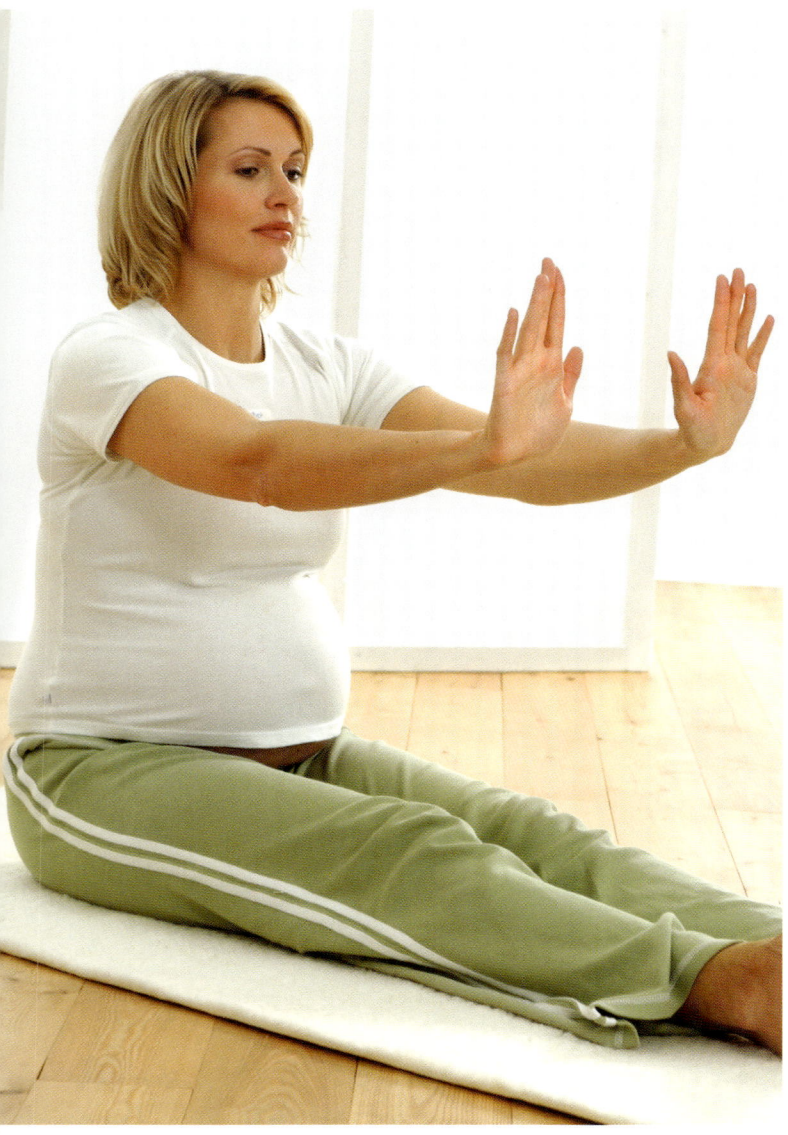

- Setzen Sie sich ganz bequem hin.

- Winkeln Sie die Arme vor dem Körper an und atmen Sie dabei ein.

- Beim Ausatmen strecken Sie die Arme weit nach vorn, so als ob Sie alles weit von sich schieben wollten (Bild links).

- Wiederholen Sie die Übung 3-mal hintereinander.

Damit Sie den »Schutz« richtig verinnerlichen, sollten Sie täglich üben.

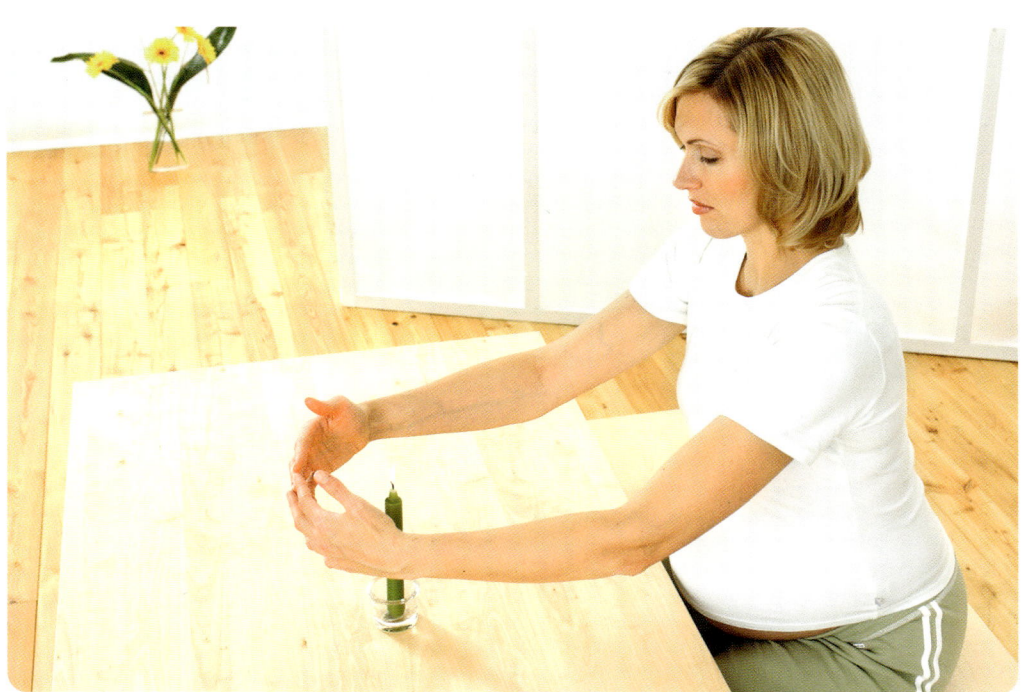

## Die Energieatmung

Während einer Schwangerschaft benötigt der Körper immer öfter kleine Erholungspausen. Er ist nicht mehr so leistungsfähig, ermüdet schneller und verbraucht viel mehr Energie als sonst. Eine spezielle Energieatmung hilft Ihnen, die Reservetanks wieder aufzufüllen.

● Setzen Sie sich aufrecht hin. Entzünden Sie eine Kerze vor sich auf einem Tisch.

● Schöpfen Sie neuen Atem, indem Sie sich leicht vorbeugen, die Arme nach vorn führen und das lebendige Licht, das die Kerze symbolisiert, »einatmen«. Schöpfen Sie Licht, Liebe und Energie (Bild unten).

● Beim Ausatmen führen Sie langsam die Hände über den Kopf nach oben, dann über die Seiten nach unten und stellen sich vor, dass erholsames Lebenslicht in Sie hineingleitet (Bild oben).

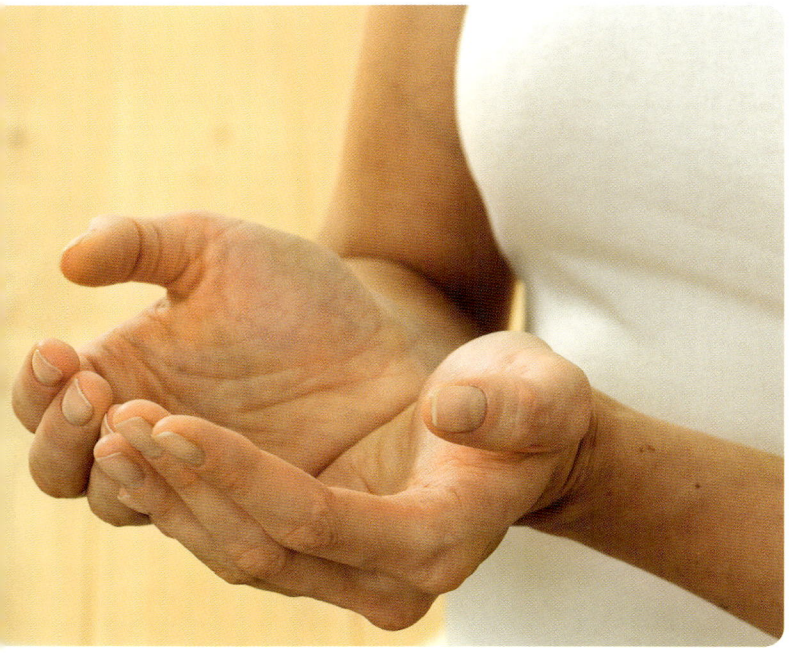

immer genügend für alle da. Liebe ist eine reine Energie, die niemals zu Ende geht und die wächst, wenn sie fließen kann.

Also lassen Sie mit dieser Übung Ihre Liebe fließen. Bringen Sie sie nach draußen, in die Welt hinaus, sobald Sie selbst genug aufgenommen haben.

- Setzen Sie sich bequem hin.

- Formen Sie mit Ihren Händen eine Schale. Stellen Sie sich vor, wie diese Schale mit Liebesenergie gefüllt wird (Bild oben).

- Atmen Sie aus, öffnen Sie die Schale und führen Sie Ihre Arme weit nach vorn. Spreizen Sie die Hände, die Handflächen zeigen dabei nach oben. Stellen Sie sich vor, wie beim Ausatmen ganz viel Licht und Liebe in die Welt hinaus fließt (Bild unten).

## Die Liebesatmung

Diese Atmung symbolisiert Ihre Verbundenheit mit sich selbst und anderen. Sie tauchen sich selbst in erfüllende Liebe, bis Sie satt und zufrieden sind, denn Liebe ist

- Sie verschenken Energie und bekommen Energie geschenkt, denn nach der Ausatmung erfolgt die Einatmung und Sie ziehen die Hände wieder zu sich heran und legen sie erneut als Schale zusammen. Das bedeutet, dass die Energie wieder zu Ihnen zurückkehrt.

- Auf diese Weise lassen Sie mehrere Atemzüge folgen, bis eine fließende Armbewegung entsteht.

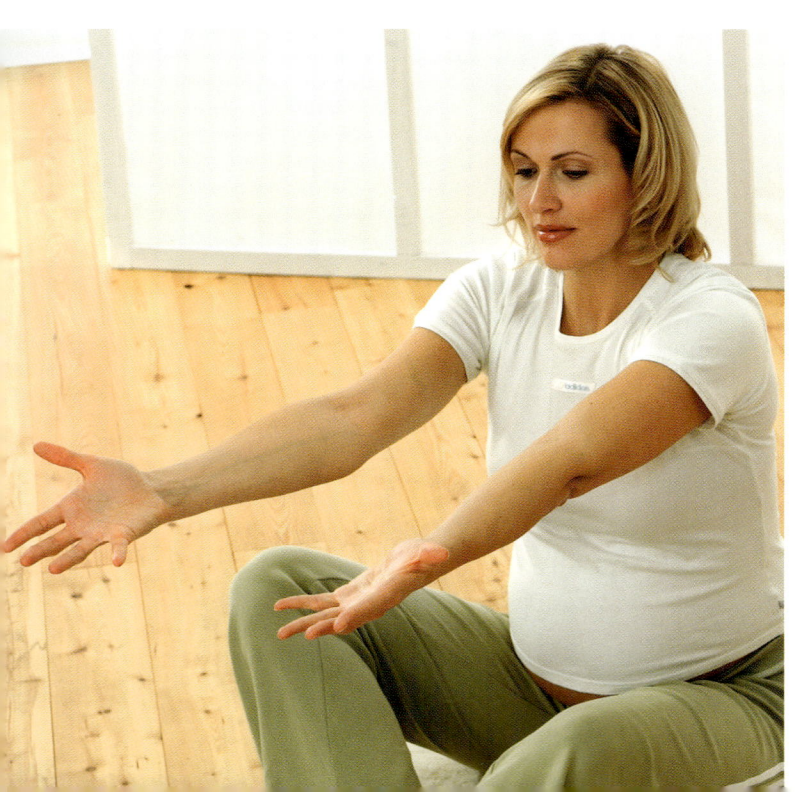

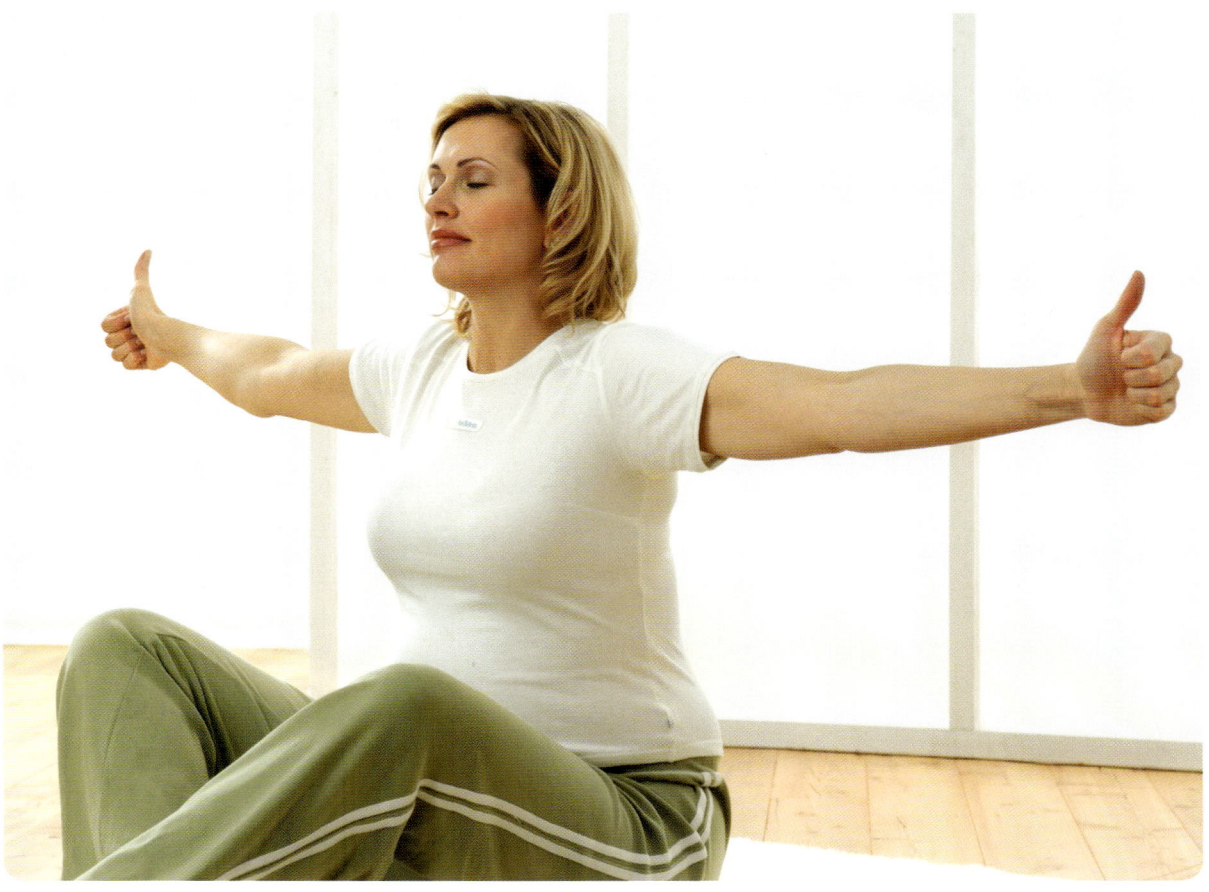

## Die Herzatmung

Das Herzzentrum macht sich während der Schwangerschaft ganz deutlich bemerkbar. Ihnen wird »das Herz aufgehen«, wenn Sie an Ihr Baby denken. Wenn Ihre Partnerschaft auch noch glücklich und stabil ist, und Sie sich alle auf das Kind freuen, öffnet sich Ihr Herz wie eine Blüte. Es fühlt sich ein wenig an wie frisch verliebt. Mit der folgenden Übung stärken Sie die Energie Ihres Herzens und tauchen ein in diese wunderbare Stimmung. Sie lernen, auf die Stimme Ihres Herzens zu hören.

● Setzen Sie sich bequem hin und richten Sie Ihre Wirbelsäule auf.

● Strecken Sie dann beide Arme zur Seite. Die Handflächen zeigen nach vorn. Spreizen Sie den Daumen ab und rollen Sie die anderen Finger zur Handmitte.

● Schließen Sie die Augen und atmen Sie zu Ihrem Herzen hin (Bild oben).

● Halten Sie diese Position mindestens 1 Minute lang.

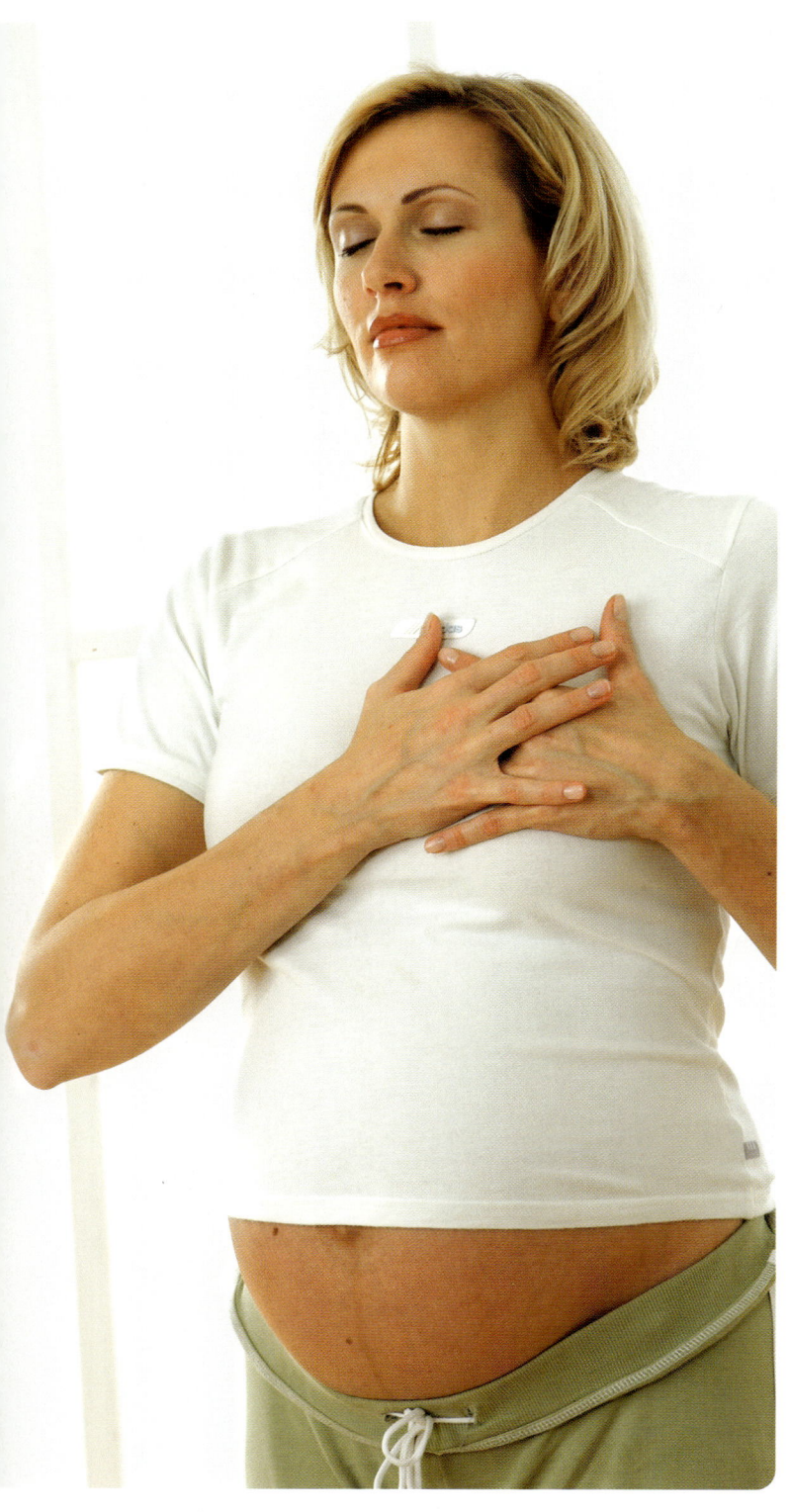

## Das vergebende Atmen

Alte seelische Verletzungen loszulassen, tiefen Groll zu beseitigen, sich selbst und anderen zu verzeihen ist die Aufgabe dieser Atemübung. Dabei hilft Ihnen Ihr Körper, auch vom Verstand und Gefühl her, tief Eingegrabenes endlich loszulassen.

Die Schwangerschaft ist eine gute Zeit, um endlich im Leben richtig »aufzuräumen« und seelischen Ballast abzubauen. Diese Übung werden Sie öfter ausführen müssen, denn so schnell und einfach lassen sich Verletzungen und Enttäuschungen des bisherigen Lebens nicht ausmerzen. Lassen Sie Ihren Körper üben, bis Sie auch mental bereit sind, alles loszulassen und aktiv zu vergeben.

● Setzen oder stellen Sie sich bequem hin.

● Legen Sie beide Hände auf Ihr Herz, und schließen Sie Ihre Augen (Bild links).

● Atmen Sie tief aus und schieben Sie dabei Ihre Hände von sich weg.

● Beim Einatmen führen Sie die Hände wieder zurück zum Herzen. Denken oder sprechen Sie dabei: »Ich vergebe dir.«

● Wiederholen Sie die Übung mit den Sätzen »Du vergibst mir.«, »Ich vergebe mir selbst.« und »Ich lasse alles los.«

## Das atmende Lächeln

Bei dieser Atemübung befreien Sie sich von der Schwere des Alltags – Sie fühlen sich anschließend innerlich ganz leicht und frei.

Ein Lächeln schafft Verbindungen, es schenkt Selbstvertrauen und bringt die Lebensfreude wieder zurück ins Leben. Es vertreibt graue Stimmungen, fördert die Kommunikation mit anderen Menschen und kann sogar heilende Prozesse im Körper positiv unterstützen.

- Setzen oder stellen Sie sich bequem hin.

- Atmen Sie durch die Nase ein und ziehen Sie dabei die Mundwinkel hoch zu einem Lächeln.

- Halten Sie jetzt lächelnd 1 Sekunde lang den Atem an (Bild rechts).

- Atmen Sie dann wieder aus, wobei Sie die Mundwinkel wieder locker lassen.

- Führen Sie diese Übung mindestens 10-mal aus.

- Wiederholen Sie anschließend die Übung mit geöffnetem Mund.

- Atmen Sie dieses Mal durch den Mund ein und aus.

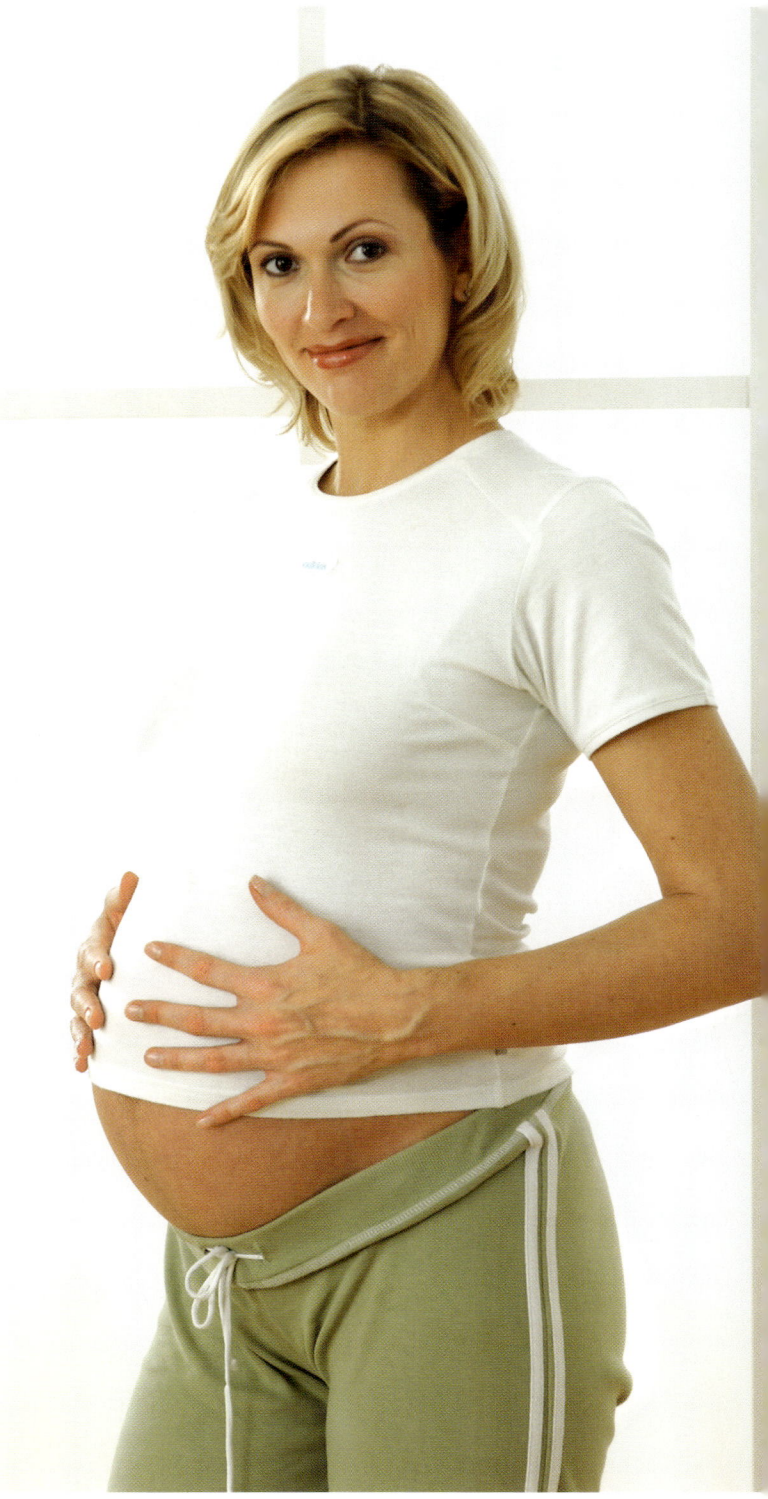

# Kraftvolle Übungen
## für die Entspannung

Entspannung und Wohlgefühl fangen dort an, wo Nichtstun und Tun aufeinander treffen und sich harmonisch ergänzen. Zur Entspannung gehören also Aktivität und Passivität. Im Wechselspiel dieser beiden Pole entsteht dann das Wohlgefühl. Entspannungsübungen wenden sich deshalb der Aktivität und dem Geschehenlassen gleichermaßen zu.

Zunächst wird der Rhythmus der Aktivität aufgenommen, verinnerlicht und dann wieder nach außen gebracht. Im Ausdruck der Aktivität verarbeitet der Mensch das Erlebte. Sie kennen das sicher: Wer nicht zur Ruhe findet, muss sich erst abreagieren, bevor er einen Gang herunterschalten und wirklich loslassen kann.

*Gerade als Schwangere haben Sie das Recht, sich aktiv von sämtlichem Ballast zu befreien. Das Wunder der Entspannung liegt dann im Spüren von Aktivität und Loslassen.*

## Sanftes Ausdauertraining

Studien ergaben, dass sanftes Ausdauertraining und jede Art der Bewegung während der Schwangerschaft dem Körper hilft, Endorphine (Glückshormone) auszuschütten. Sie sorgen dafür, dass der Geburtsschmerz weniger stark empfunden wird. Schwangere, die sich regelmäßig bewegen, erleben meist kürzere Geburten. Geburtsdauer und -schmerz reduzieren

sich. Wer ausdauernd ist, hat mehr Energie und ist besser für das Power-Programm der Entbindung gerüstet.

## Gehen

Während der Schwangerschaft gibt es nichts Besseres als sanfte, stetige Bewegung. Gehen Sie sehr viel spazieren, gehen Sie mit offenen Sinnen durch die Welt. Nehmen Sie dabei die Jahreszeiten wahr, das Wetter und die Natur, die Sie umgibt. Selbst wenn Sie nur einige Minuten über die Felder oder durch einen Park spazieren, genießen Sie diese intensive Erfahrung. Das Gehen wird Sie an Ihren eigenen Weg durchs Leben erinnern und Ihnen Ausgeglichenheit schenken.

Sie sollten sich aber keinesfalls verausgaben. Das Gehen während der Schwangerschaft ist eher mit Lustwandeln zu vergleichen als mit einer sportlichen Leistung. Nach dem Gehen machen Sie es sich gemütlich und legen Sie die Beine hoch.

## Tanzen

Wer tanzt und sich wiegt, erlebt wahre Wunder in sich selbst. Tanzen bedeutet, sich in lebensbejahende Schwingung zu versetzen, zusammen mit dem Baby am Leben teilzunehmen. Es ist nicht schwer!

Kreisen Sie Ihr Becken im Takt Ihrer Lieblingsmusik. Probieren Sie verschiedene Musikstile aus. Bewegen Sie sich so, wie es Ihrer Stimmung entspricht, ohne sich zu verausgaben. Das meditative Tanzen eignet sich hervorragend, um tief zu entspannen. Eine einfache Schrittfolge wird immer wieder zu einer langsamen, sich wiederholenden Melodie getanzt. Wiederholung und gleichbleibender Rhythmus sind hierbei für die tiefe, aktive Entspannung verantwortlich.

### Schwimmen und Aquajogging

Für Schwangere ist Wasser das ideale Element. Angenehm temperiertes Wasser sorgt für Wohlgefühl. Im Wasser werden Ihre Gelenke geschont und das Gefühl der Schwerelosigkeit schenkt Ihnen Leichtigkeit. Das ist umso schöner, je weiter fortgeschritten die Schwangerschaft ist.

Schwimmen beugt Rückenschmerzen vor, hält den Körper beweglich, bringt Herz und Kreislauf in Schwung und hilft Wassereinlagerungen abzubauen. Das gilt vor allem für Aquajogging. Die massierenden Bewegungen festigen zudem das Gewebe und beugen Krampfadern vor. Auch im Wasser sollten Sie sich keinesfall überanstrengen.

### Training auf Rad und Heimtrainer

Sanftes Training auf dem Fahrrad oder dem Heimtrainer schadet nicht, sofern Sie gesund sind und Ihr Arzt nichts dagegen einzuwenden hat. Bewegen Sie sich bitte nie im Leistungsbereich, sondern nur im Wohlfühlbereich.

Viele Schwangere haben das Problem, dass sie zu viel Wasser einlagern. Schwimmen oder Aquajogging hilft, dieses Wasser auszuschwemmen.

# Sinnliche Übungen
## für die Entspannung

Sinnliche Übungen schulen die Körperwahrnehmung. Spüren, Fühlen, Hören und Sehen treten in den Vordergrund und helfen, sich selbst wahrzunehmen. Bedürfnisse erkennen, Körper, Geist und Seele in Verbindung bringen und bewusstes Erleben mit und über den Körper machen diese Übungen aus. Außerdem kommt hier Ihr kreatives Potenzial zum Einsatz. Erleben Sie sich selbst als schöpferischer Mensch. Das Schöpferische am Kinderkriegen kann sich mit diesen Übungen konkret auch auf anderen Ebenen ausdrücken und Ihnen Lebensfreude schenken.

## Entspannungsübungen für alle Sinne

Eine klassische Entspannungsmethode arbeitet mit dem Wechselspiel von An- und Entspannung. Sie nennt sich progressive Muskelrelaxation nach Jacobson oder PMR. Sie hilft, sich selbst besser wahrzunehmen. Alle wichtigen Muskelgruppen werden im Körper zunächst angespannt und anschließend wieder locker gelassen.

Je entspannter die Muskulatur ist, desto harmonischer wird auch die Entbindung verlaufen. Verspannungen behindern die Muskelarbeit der Gebärmutter. Die Muskulatur um den Mund herum ist zum Beispiel über Reflexe mit dem Muttermund verbunden. Deshalb ist ein lockerer Unterkiefer, ein leicht geöffneter Mund und eine entspannte Gesichtsmuskulatur unterstützend für die harmonische Öffnung des Muttermunds während der Entbindung. Aus diesem Grund ist das PMR-Programm auch auf die Gesichts- und Kiefermuskulatur beschränkt. Zusätzlich werden noch Hände und Arme gelockert.

**Wichtig:** Spannen Sie bitte nicht die Fuß- und Beinmuskulatur an, denn die Gefahr, dabei den Bauch mit anzuspannen, ist zu groß.

### Aktiv entspannen mit PMR

● Legen Sie sich bequem auf den Rücken oder auf die Seite, wenn die Rückenlage Probleme bereitet.

● Kiefer und Gesicht lockern: Schneiden Sie zunächst Grimassen. Ziehen Sie dann Ihre gesamten Gesichtsmuskeln zusammen, als ob Sie in eine saure Zitrone beißen würden. Dann atmen Sie aus und lassen alle Muskeln wieder locker.

● Klappen Sie den Mund auf und zu und schieben Sie den Unterkiefer von rechts nach links. Dann lassen Sie ihn wie eine lose Schublade nach unten fallen, so dass sich der Mund weit öffnet. Wenn es Ihnen schwer fällt, den Unterkiefer zu lockern, dann nehmen Sie Ihre Hände zu Hilfe: Legen Sie eine Hand ans Kinn und »ziehen« Sie den Unterkiefer beim Ausatmen nach unten wie eine Schublade, die Sie aus der Halterung ziehen.

● Den Mundraum weiten: Gähnen Sie ganz laut und deutlich. Fahren Sie anschließend mit der Zunge im gesamten Mundraum herum und lassen Sie die Zunge über den Zähnen kreisen.

● Öffnen Sie den Mund wieder und atmen Sie mit einem langen »Haaaaa« aus.

● Hände und Arme lockern: Ballen Sie die Hände zu Fäusten und spannen Sie die Armmuskeln an. Halten Sie die Spannung einige Sekunden lang, um dann wieder locker zu lassen (Bild rechts).

● Recken Sie sich abschließend.

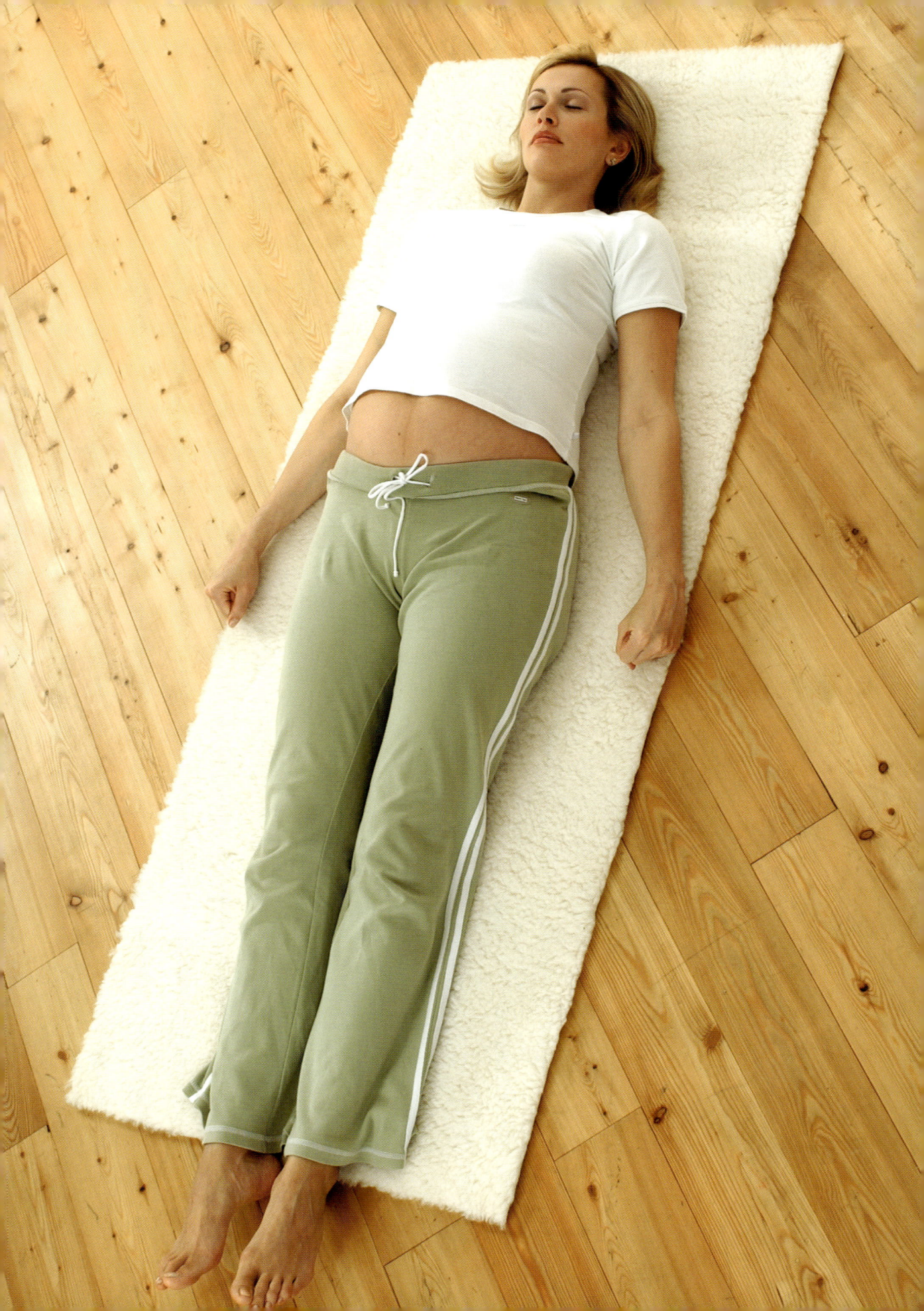

## Auf den Klang des Lebens lauschen

Ihre Stimmung drückt sich über Ihre Stimme aus. Sind Sie im Einklang mit sich selbst, spüren Sie den Klang des Lebens im eigenen Atem- und Lebensrhythmus. Die Melodie Ihres Herzens und Ihrer Seele kommt in Resonanz mit der Schwingung und dem Takt Ihres Körpers, erfährt Verbindung und Wohlgefühl. Auf diese Art und Weise wird Harmonie ausgedrückt und erlebt.

Den eigenen Rhythmus zu finden ist nicht immer so einfach. Allzu leicht lässt man sich von fremden Schwingungen beeinflussen, erfährt unerträglichen Alltagslärm und eine permanente Dauerberieselung. Das Ohr ist immer empfänglich für Geräusche. Im Gegensatz zum Auge kann es nicht einfach geschlossen werden. Die vom Gehirn herausgefilterten Geräusche beeinflussen dann auch Ihre Stimmung. Und die drückt sich, wie gesagt, über Ihre Stimme aus, und somit erfährt jeder, in welcher Stimmung Sie sich befinden. Die Stimme kann nicht lügen, auch wenn Sie versuchen, sich zu verstellen.

Die nächsten Übungen möchten Ihnen das bewusste Hören wieder näher bringen, Ihre Seele erklingen lassen und Sie auf eine harmonische Lebensschwingung einstimmen.

## Übungen für bewusstes Hören

**Stille genießen:** Kostbar für Leib und Seele ist das Genießen der Stille. Denn nur dann hören Sie sich selbst wieder, ohne übertönt zu werden. Schalten Sie sämtliche Lärmquellen ab, decken Sie mit den Handflächen die Ohren ab und lauschen Sie dem Rhythmus Ihrer Seele. Schließen Sie dabei die Augen, um optische Reize auszusperren und das Wesentliche hören zu können. Nun werden Sie auch viel intensiver Ihr Kind wahrnehmen!

**Den Geräuschen der Natur lauschen:** Wie klingt der Regen auf dem Fenster? Hören

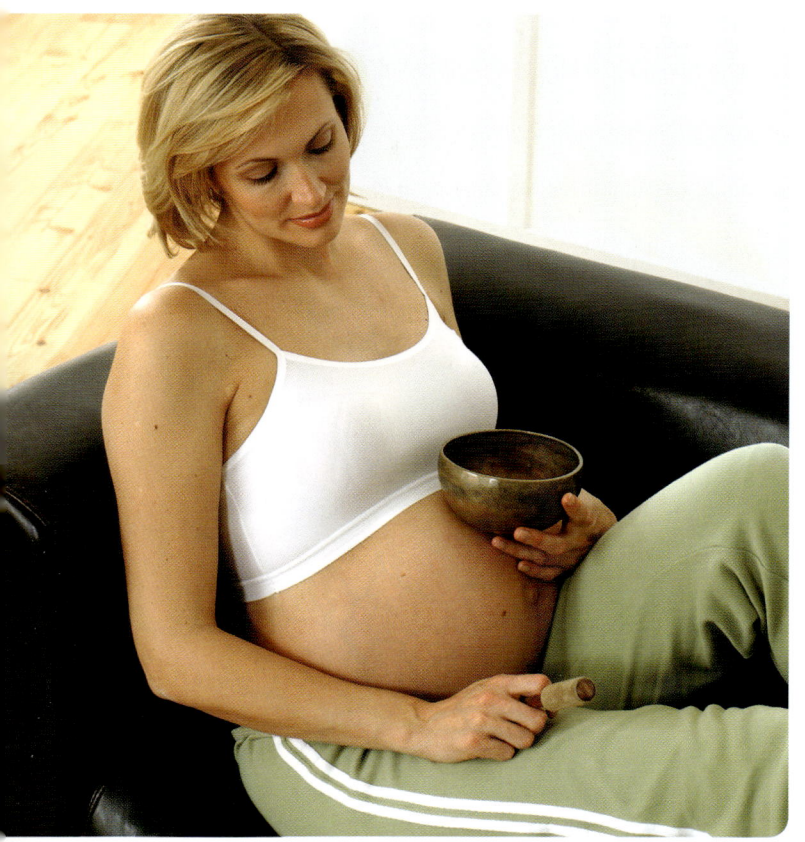

*Die angenehmen Schwingungen einer angeschlagenen Klangschale übertragen Wohlgefühl auf Ihr Kind.*

Sie die Vögel zwitschern, den Wind rauschen, den Wellengang des Meeres rollen, die Grillen zirpen oder den Frost klirren? Eine CD mit Naturgeräuschen schenkt jederzeit kostbare Momente.

**In Muscheln hineinhören:** Das »Rauschen des Meeres«, das Sie in einer großen Muschel hören können, erinnert Sie an den Rhythmus des Lebens. (Stören Sie sich nicht daran, dass es eigentlich das Rauschen des Blutflusses in Ihrem Ohr ist, das Sie hören.)

**Singen und sprechen:** Nehmen Sie Ihre eigene Stimme mit einem Rekorder auf und spielen Sie sie ab. Es ist komisch, die eigene Stimme von einem Gerät zu hören, weil Sie sich jetzt über die Schallwellen der Luft hören. Ansonsten hören Sie sich selbst vorwiegend über die Schädelknochen. Der Schall gelangt dann gleich über die Knochen ins Ohr, ohne dass er erst über die Luft übertragen werden muss.

**Eine Klangschale anstimmen:** Die Töne einer Klangschale oder eines Gongs lösen eine tiefe Entspannung im Körper aus, die bis zur Trance reichen kann. Die mitschwingenden Obertöne wirken harmonisierend auf den Körper. Sie erhalten solche Schalen in esoterischen Läden oder auf Gesundheitsmessen. Machen Sie es sich

bequem und schlagen Sie die Schale an. Schließen Sie die Augen und lauschen Sie der Schwingung des Tones. Wenn er vollständig verklungen ist, lauschen Sie in die Stille hinein. Schlagen Sie dann erneut die Schale an.

**Klangmassage:** Wenn Sie die Schwingung mit Haut und Haaren hören und spüren wollen, legen Sie die Klangschale nach dem Anschlagen direkt auf Ihren Körper. Versuchen Sie es! Hören und spüren Sie die Schwingung und den Ton gleichzeitig mit geschlossenen Augen.

**Musizieren und Trommeln:** Wenn Sie ein Instrument spielen, ist die Schwangerschaft die beste Zeit, um das Spiel zu intensivieren und vielleicht sogar eigene Melodien zu erfinden. Besonders entspannend kann Trommeln wirken. Diese aktive und dennoch sinnliche Erfahrung baut Blockaden ab und schenkt Ruhe. Versuchen Sie, einen Rhythmus zu finden, der Sie beruhigt und den Sie immer wieder wiederholen, bis Sie in tiefer Entspannung sind.

**Musik hören:** Das Anhören von Musikstücken, die Ihrer Seele gut tun, löst ebenfalls eine tiefe Entspannung aus. Folgen Sie dabei Ihrem Herzen und Ihren persönlichen Vorlieben.

Klangschalen gibt es in vielen Größen und verschiedenen Tonhöhen. Sie erhalten sie zum Beispiel in Esoterik- oder Asialäden.

### Fühlen und Berühren

Aktives Wahrnehmen über Berührungen sensibilisiert das Körperbewusstsein und schenkt Entspannung. Nehmen Sie sich die Zeit, mit Ihren Händen die Zartheit der Welt wahrzunehmen. Schließen Sie dabei die Augen, um die Wahrnehmung Ihrer Hände zu schulen. Das Fühlen und Berühren stärkt auch Aufmerksamkeit und Konzentration. Berühren Sie verschiedene Materialien, Stoffe, Blüten und Blätter, Ihre Haut und verschiedene Körperteile.

Ein gutes Körpergefühl erreichen Sie auch, wenn Sie oft barfuß gehen, Gras, Sand und Erde unter Ihren Füßen wahrnehmen. Spüren Sie, wie wunderbar sich alles anfühlt und wie einzigartig es ist.

*Es ist möglich, dass einige Düfte, die Sie eigentlich sehr gern haben, in der Schwangerschaft für Sie eher unangenehm riechen. Probieren Sie daher aus, was Ihnen gefällt, bevor Sie ein ätherisches Öl erstehen.*

### Die Nase verwöhnen

● Duftlampen, Duftsteine und Räucherwerk verwöhnen die Nase. Besorgen Sie sich dazu reine ätherische Öle aus der Apotheke, aus Reformhäusern und Naturkostläden. Lavendel, Zitrone, Orange, Melisse, Mandarine, Vanille und Honig sind Düfte, die Wohlgefühl, Wärme und Geborgenheit vermitteln. Schnuppern Sie aktiv an Ihren Lieblingsdüften. Lassen Sie beim Einatmen den Duft durch Ihre Nase wehen.

● Noch angenehmer als ätherische Öle duften die Originale. Eine Rose im Sommer schmeichelt allen Sinnen, frische Kräuter, Bäume und Blumen, feuchte Erde, frische Früchte, Sommerregen und Herbstlaub verströmen ihren eigenen Duftzauber.

● Gönnen Sie sich duftende Entspannungsbäder. Genießen Sie die Schwerelosigkeit in Ihrer Badewanne.

### »Augenschmaus«

● Ihre Augen sind im Alltag vielen unterschiedlichen Reizen ausgesetzt. Deshalb

---

## In der Schwangerschaft ungeeignete Düfte

*Folgende ätherischen Öle sollten Sie während der Schwangerschaft meiden:*

- *Basilikum*
- *Fenchel*
- *Jasmin*
- *Lemongras*
- *Majoran*

- *Muskatellersalbei*
- *Myrrhe*
- *Petersilie*
- *Pfefferminze*
- *Rosmarin*
- *Wacholder*
- *Zeder*
- *Zypresse*

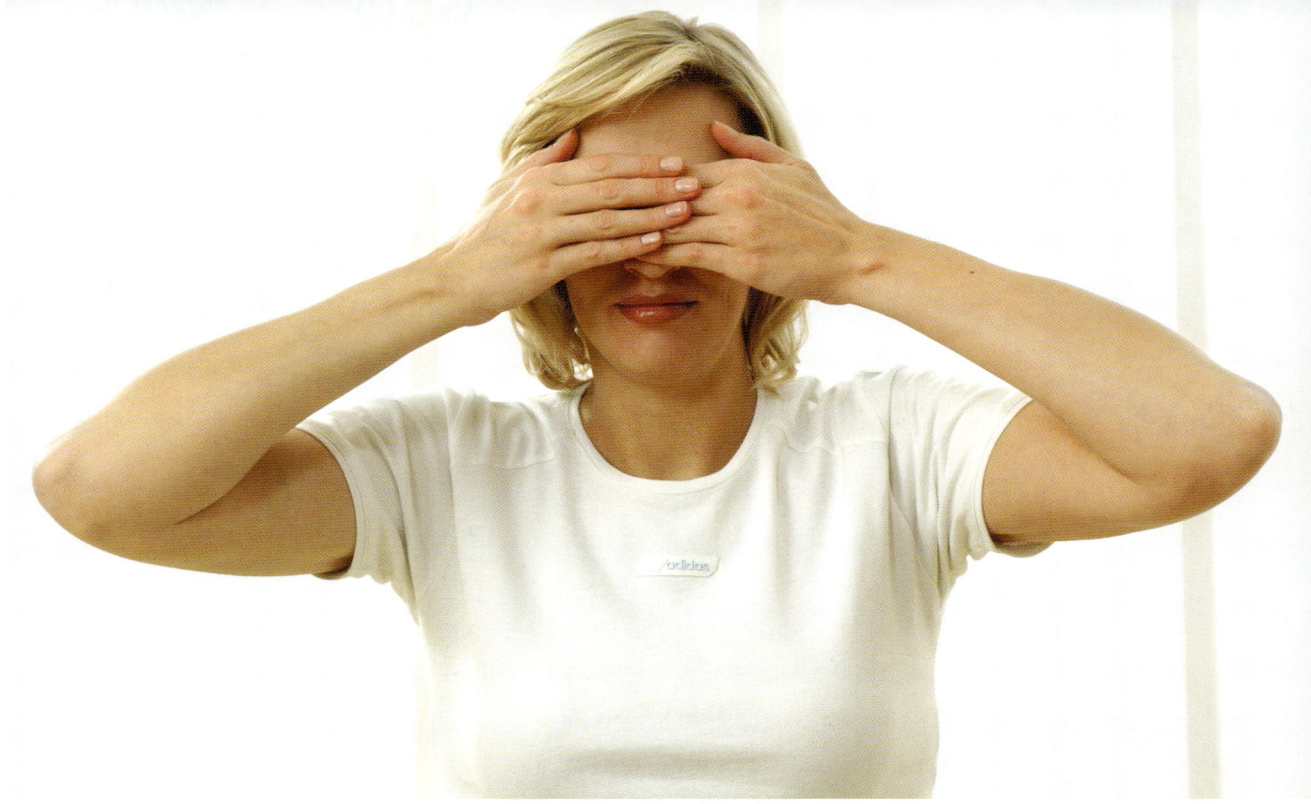

filtern Sie heraus, welche Informationen zu viel und unnötig sind, und umgeben Sie sich stattdessen mit Farben, Bildern und Formen, die Ihnen gut tun.

● Bedecken Sie öfter am Tag Ihre Augen mit den Handflächen. Reiben Sie die Handflächen fest aneinander, bevor Sie sie über die Augen legen. Auf diese Weise geben Sie wärmende Energien weiter (Bild oben).

● Wenn Sie malen und mit Ihren Händen und Farben gestalterisch tätig werden, erfreuen Sie nicht nur Ihre Augen, sondern auch Ihre Seele.

### Erde, Luft, Feuer und Wasser erleben

● In vielen Mythologien steht das aktive und sinnliche Erleben der Elemente an erster Stelle zur Harmonisierung von Leib und Seele. Der Hauch des Windes, das Pflanzen und Gärtnern, das Entzünden von Kerzen, eines Grills oder von Lager- und Kaminfeuern und das Baden, Waschen und Reinigen haben symbolischen Charakter und schaffen Verbindungen zwischen Himmel und Erde. Genießen Sie deshalb ganz besonders den Umgang mit den Elementen und fühlen Sie sich als Leben spendende Frau, als Teil der Natur.

● An dieser Stelle sei auch das Element Wasser noch einmal besonders erwähnt. Das Baden und Entspannen in warmem Wasser, im Schwimmbad oder zu Hause in der Badewanne lässt Mutter und Kind zur Ruhe finden. So wie Ihr Baby in Ihnen im warmen Fruchtwasser schwimmt, können auch Sie sich im Wasser geborgen und geliebt fühlen.

# Yogaübungen
## zum Wohlfühlen

Der Begriff »Yoga« stammt aus dem Sanskrit und bedeutet »anjochen« oder »anschirren«. Ein Joch verbindet zwei Ochsen, die einen Pflug ziehen müssen. Das heißt für den Yogapraktizierenden, die Einheit von körperlichen, geistigen und seelischen Prozessen durch Yoga zu finden. Es heißt auch, sich dem Lebensfluss hinzugeben und die Kräfte für das innere Wachstum zu nutzen, bis es zur Vereinigung mit dem menschlichen und dem göttlichen Selbst kommt.

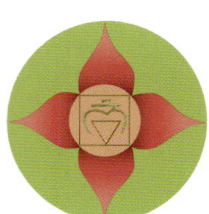

*Wurzelchakra*

### Extra Übungen für Schwangere

Es gibt mittlerweile sehr viele Yogawege, die aber letztendlich alle das gleiche Ziel haben: Liebe in Freiheit und Frieden fließen zu lassen und Verbundenheit zu erfahren. Yoga für Schwangere ist am ehesten mit dem Kundalini-Yoga zu vergleichen. Kundalini-Yoga ist ein Weg, der auf dynamische Art und Weise Körper- und Atemübungen sowie Meditationen mit einbezieht. Für Schwangere sind viele Übungen den anderen Umständen angepasst. So werden beispielsweise alle Übungen gemieden, die die Bauchmuskulatur miteinbeziehen.

*Sakralchakra*

*Nabelchakra*

### Die Schwangerschaft im Yoga

Im Yoga ist der Körper das Zuhause der Seele. Um in Verbindung mit der Seele zu kommen, wird der Körper wie ein Tor durchschritten. Körperübungen (Asanas) dienen deshalb immer auch der Seele.

Yoga bedeutet, in jeder werdenden Mutter das Lob der Schöpfung zu sehen, denn eine schwangere Frau stellt ihrem Kind ihren Körper mit all ihrer Liebe zur Verfügung. Durch ihre Liebe und Fürsorge kommt eine neue Seele in die Welt und erhält einen einzigartigen Körper.

Aus yogischer Sicht besitzt der Mensch nicht nur einen physischen Körper, sondern auch verschiedene nicht sichtbare, feinstoffliche Körperebenen aus Energie, die die emotionale, mentale und spirituelle Verbindung zum Körper darstellen.

Dem Organismus werden so genannte Chakras gegenübergestellt. Sie sind Energiezentren am Körper, die kreisförmig im feinstofflichen Bereich zu finden sind. Die sieben Hauptchakras beeinflussen Organe, Drüsen und Gefühlsebenen. Gibt es energetische Blockaden, fühlt sich der Mensch nicht mehr wohl. Dies drückt sich in physischen und psychischen Problemen aus.

## Die sieben Hauptchakras

**Wurzelchakra:** Es befindet sich am Steißbein und umfasst den Beckenboden. Es strahlt zu Beinen und Füßen aus. Es symbolisiert die Wurzeln im Leben. Spazierengehen unterstützt die Arbeit des Chakras und ist die beste Möglichkeit, sich wieder neu im Leben zu verwurzeln.

**Sakralchakra:** Es liegt unterhalb des Nabels und ist für Nieren, Blase, Harnwege, Gebärmutter und Eierstöcke zuständig. Seine Energie zeigt die schöpferische Kraft im Menschen an. Es stärkt die Schwangerschaft als schöpferische Phase, aber auch jegliches andere schöpferische Tun.

**Nabelchakra:** Es sitzt direkt über dem Nabel und beeinflusst Magen, Leber und Gallenblase sowie die restlichen Verdauungsorgane. Jegliche Unterdrückung von Emotionen schwächt dieses Chakra. Zorn, Wut, Frust und Enttäuschung sollten deshalb in der Schwangerschaft zugelassen und in Ruhe verwandelt werden. Loslassen und Selbstliebe sind dazu wichtig.

**Herzchakra:** Es befindet sich in der Mitte des Brustkorbs und wirkt auf Herz und Lunge. Aber auch der Schulterbereich wird durch eine Schwächung im Herzchakra negativ berührt. Umso wichtiger ist es, auf die eigene innere Stimme, die Stimme des Herzens, zu hören und ihr zu folgen.

**Kehlchakra:** Es liegt über dem Kehlkopf am Hals und beeinflusst den gesamten Hals, Schilddrüse, Stimme, Sprache, Hören und Arme. Eine offene Kommunikationsfähigkeit stärkt das Chakra und verleiht dem Menschen Ausdruck in der Außenwelt und im Umgang miteinander. Gedanken mitteilen zu können und auszudrücken sind wichtig zur Stärkung des Kehlchakras. Singen stärkt es besonders!

**Stirnchakra:** Es sitzt in der Stirnmitte und nimmt Einfluss auf Gedanken und Visionen. Eine gute Stärkung dieses Chakras ist zum Beispiel das Führen eines Traumtagebuchs und das aktive Zulassen aller Ideen und Gedanken. Nichts soll verleugnet werden, sondern ersichtlich sein.

**Scheitelchakra:** Dieses Chakra liegt auf dem Kopf im Bereich des Scheitels und sorgt für die Verbundenheit des Menschen mit dem universellen Bewusstsein. Es ermöglicht die Öffnung für eine spirituelle Eingebundenheit im Leben.

## Yoga – der Weg zu dir selbst

Wer Yoga ausübt, findet ein Stück weit zu sich selbst, lernt sich besser kennen, vertraut seiner inneren Stimme, geht liebevoll mit seinem Körper um und stimmt sich auf das Wachsen und Reifen seiner Seele ein. Yoga ist viel mehr als ein bloßes Übungsprogramm. Es ist ein Weg der Selbstliebe und Achtung, aber auch des Mitgefühls und der Herzensliebe für all seine Mitmenschen.

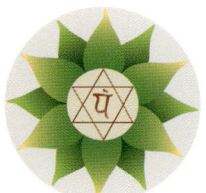

*Herzchakra*

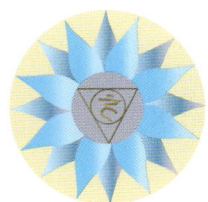

*Kehlchakra*

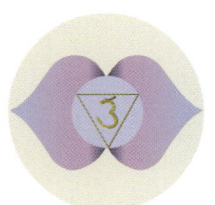

*Stirnchakra*

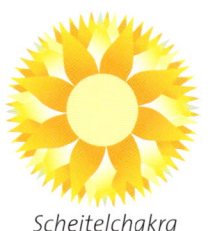

*Scheitelchakra*

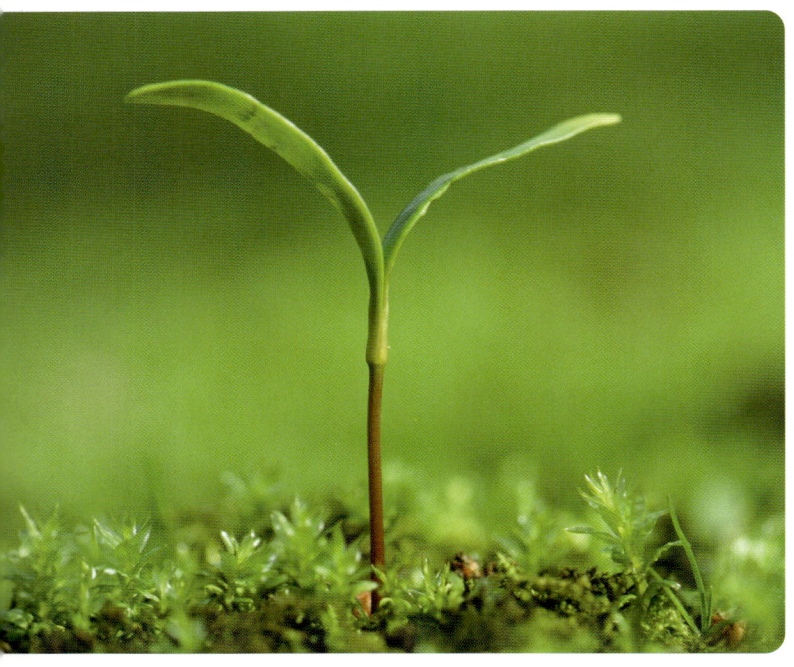

*Yoga hilft uns, wieder mit dem natürlichen Rhythmus des Lebens in Einklang zu kommen.*

### Der Rhythmus des Lebens

Natürliche Lebensrhythmen, Tages- und Jahreszeiten, körperliche Zyklen und Grundbedürfnisse sind im täglichen Leben oft gestört. Viele Schwangere sind deshalb am Anfang ihrer Schwangerschaft völlig überlastet, gestresst und immer noch eingebunden in ihren von Unregelmäßigkeiten gekennzeichneten Alltagsablauf, der sie regelrecht krank macht. Soziale Anforderungen, berufliche Anspannungen, persönliche Unzufriedenheit, das Empfinden von Leere und Sinnlosigkeit und Probleme aller Art machen das Leben schwer.

Yoga setzt als Weg die Selbstheilungskräfte wieder in Gang. Die Kraft von Erde, Sonne und Mond wirken regulierend. Die werdende Mutter kann sich wieder eingebunden fühlen in die natürlichen Rhythmen des Lebens wie Empfängnis, Wachstum, Reife und Tod, in Wachsen, Werden und Vergehen und ist mit dem Wechsel der Jahreszeiten verbunden. Auch jeder Tag birgt in sich viele kleine Rhythmen wie Anfänge und Abschiede, Rituale und Entwicklungsperioden.

### Dunas – drei Schwingungszustände

Im Yoga unterscheidet man drei verschiedene Schwingungszustände, die im Menschen wirken und einerseits ihre positiven Kräfte, andererseits ihre negativen Kräfte in Form von Krankheiten, Stress und Problemen sichtbar machen:

**Sattva:** Ausgeglichenheit, Reinheit, Helligkeit, Leichtigkeit
**Rajas:** Aktivität, Tatendrang, Hitze, Leidenschaft
**Tamas:** Trägheit, Schwere, Dunkelheit, Gemütlichkeit

Diese drei Dunas, die Zustände, entsprechen den konstitutionellen Hauptmerkmalen des Menschen im Ayurveda, den so genannten Doshas Vata, Pitta und Kapha.

## Yogaübungen in der Schwangerschaft

Sie können jederzeit während der Schwangerschaft mit Yoga beginnen. Im ersten Drittel der Schwangerschaft schenkt Ihnen Yoga innere Ruhe und Ausgeglichenheit, wenn Sie sich müde fühlen, und lässt Sie die Zeit der Übelkeit durch die Hormonumstellung besser verkraften. Im zweiten Drittel der Schwangerschaft, wenn Ihr Bauch zu wachsen beginnt und die ersten Kindsbewegungen spürbar werden, verhilft Yoga Ihnen zu einer besseren Selbstwahrnehmung und intensiviert die Kontaktaufnahme mit Ihrem Baby. Im letzten Drittel bereitet Sie Yoga auf die Entbindung vor und lindert Schwangerschaftsbeschwerden.

Die Übungsfolge (siehe Seite 70 ff.) beginnt mit dem Sitzen. Danach folgt der Vierfüßlerstand, das Stehen und das Liegen. Es werden nur ganz wenige Übungen in der Rückenlage ausgeführt, weil diese vor allem in der Spätschwangerschaft sehr belastend sein können und nicht mehr angenehm sind.

## Das Üben als Weg der inneren Einkehr

● Nehmen Sie sich viel Zeit zum Üben, zum Ausführen der einzelnen Übungen und zum Nachspüren und Ausklingen.
● Lernen Sie alle Übungen kennen, um sich dann Ihre Favoriten herauszusuchen.
● Führen Sie die Übungen so aus, dass Sie sich dabei wohl fühlen. Ihr eigenes Empfinden ist ausschlaggebend, wie lange und wie oft Sie üben möchten. Yoga ist keine Instantlösung für Probleme, sondern bedarf des Übens, um zum inneren Ausgleich zu führen. Das Gefühl des Wachsens und Reifens und das Verbinden von Körper, Geist und Seele wird sich allmählich einstellen. Aber es gibt viele Wege der inneren Einkehr. Wer beim Üben spürt, dass Yoga der richtige Weg für ihn ist, kann ihn weitergehen, auch wenn die Schwangerschaft längst beendet ist.

*Jede der Yogaübungen ist auch für Nichtschwangere sowie für Männer geeignet.*

## Übungsvorbereitungen

● *Üben Sie auf einer dicken Wolldecke oder auf einem Schaffell. Halten Sie noch eine Decke bereit, um sich zuzudecken, wenn Sie bei meditativen Übungen zu frösteln beginnen.*
● *Achten Sie auf bequeme, nicht einengende Kleidung!*
● *Entzünden Sie eine Kerze in Sicht- und Reichweite. Sie stellt das verbindende Element von Tun und Nichttun dar.*
● *Üben Sie am frühen Vormittag oder während der Dämmerstunde. Übungen während der Mittagszeit oder am späten Abend sollten vermieden werden. Während dieser Zeiten sind höchstens Meditationen und Stilleübungen angebracht.*
● *Achten Sie bei jeder Ausatmung darauf, mit leicht geöffnetem Mund und lockerem Unterkiefer auszuatmen, anders als im klassischen Yoga!*

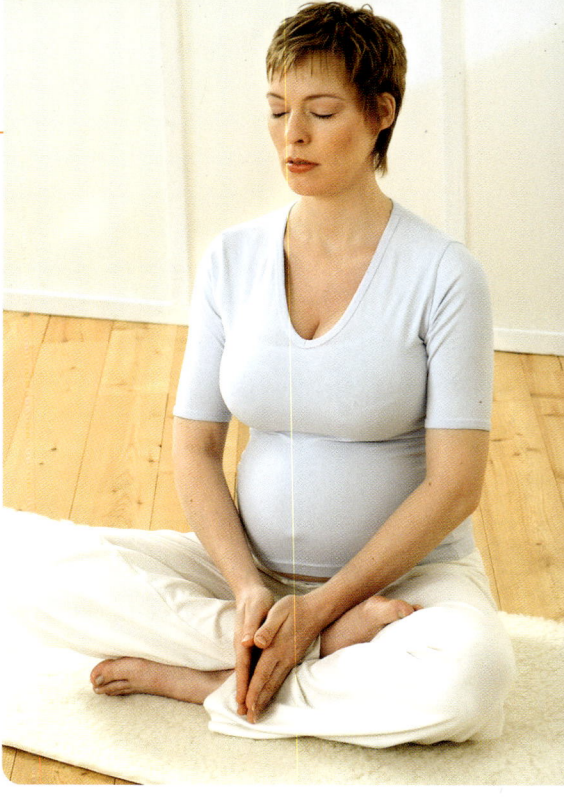

### Die Einstimmung: Ich bin dankbar

● Setzen Sie sich im Schneidersitz oder mit zusammengelegten Fußsohlen aufrecht auf Ihre Decke.

● Lassen Sie die Schultern sinken und stellen Sie sich vor, Ihr Kopf ruhe ganz leicht und locker auf Ihrem Rumpf.

● Legen Sie nun beide Handflächen in Ihrem Schoß zusammen. Schließen Sie die Augen und überlassen Sie sich der Dankbarkeit und Freude. Es ist nicht selbstverständlich, ein Kind zu bekommen, sondern ein besonderes Wunder des Lebens. Spüren Sie in dieses Wunderbare mit all Ihrer Herzenskraft hinein (Bild oben).

● Öffnen Sie dann wieder die Augen, beugen Sie sich leicht mit gestreckten Armen nach vorn, atmen Sie dabei tief ein und schöpfen Sie frischen Atem (Bild links).

● Beim Ausatmen lassen Sie die Arme wieder in Ihren Schoß gleiten. Stellen sich vor, wie Licht und Liebe Sie umhüllen und mit Freude und Dankbarkeit erfüllen.

**Körperlicher Aspekt der Übung:** den Muskeltonus herabsetzen, den Körper mit Energie versorgen

**Geistig-seelischer Aspekt der Übung:** Ruhe finden, Freude ausstrahlen, beruhigende Dankbarkeit empfinden

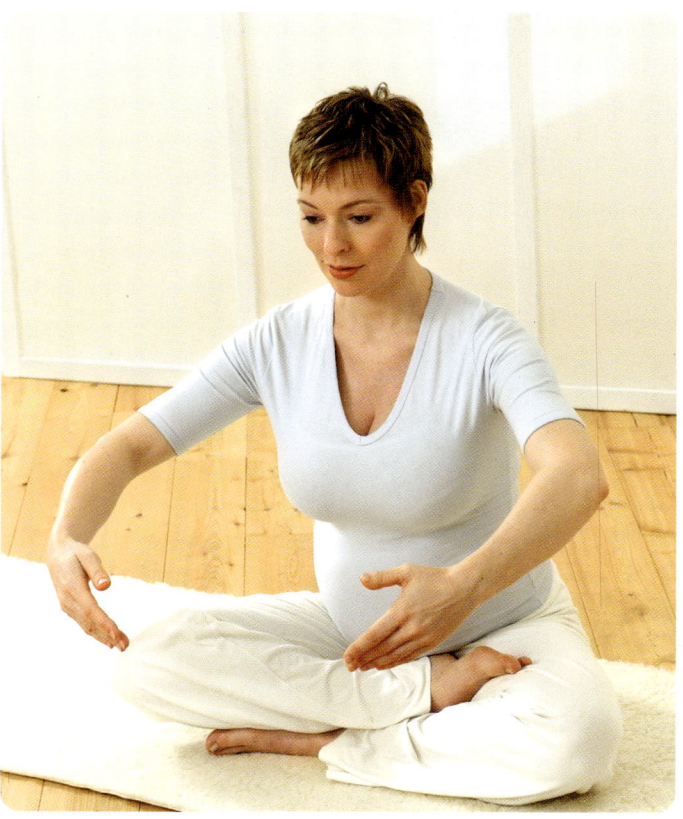

## Die Wiesenblume

● Setzen Sie sich bequem, zum Beispiel im Schneidersitz, auf den Boden, die Wirbelsäule ist gerade aufgerichtet.

● Beginnen Sie nun, vom Becken aus sanft mit dem Oberkörper zu kreisen. Legen Sie dabei Ihre Hände auf die Knie. Die Bewegung startet im Becken und erstreckt sich bis zum Kopf (Bild rechts).

● Atmen Sie dabei langsam ein und aus und versuchen Sie, Ihren Atemfluss mit der Bewegung zu koordinieren, bis Sie einen gleichmäßigen Rhythmus gefunden haben.

● Ändern Sie nach einer Weile die Kreisrichtung.

● Stellen Sie sich während der Übung vor, Sie wären eine Wiesenblume, die sich im Frühlingswind wiegt.

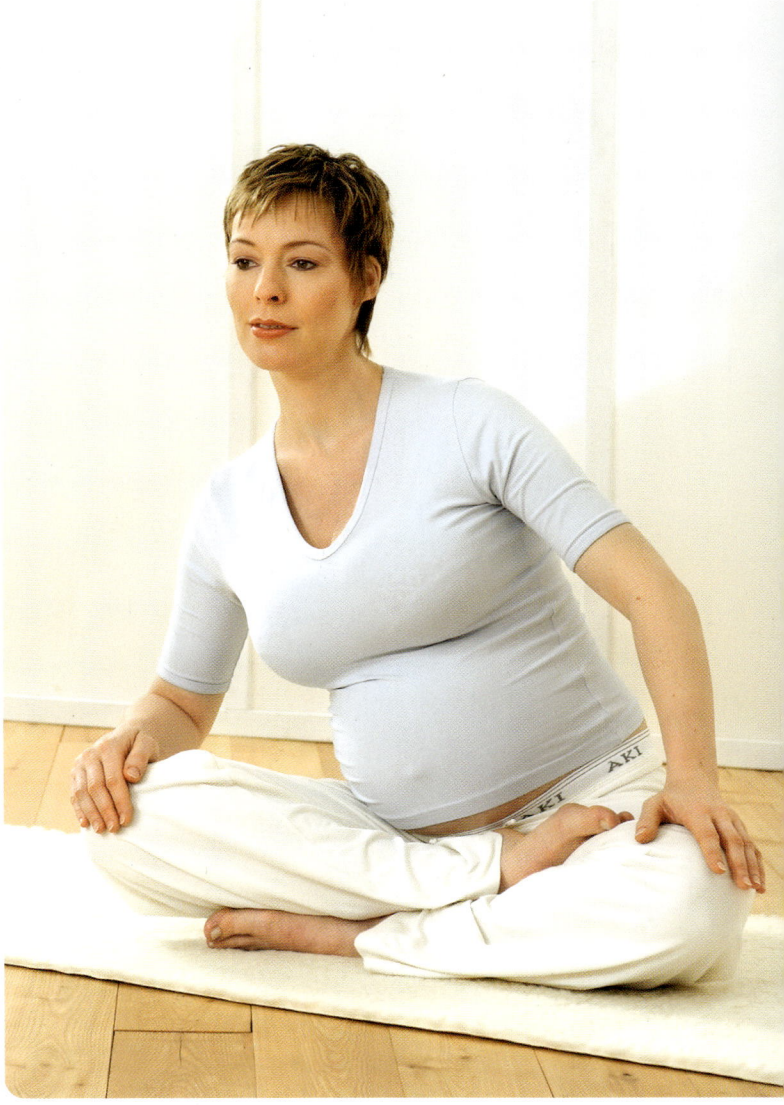

**Körperlicher Aspekt der Übung:** Entspannung der Rückenmuskulatur, Entlastung und Vorbeugung bei Kreuzschmerzen, Herabsetzung des Schmerzempfindens durch Veränderung des Bewusstseinszustands (Trance) aufgrund rhythmisch wiederholter Kreisbewegung

**Geistig-seelischer Aspekt der Übung:** gleichzeitig Flexibilität und Verwurzelung erfahren. Eine Wiesenblume ist fest in der Erde verankert und schwingt im Rhythmus mit dem Wind. Niemand kann sie herausreißen oder abknicken. Der Übende ist flexibel und dennoch stark, er hält jeder Lebenssituation stand und kann mit Hilfe seiner Flexibilität das Beste aus dem Leben und seinen Herausforderungen machen.

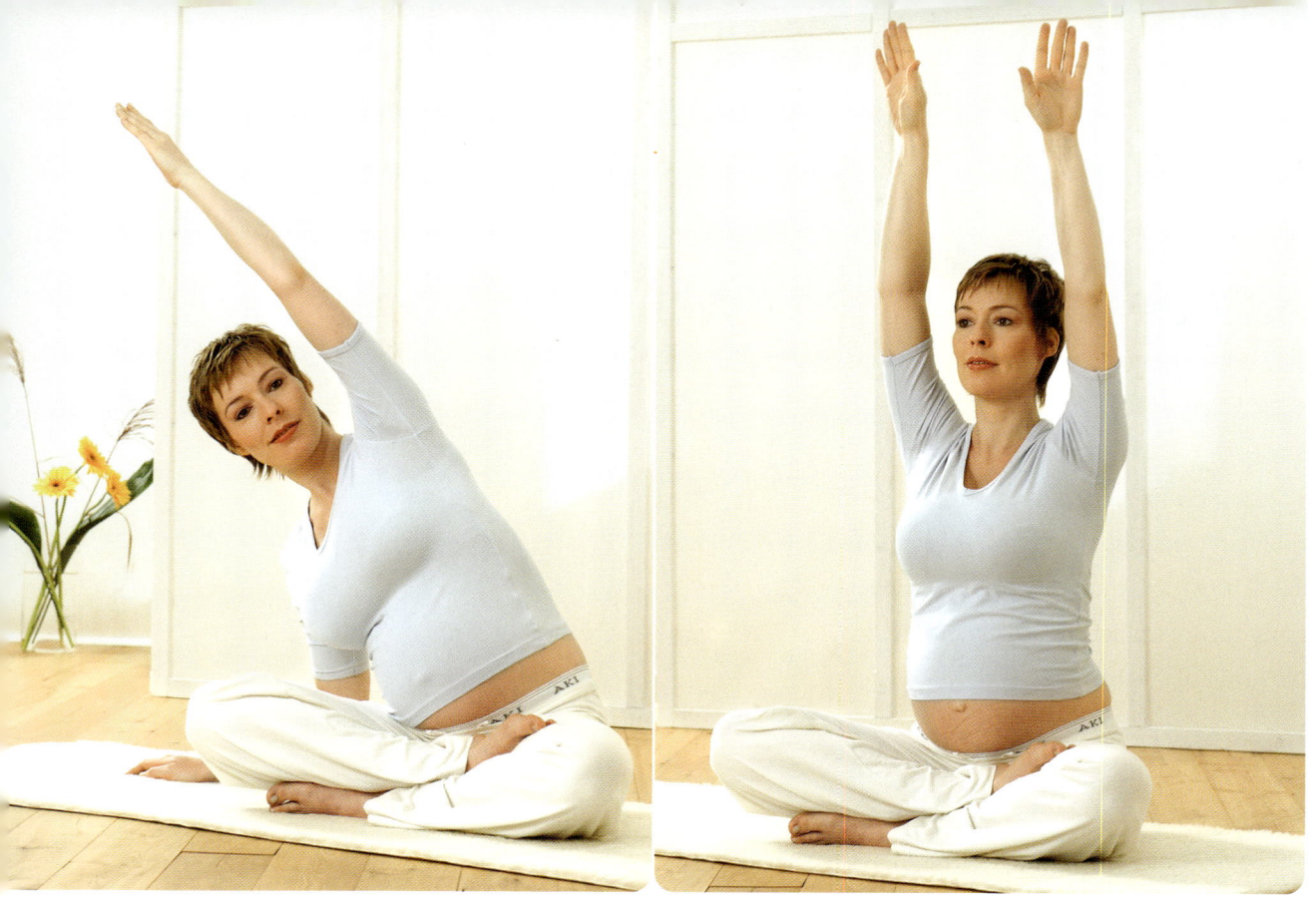

### Die Grashalme

Stellen Sie sich bei dieser Übung vor, Sie wären ein Grashalm auf einer Wiese. Wenn der Sturm kommt, beugt sich der Grashalm zu Boden. Hört der Sturm auf und scheint die Sonne wieder, dann richtet er sich langsam wieder auf.

● Setzen Sie sich bequem, eventuell im Schneidersitz, auf den Boden, die Wirbelsäule ist gerade aufgerichtet.

● Strecken Sie den linken Arm gerade nach oben. Beugen Sie ausatmend den Oberkörper nach rechts. Der Arm bleibt gestreckt. Halten Sie 2 Sekunden lang ohne einzuatmen diese Position (Bild oben links).

● Richten Sie sich einatmend wieder auf. Dabei strecken Sie den anderen Arm auch noch gerade nach oben. Jetzt sitzen Sie aufrecht mit erhobenen Armen. Sie strecken sich symbolisch der Sonne entgegen. Halten Sie wieder ohne zu atmen 2 Sekunden lang diese Position (Bild oben rechts).

● Dann atmen Sie wieder aus. Beugen Sie sich dabei nach links, wobei der rechte Arm oben bleibt und der linke sich senkt.

● Wiederholen Sie diese Übung mindestens 10-mal.

**Körperlicher Aspekt der Übung:** Dehnung der Rumpfmuskulatur

**Geistig-seelischer Aspekt der Übung:** Das Herabbeugen symbolisiert den Sturm des Lebens, die Herausforderungen, die auf die werdende Mutter zukommen. Alles ist im Leben ein Auf und Ab, und jeder erlebt Sonnenseiten und Lebensstürme. Die Gewissheit, dass beides zum Leben dazugehört, wird mit dieser Übung deutlich: »Wir sind alle wie Gras im Wind«.

## Die Rutsche

● Setzen Sie sich auf den Boden. Spreizen Sie die gestreckten Beine und legen Sie die Handflächen vor sich auf den Boden.

● Stellen Sie sich nun vor, wie beide Hände nach vorn rutschen und dabei alles Belastende von Ihnen nehmen. Sie lassen Ihren Alltagsfrust einfach wegrutschen, Sie schieben ihn die Rutschbahn herunter.

● Atmen Sie kräftig aus und schieben Sie die Hände – jetzt wirklich – so weit nach vorn, wie Ihr Bauch es noch zulässt. Selbst wenn Sie nur einige Zentimeter weit kommen, sollten Ihre Beine dabei gestreckt bleiben. Halten Sie die Position 2 Sekunden lang (Bild unten).

● Ziehen Sie die Hände anschließend ganz langsam wieder zurück und atmen Sie dabei ein.

● Wiederholen Sie diese Übung 3-mal.

**Körperlicher Aspekt der Übung:** Dehnung der Rückenmuskulatur
**Geistig-seelischer Aspekt der Übung:** bewusstes Loslassen von Ängsten, Anspannungen und Alltagsballast

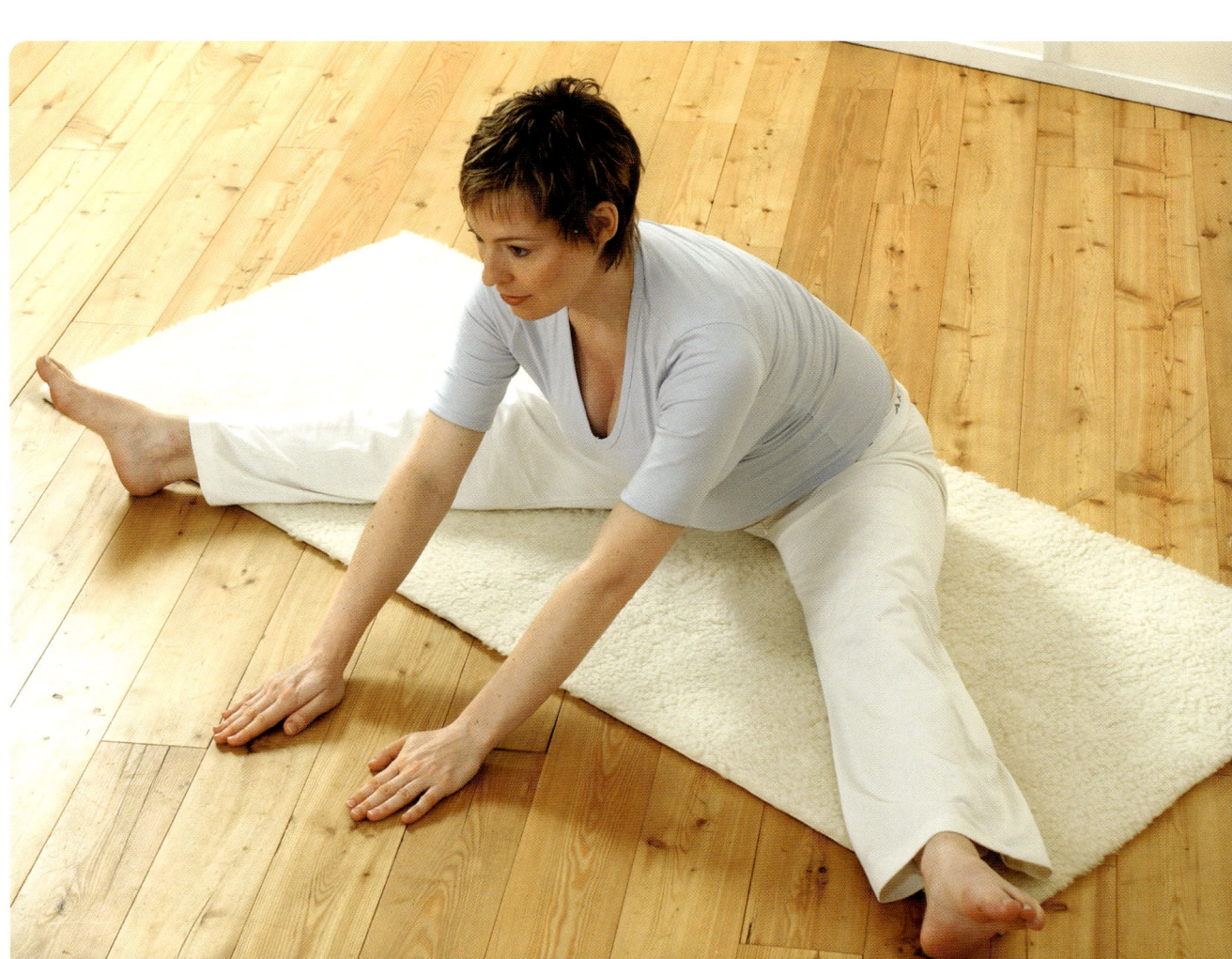

## Der Schmetterling

● Setzen Sie sich aufrecht auf den Boden und legen Sie die Fußsohlen zusammen. Lassen Sie die Knie ganz locker zur Seite hängen und umfassen Sie Ihre Füße.

● Beginnen Sie jetzt ganz sanft und leicht mit den Knien auf und ab zu wippen, als wenn ein Schmetterling mit den Flügeln schlägt (Bild unten).

● Führen Sie diese Übung mindestens 1 Minute lang aus und lassen Sie Ihren Atem dabei langsam und rhythmisch zum Beckenboden hin fließen.

**Körperlicher Aspekt der Übung:** sanftes Dehnen der Beckenbodenmuskulatur

**Geistig-seelischer Aspekt der Übung:** Der Schmetterling symbolisiert die Leichtigkeit im Leben, aber auch Lebensfreude und Unbeschwertheit. Lassen Sie sich ganz in diesem Gefühl treiben. Auch wenn Sie äußerlich durch den Bauch und das Wachsen Ihres Kindes immer schwerer werden, so ist Ihre Seele frei, leicht und beschwingt.

*Die Übung »Der Schmetterling« vermittelt Leichtigkeit und Lebensfreude. »Flattern« Sie unbeschwert von Blüte zu Blüte!*

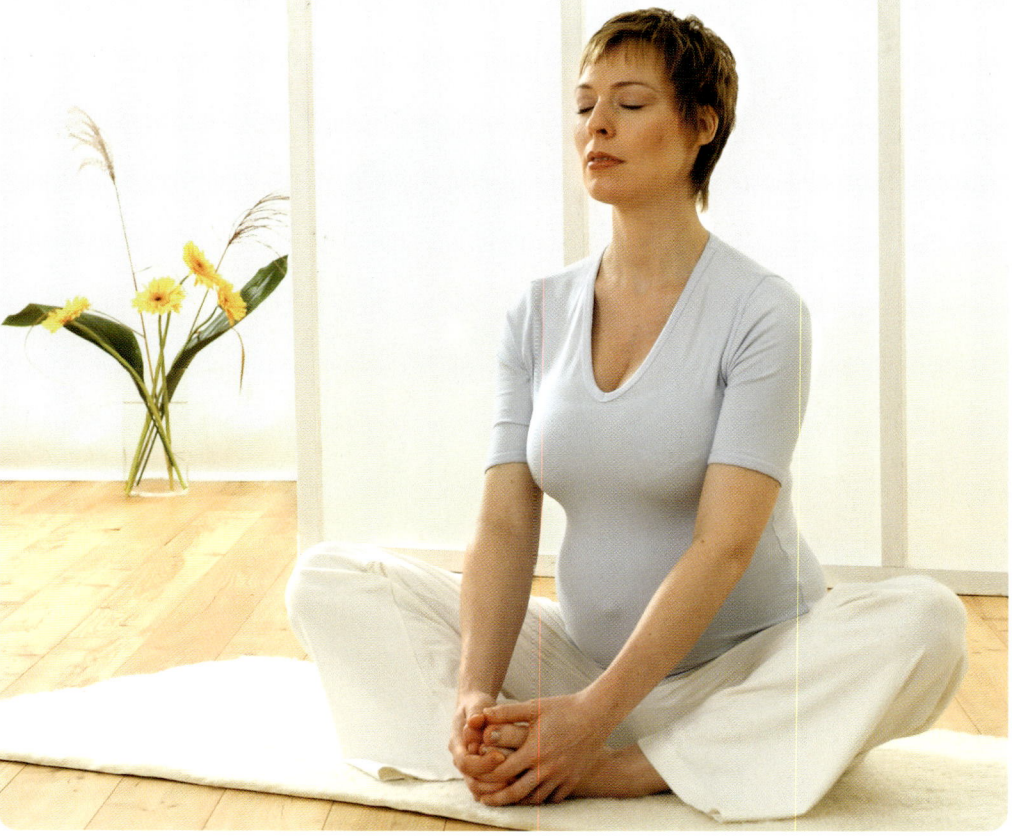

## Der Drehsitz

● Setzen Sie sich mit gestreckten Beinen auf den Boden. Stützen Sie sich mit den Händen hinter dem Rücken auf. Die Beine liegen nebeneinander.

● Atmen Sie ein. Heben Sie dabei das rechte Bein leicht an. Legen Sie es beim Ausatmen über das andere Bein.

● Bringen Sie den rechten Arm nach vorn auf den Oberschenkel, atmen Sie ein und führen Sie den Arm im Halbkreis wieder nach hinten. Beim Ausatmen stellen Sie die Hand wieder auf den Boden.

● Nehmen Sie nun die linke Hand nach vorn und legen Sie sie auf das obere Knie. Drehen Sie sich beim Ausatmen mit geradem Oberkörper nach rechts und schauen Sie über die rechte Schulter (Bild rechts).

● Halten Sie die Position für mindestens 30 Sekunden und lösen Sie sie dann auf.

● Wiederholen Sie die Übung zur anderen Seite (linkes Bein oben, rechte Hand vorn, Oberkörper nach links drehen) und spüren Sie die Unterschiede von Seite zu Seite.

**Körperlicher Aspekt der Übung:** Diese Übung hilft Ihnen, Rückenverspannungen zu lösen und Schlacken und Stoffwechsel-abfallprodukte besser abzubauen. Das können Sie mit einem wassergetränkten Handtuch vergleichen. Wenn Sie es auswringen, fließt das Wasser ab. Die Drehungen (Rotationen) der Hals- und Lendenwirbelsäule lösen diesen Effekt aus.

**Geistig-seelischer Aspekt der Übung:** Diese Übung veranlasst Sie, einen anderen Blickwinkel in Ihrem Leben einzunehmen. Durch die Drehung des Oberkörpers sehen Sie zurück und entdecken Dinge, die Sie vorher nicht wahrgenommen haben. Diese Übung ist immer dann besonders wirkungsvoll, wenn Sie sich »wie im Hamsterrad« fühlen und nicht mehr aus Ihrem Alltagsballast hinaussehen können.

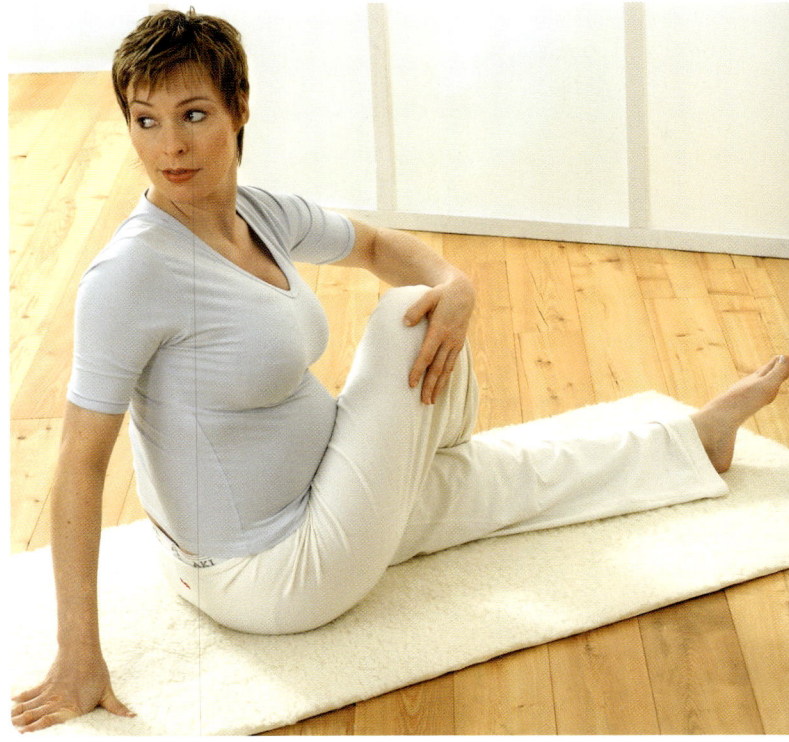

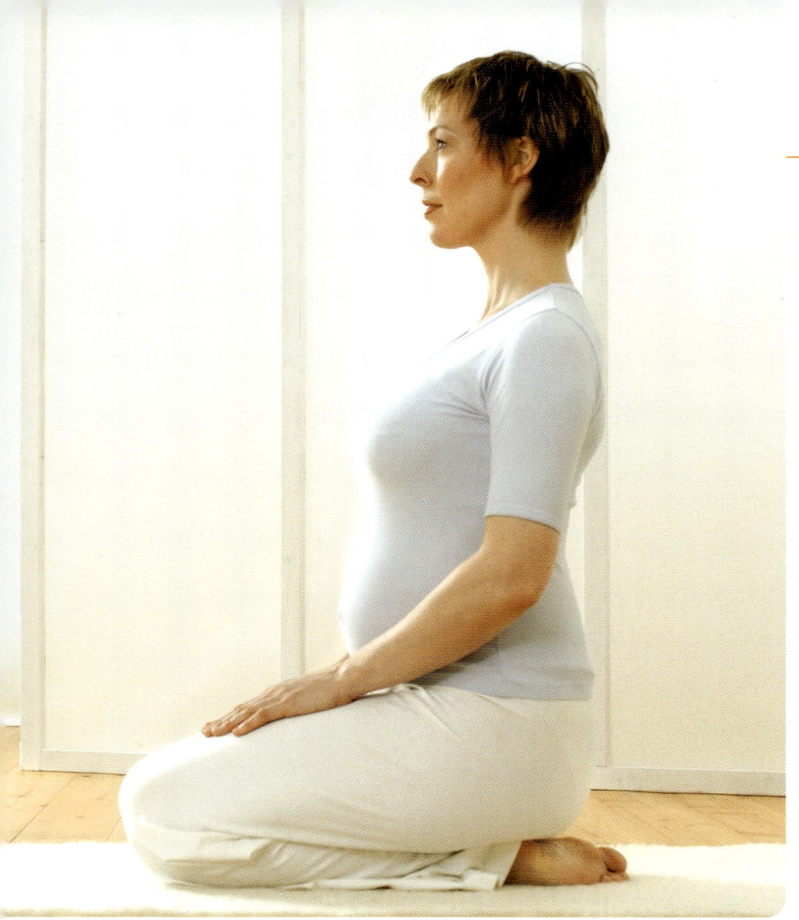

## Der Ritt auf dem Kamel

● Setzen Sie sich in den Fersensitz auf die Unterschenkel. Ihre Hände liegen entspannt auf den Oberschenkeln.

● Stellen Sie sich vor, Sie werden vom Scheitel aus an einem Faden ganz aufrecht gehalten. Ein zweiter Faden ist an Ihrer Brust befestigt.

● Atmen Sie nun ein und stellen Sie sich vor, wie der Faden an Ihrer Brust Ihren Brustkorb nach vorn zieht, während Schultern und Becken in einer Ebene bleiben (Bild oben).

● Beim Ausatmen machen Sie den Rücken rund – die Fäden werden wieder »locker gelassen« (Bild unten).

● Führen Sie diese Übung mehrmals hintereinander aus, so dass allmählich eine gleichmäßig fließende Bewegung entsteht.

**Körperlicher Aspekt der Übung:** Vorbeugung und Linderung von Kreuzschmerzen, sanfte Massage der Bauchorgane, Förderung der Verdauung
**Geistig-seelischer Aspekt der Übung:** Innere und äußere Beweglichkeit werden miteinander verbunden und Sie lernen, das Leben anzunehmen, wie es ist.

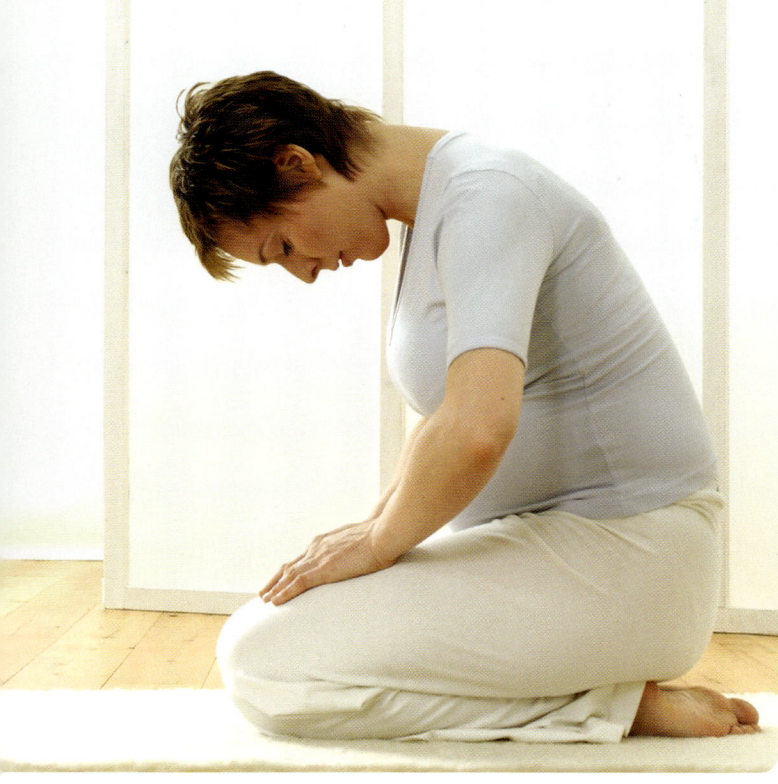

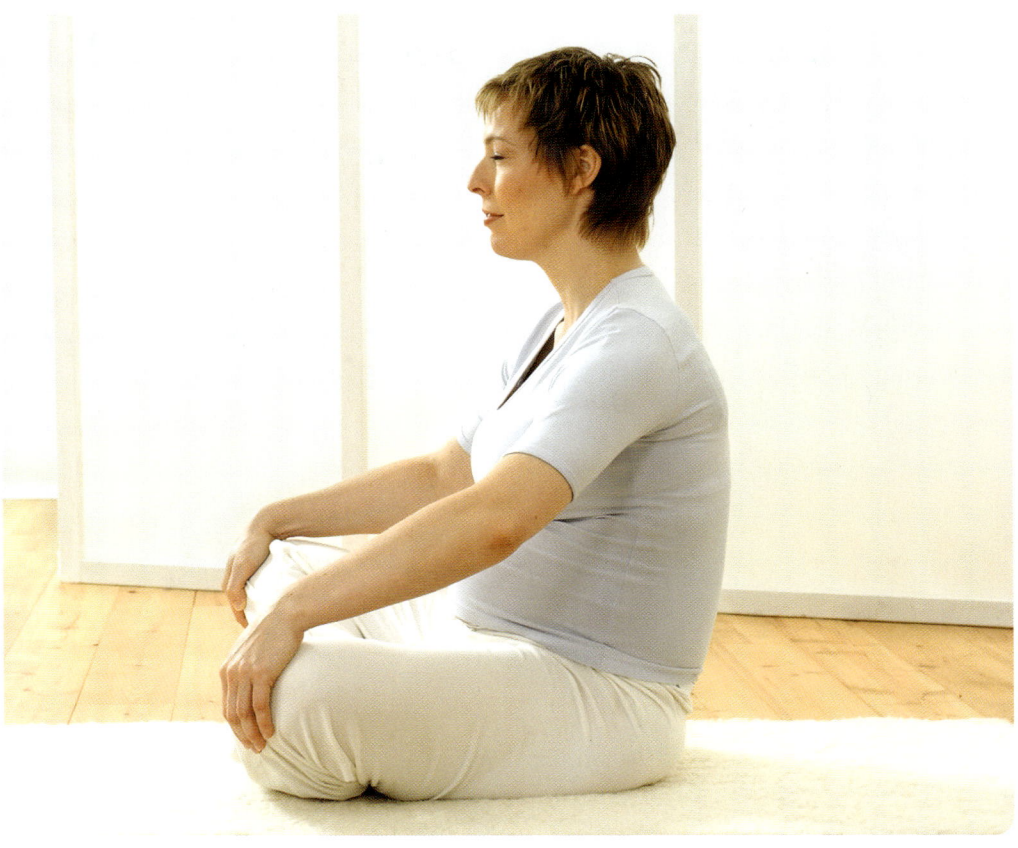

*Führen Sie die Übung »Das Sofa« bitte ganz sanft und sehr langsam aus.*

## Das Sofa

● Setzen Sie sich im Schneidersitz bequem auf den Boden.

● Umfassen Sie Ihre Knie mit den Händen.

● Stellen Sie sich vor, Sie lehnen sich in ein weiches Kissen Ihres Sofas.

● Runden Sie ganz langsam den Rücken und schieben Sie Ihr Becken dabei minimal nach vorn. Stellen Sie sich vor, Sie drücken Ihren Rücken in das Kissen. Dabei atmen Sie aus (Bild oben).

● Beim Einatmen richten Sie die Wirbelsäule wieder auf. Ziehen Sie sich an den Knien nach oben.

● Dann gleiten Sie wieder in die »Sofastellung« – eine fließende Bewegung entsteht.

**Körperlicher Aspekt der Übung:** Linderung von Rückenbeschwerden, Förderung der Beweglichkeit von Wirbelsäule und Becken
**Geistig-seelischer Aspekt der Übung:** das Auf und Ab des Lebens annehmen und in den Lebensfluss integrieren, Erleichterung und Stütze finden, Anlehnung erfahren

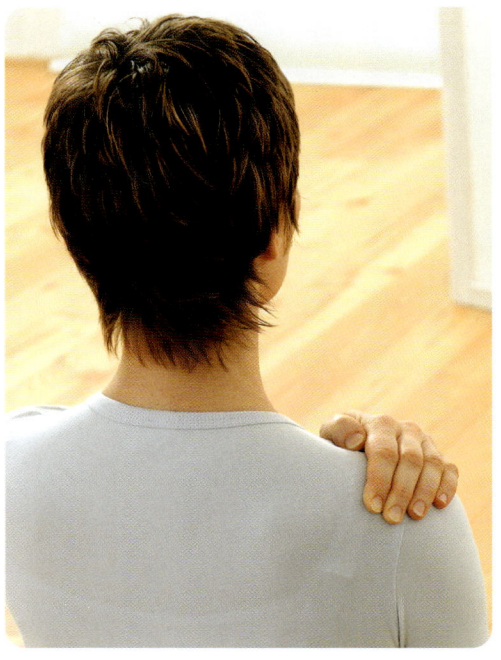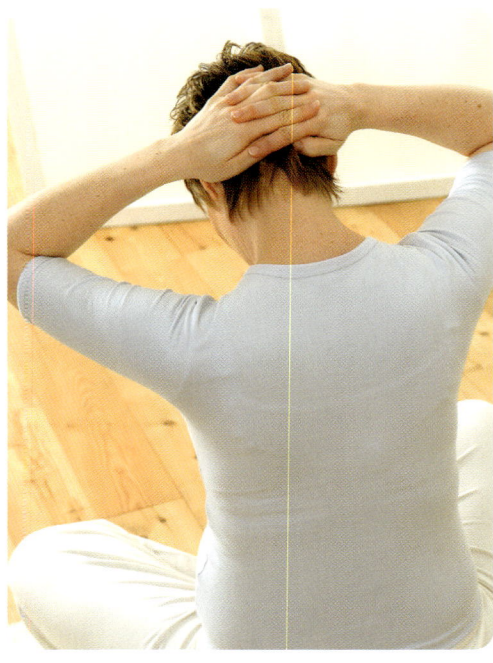

## Schultern und Nacken lockern

*Je größer Ihr Bauch wird, desto eher kommt es aufgrund der veränderten Statik zu Verspannungen im Schulter-Nacken-Bereich.*

● Setzen Sie sich aufrecht im Schneidersitz auf den Boden.

● Legen Sie die linke Hand auf die rechte Schulter. Atmen Sie nun kräftig aus und drücken Sie die Schulter mit der Hand nach unten (Bild oben links). Beim Einatmen heben Sie die Schulter wieder an.

● Wiederholen Sie diese Folge fließend im Rhythmus Ihres Atems. Dann wechseln Sie die Seite.

● Verschränken Sie danach beide Hände hinter dem Kopf. Atmen Sie aus und beugen Sie den Kopf langsam und vorsichtig Richtung Brustbein (Bild oben rechts). Die

Hände bleiben dabei ganz locker am Hinterkopf liegen. Arme und Kopf hängen ebenfalls ganz locker herab. Die Nackenmuskulatur wird dabei gedehnt.

● Verharren Sie mindestens 30 Sekunden lang in dieser Position. Atmen Sie dann ein und rollen Sie den Kopf wieder ganz langsam Wirbel für Wirbel nach oben.

● Wiederholen Sie die Übung 1-mal.

**Körperlicher Aspekt der Übung:** Lösung von Verspannung im Schulter-Nacken-Bereich, Entkrampfung der Muskulatur
**Geistig-seelischer Aspekt der Übung:** Loslassen und Abgeben, der Alltagsballast wird Ihnen von den Schultern genommen.

## Der sitzende Fisch

● Setzen Sie sich aufrecht im Schneidersitz auf den Boden. Legen Sie beide Arme auf den Rücken. Ihre Hände umfassen sich.

● Ziehen Sie die Arme lang nach hinten und atmen Sie ein. Dabei legen Sie den Kopf in den Nacken und öffnen den Mund, um eine Überdehnung zu vermeiden (Bild unten).

● Beim Ausatmen beugen Sie sich wieder nach vorn – Sie sinken in sich zusammen.

● Danach ziehen Sie sich erneut mit den am Rücken verschränkten Armen nach oben. Anschließend folgt noch einmal die Ausgleichsbewegung.

**Körperlicher Aspekt der Übung:** Öffnung des Brustraums, Verbesserung der Atmung und der gesamten Lungenkapazität, Vorbeugung gegen Verspannungen im Halswirbelbereich

**Geistig-seelischer Aspekt der Übung:** Offenheit erleben und bereit sein, die Anforderungen des Lebens anzunehmen.

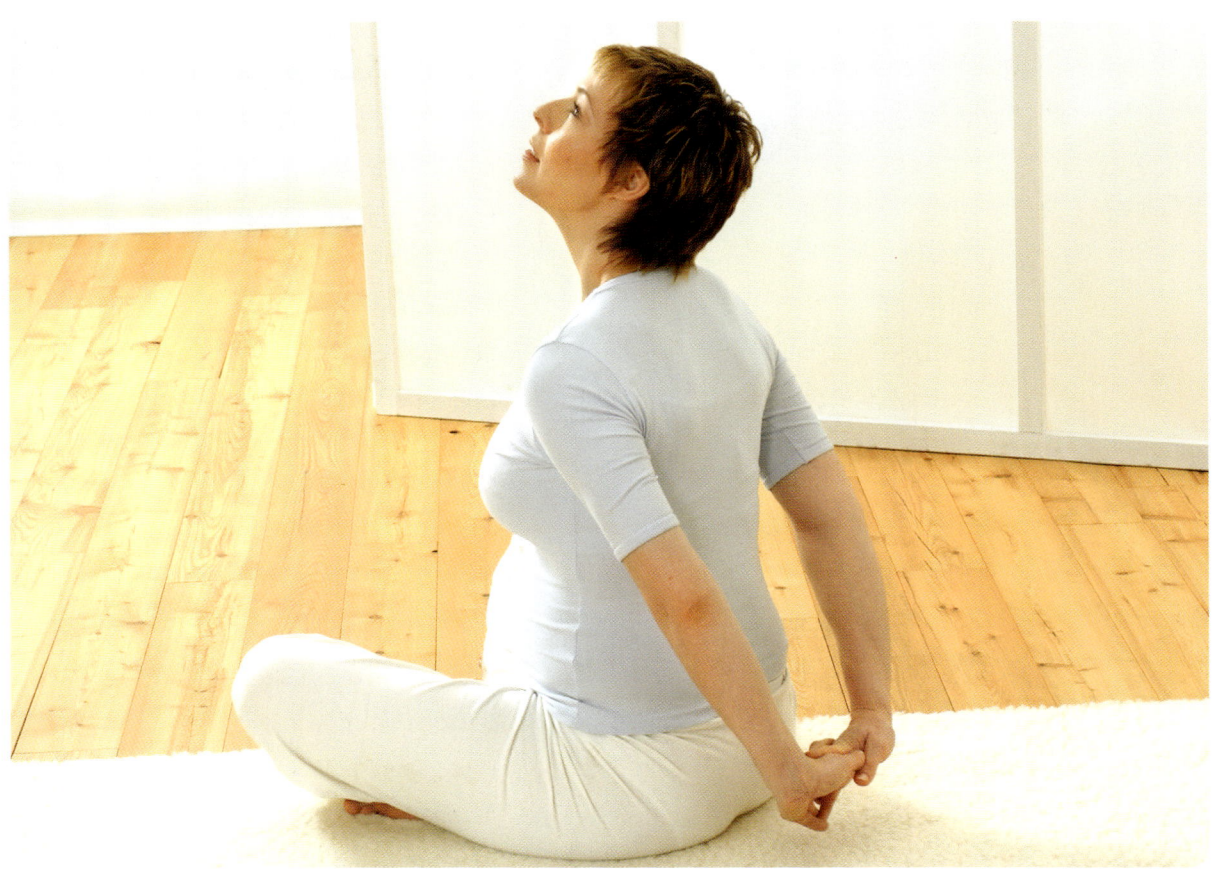

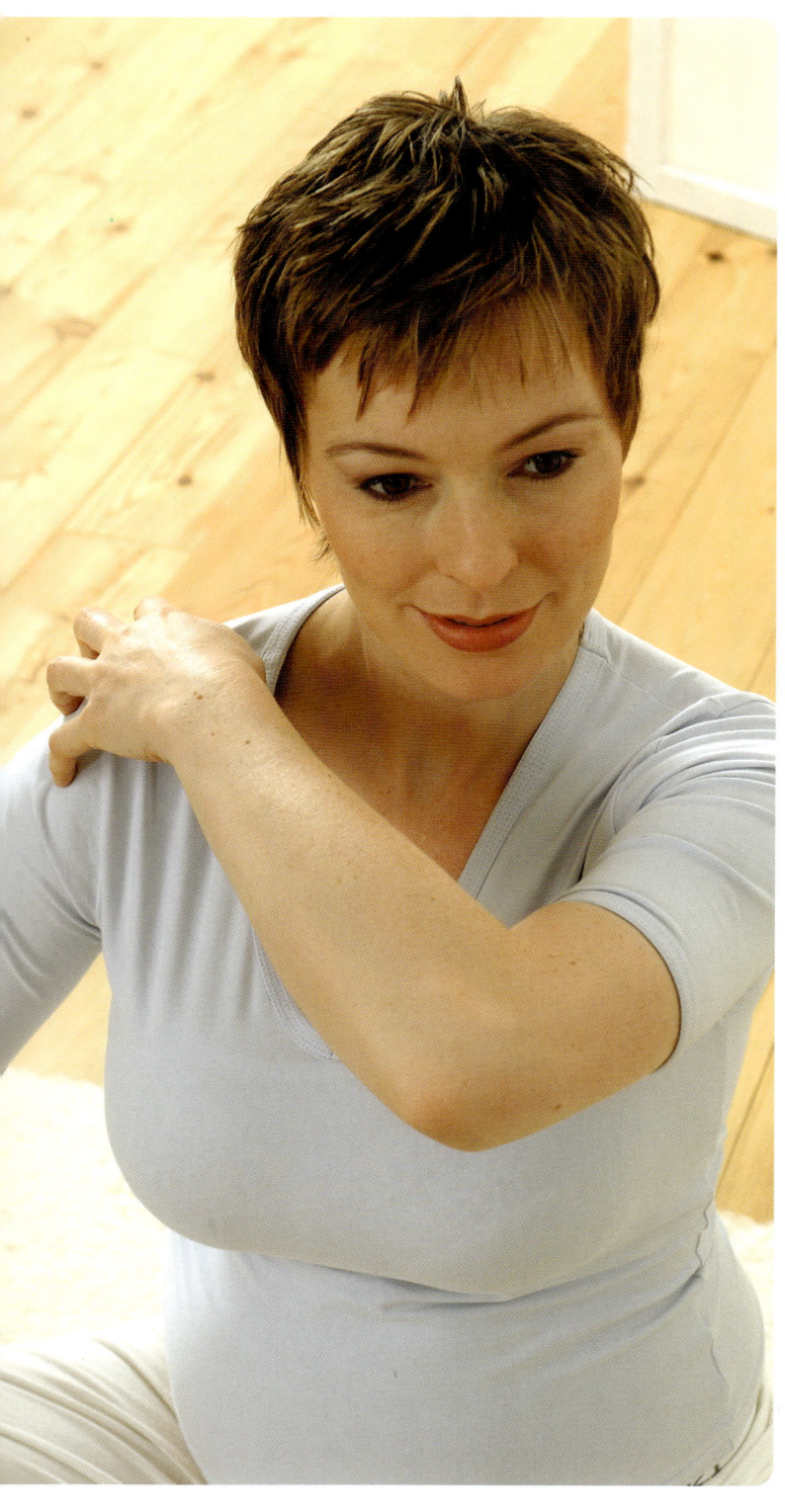

## Der elastische Beckenboden

Beckenboden und Schulterpartie sind reflektorisch miteinander verbunden. Wer einen schwachen, instabilen und unelastischen Beckenboden besitzt, der kompensiert dies, indem er die Schultern unbewusst hochzieht und die Muskulatur der Halswirbelsäule verspannt. Auf diese Weise versucht man, sich den fehlenden Halt im Beckenboden rund um die Schulterpartie zu schaffen. Die Übung zielt darauf ab, über die Schultern den Beckenboden wahrzunehmen und elastisch werden zu lassen.

- Setzen Sie sich aufrecht hin.

- Legen Sie die linke Hand auf die rechte Schulter.

- Massieren Sie die Schulter in kreisenden Bewegungen mit den Fingerspitzen (Bild links).

- Wechseln Sie dann die Seite: Massieren Sie mit der rechten Hand die linke Schulter.

**Körperlicher Aspekt der Übung:** Förderung der Elastizität des Beckenbodens
**Geistig-seelischer Aspekt der Übung:** sich Halt geben im Bereich des Fundaments, den Beckenboden als Fundament wahrnehmen und dort Stärke empfinden

## Die Katze und die Hyäne

● Gehen Sie in den Vierfüßlerstand.

● Beim Einatmen drücken Sie den mittleren Teil der Wirbelsäule nach oben zu einem Katzenbuckel (Bild oben).

● Beim Ausatmen lassen Sie den Bauch nach unten gleiten, legen den Kopf in den Nacken und strecken das Gesäß heraus (Bild unten).

● Führen Sie die Übung, also den Wechsel zwischen Buckel und Hohlkreuz, mehrmals hintereinander fließend aus.

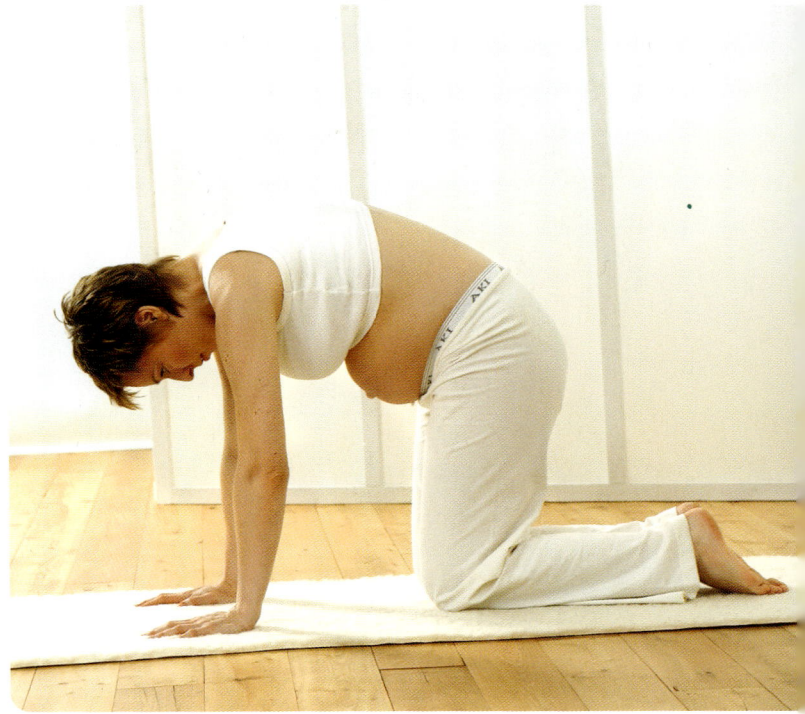

● Die Hyäne ist die Variante zur Katze. Verlagern Sie dazu die Stelle, von der die Bewegung ausgeht. Starten Sie den Bewegungsfluss vom Becken aus. Schieben Sie das Becken vor und zurück, danach von rechts nach links, der Rücken folgt der Bewegung. Versuchen Sie, die Übung mit Ihrer Atmung zu koordinieren. Zum Schluss kreisen Sie das Becken ganz langsam in beiden Richtungen.

**Körperlicher Aspekt der Übungen:** Rückenschmerzen lindern, Massage der Bauchorgane, Verbesserung der Beweglichkeit des Beckens, Durchblutung des Beckenbodens
**Geistig-seelischer Aspekt der Übungen:** Ausgleich und Harmonie

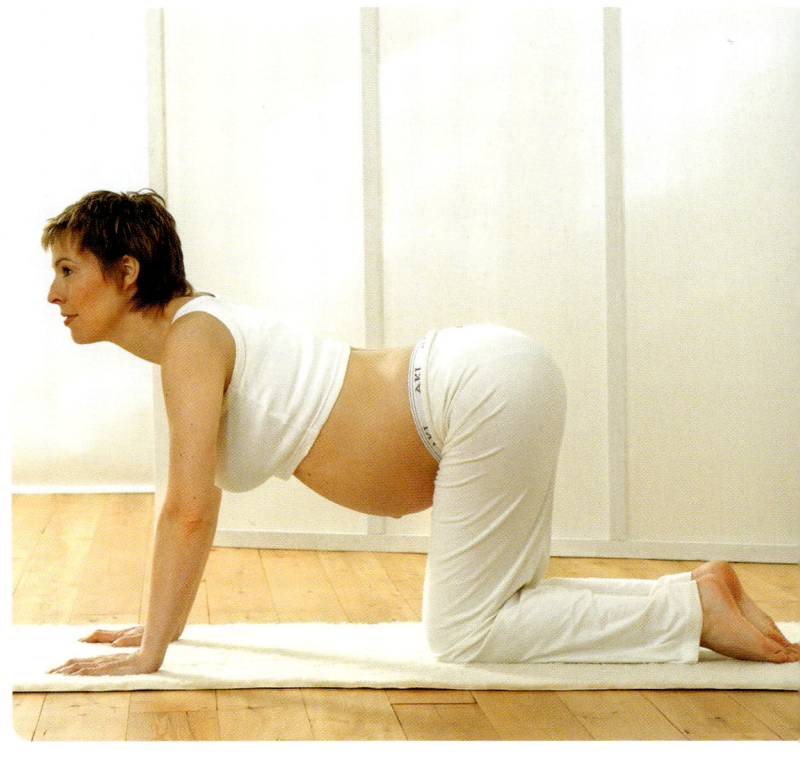

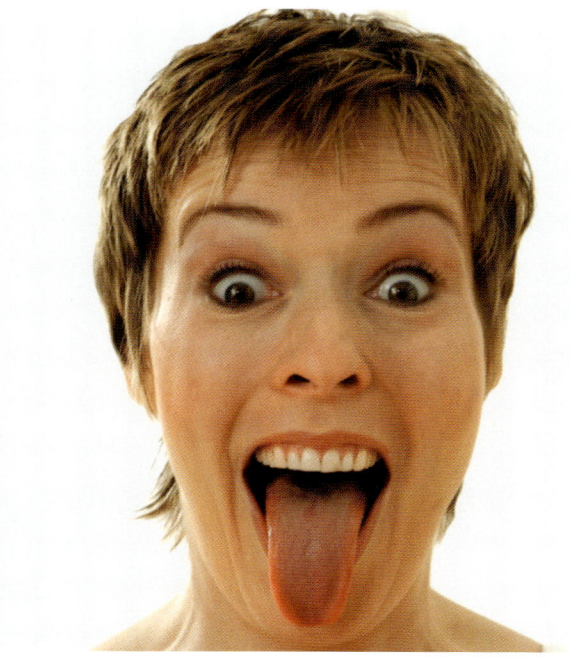

## Das fauchende Tigerbaby

• Ausgangsposition dieser Übung ist wieder der Vierfüßlerstand.

• Holen Sie tief Luft, strecken Sie die Zunge raus und fauchen Sie ganz laut (Bild oben).

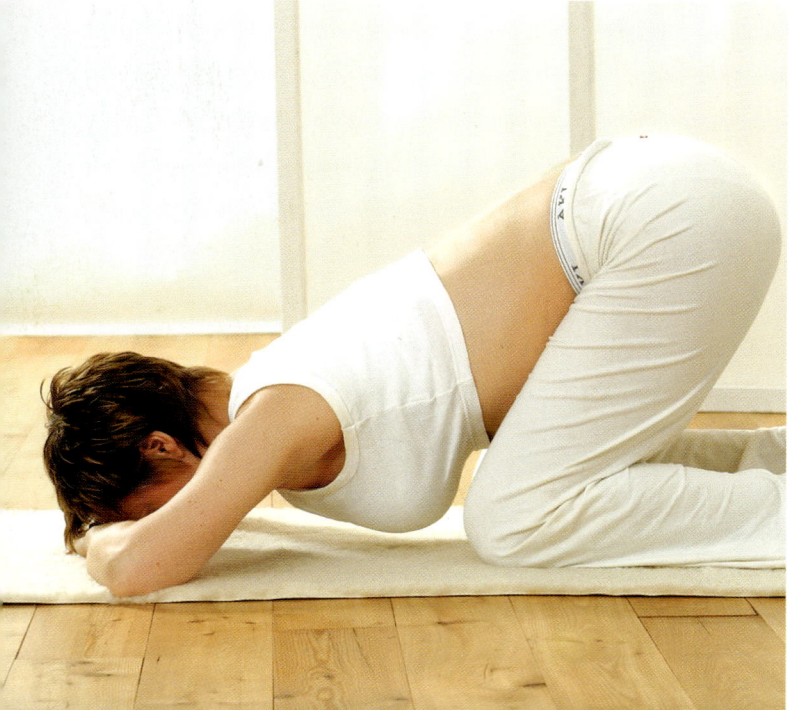

• Atmen Sie 1 Minute ganz normal und wiederholen Sie die Übung noch 2-mal.

**Körperlicher Aspekt der Übung:** Entspannung der Gesichtsmuskulatur
**Geistig-seelischer Aspekt der Übung:** Abbau von Aggressionen

## Der Frosch

• Begeben Sie sich wieder in den Vierfüßlerstand. Die Beine sind dabei gut schulterbreit auseinander.

• Schieben Sie das Gesäß Richtung Fersen, winkeln Sie die Arme an und beugen Sie dabei den Oberkörper so weit nach vorn und unten, bis Ihre Stirn auf den Händen liegt (Bild unten).

• Während Sie in dieser Position bleiben, schicken Sie Ihrem Baby mit jedem Atemzug Licht und Liebe. Spüren Sie in die Dehnung des Beckenbodens hinein.

• Nach mindestens 1 Minute lösen Sie die Haltung auf.

**Körperlicher Aspekt der Übung:** Dehnung der Beckenbodenmuskulatur und des Rückens
**Geistig-seelischer Aspekt der Übung:** Erholung, Ruhe und Ausgeglichenheit – auch zur Vorbereitung auf die Geburt

## Der Baum

● Stellen Sie sich aufrecht und sicher hin. Die Beine sind etwa hüftbreit auseinander.

● Nehmen Sie nun die Arme waagerecht zur Seite, atmen Sie aus und führen Sie die Handflächen nach vorne aufeinander zu, bis sich die Hände berühren.

● Beim Einatmen schieben Sie die Arme als geschlossenen Kreis nach oben. Die Hände bleiben in Berührung. Die »Baumkrone« ist geschlossen (Bild rechts).

● Bleiben Sie mit beiden Beinen fest auf dem Boden stehen. Im Gegensatz zum klassischen Yoga benötigen wir beide Beine fest verankert in der Erde. Stellen Sie sich vor, aus Ihren Fußsohlen wachsen Wurzeln nach unten ins Erdreich. Spüren Sie in Ihren Körper hinein. Sie stehen aufrecht und sicher. Sie sind voller Selbstvertrauen und stark wie ein Baum.

● Bleiben Sie in dieser Position, so lange es Ihnen angenehm ist. Lassen Sie den Atem dabei ruhig und gleichmäßig fließen.

**Körperlicher Aspekt der Übung:** Standfestigkeit und ungehinderter Atemfluss
**Geistig-seelischer Aspekt der Übung:** Selbstvertrauen stärken, Einheit spüren, mit sich selbst verbunden sein

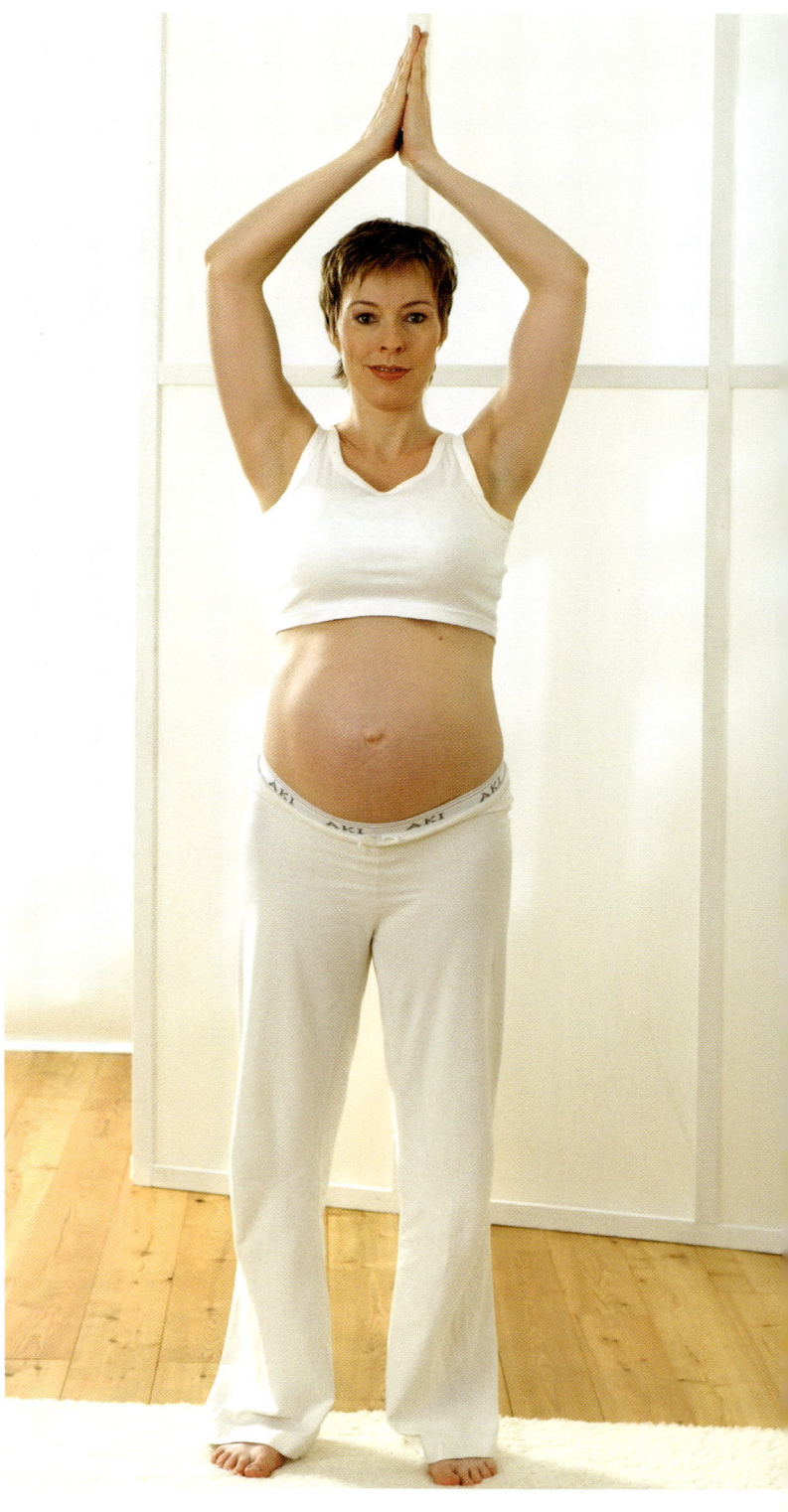

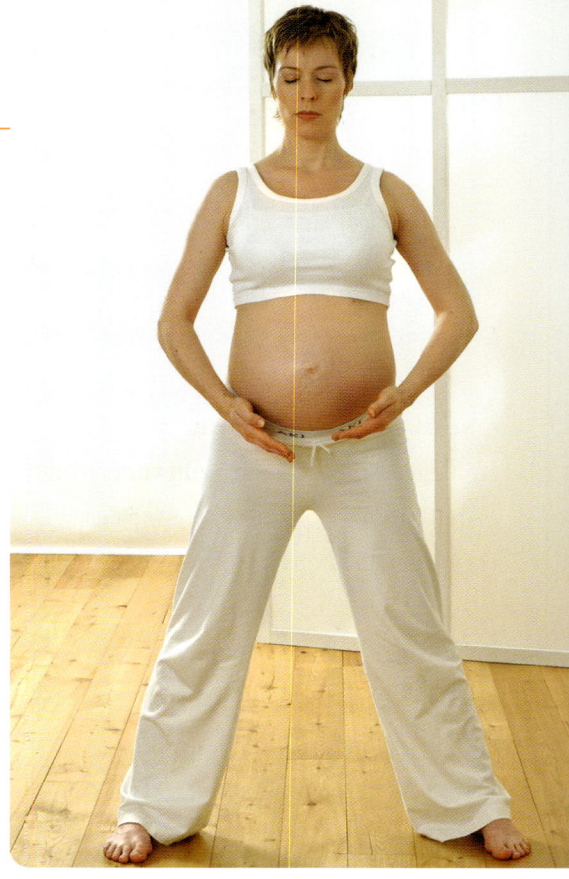

### Die Sonne

● Stellen Sie sich mit weit gespreizten Beinen auf den Boden.

● Strecken Sie beide Arme gerade und ebenfalls gespreizt nach oben. Arme und Beine sind die Strahlen der Sonne. Die Handflächen zeigen zueinander. Erfühlen Sie den Energieraum zwischen Ihren Handflächen (Bild unten).

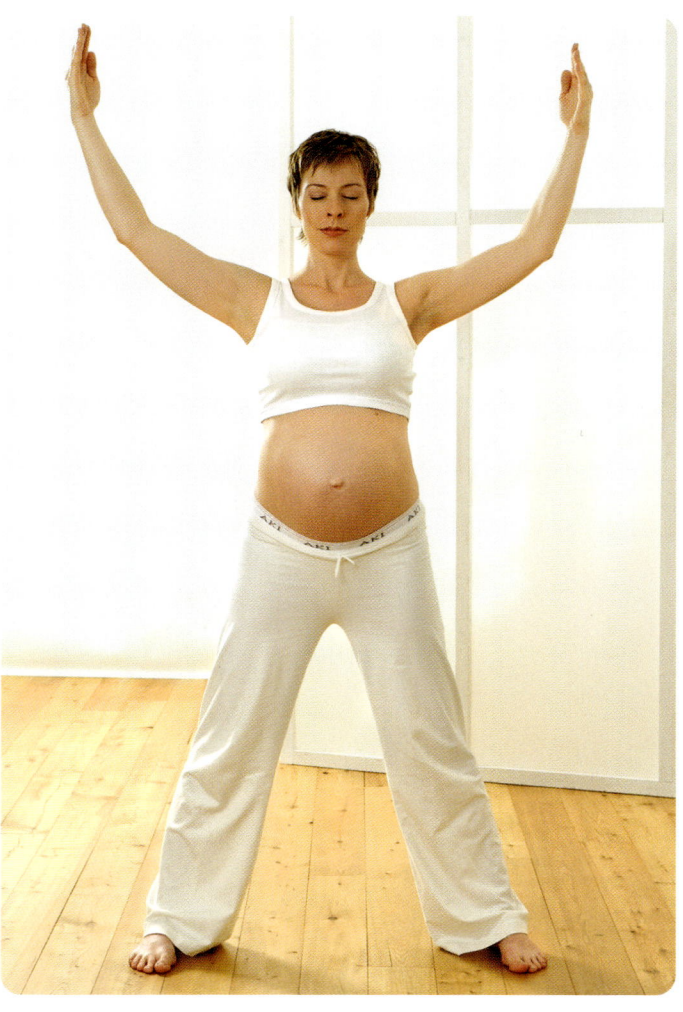

● Diesen »Sonnenenergieball« zwischen Ihren Händen ziehen Sie nun während der Ausatmung zu sich herab bis vor den Bauch (Bild oben).

● Beim nächsten Einatmen führen Sie die Arme wieder nach oben.

● Wiederholen Sie diese Übung insgesamt 3-mal.

**Körperlicher Aspekt der Übung:** Dehnung und Öffnung der Muskulatur, Förderung der Standfestigkeit
**Geistig-seelischer Aspekt der Übung:** Selbstsicherheit verbessern, Energieaufnahme, innere und äußere Stärke ins Gleichgewicht bringen

## Die Kriegerin

- Stellen Sie sich mit gerade aufgerichteter Wirbelsäule hin.

- Begeben Sie sich in die Schrittposition, das heißt, Sie stellen ein Bein vor das ande- re, als ob Sie einen großen Schritt nach vorn machen wollten. Beugen Sie dabei ganz leicht das Knie des vorderen Beines.

- Heben Sie nun die Arme ganz leicht gebeugt über den Kopf und legen Sie die Handflächen zusammen. Stellen Sie sich vor, wie Sie von nun an Schritt für Schritt Ihr Leben bewältigen (Bild rechts).

- Bleiben Sie, so lange es angenehm ist, in dieser Position.

- Wiederholen Sie die Übung danach mit dem anderen Fuß nach vorn.

**Körperlicher Aspekt der Übung:** Öffnung bzw. Weitung des vorderen und hinteren Brustraums

**Geistig-seelischer Aspekt der Übung:** Zuver- sicht, Mut und Tatkraft erlangen. Sie haben den Mut, den ersten Schritt zu tun. Schritt für Schritt gehen Sie in Ihrem eigenen Tempo durchs Leben. Niemand kann Sie bremsen, niemand kann Sie hetzen. Sie bestimmen selbst, in welchem Tempo Sie Ihre Schritte setzen.

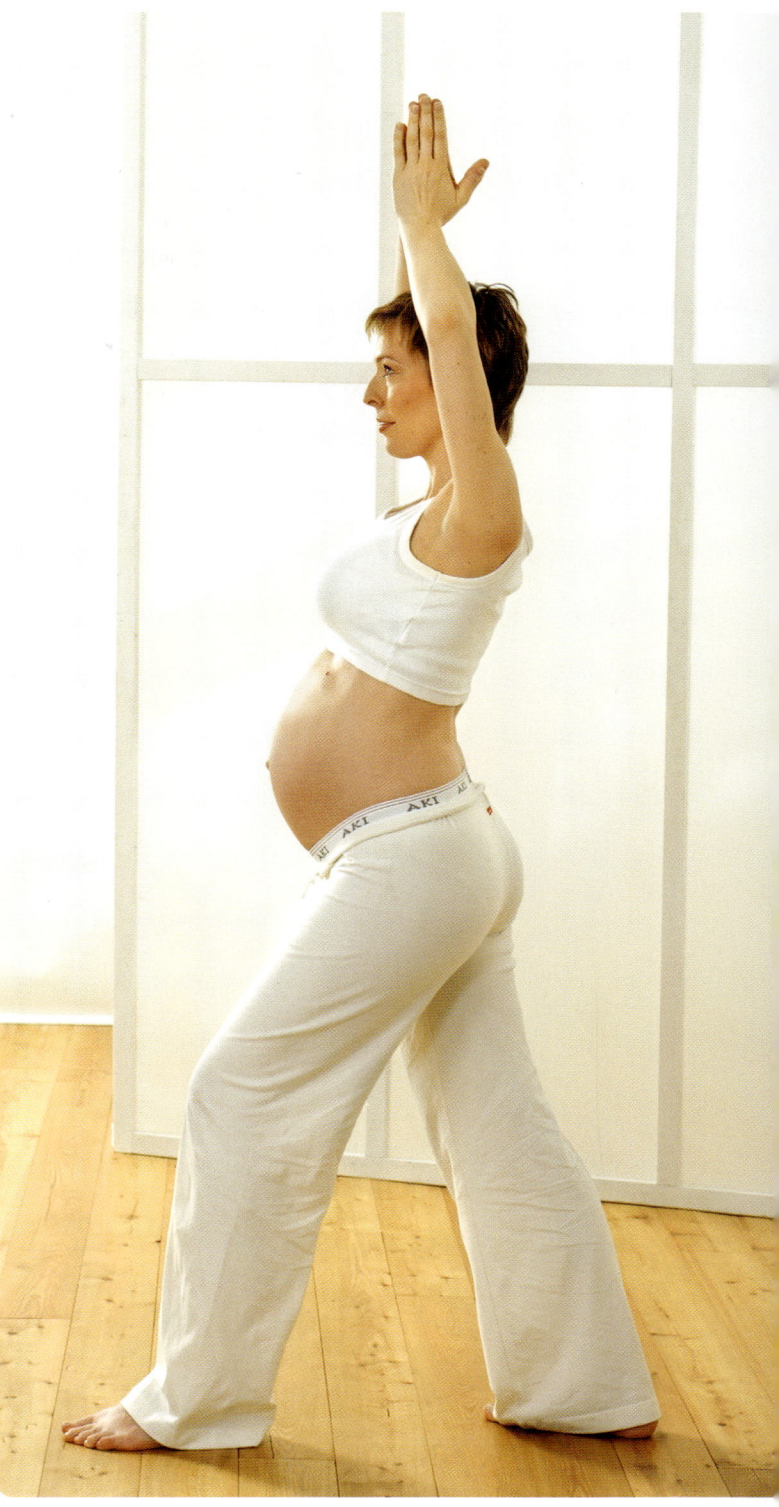

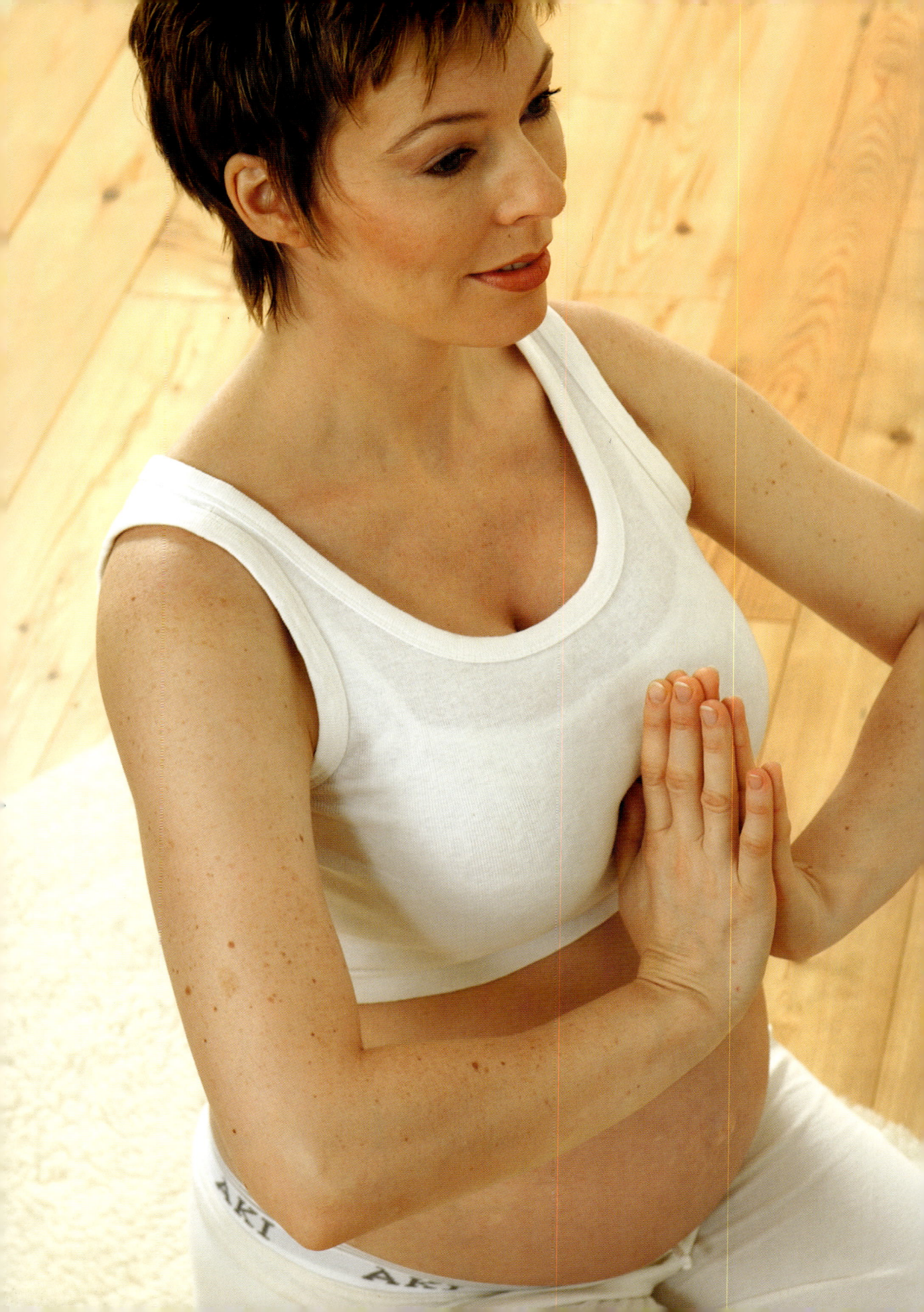

## Die Hocke

● Gehen Sie mit geradem Rücken in die Hocke. Wenn Sie nicht mit den Fersen auf den Boden kommen, dann legen Sie eine gefaltete Decke unter die Fersen.

● Legen Sie die Handflächen in Herzhöhe aneinander. Halten Sie diese Stellung mindestens 1 Minute lang. Atmen Sie tief zu Ihrem Kind und in den Beckenboden hinein (Bild links).

**Körperlicher Aspekt der Übung:** Dehnung und Durchblutung des Beckenbodens
**Geistig-seelischer Aspekt der Übung:** die Geburtswege und besonders den Beckenboden wahrnehmen und mit Selbstliebe und Energie aufladen

## Die Rückenschaukel

● Legen Sie sich einigermaßen bequem auf den Rücken.

● Winkeln Sie die Beine an und umfassen Sie die Kniekehlen mit den Händen. Schaukeln Sie ganz sanft auf dem unteren Rücken hin und her. Stellen Sie sich vor, wie Ihr Kreuzbein mit dem Boden verschmilzt (Bild unten).

**Körperlicher Aspekt der Übung:** Lösung von Schmerzen im unteren Rückenbereich, Lösung von Blähungen
**Geistig-seelischer Aspekt:** sich selbst verwöhnen und den Alltag loslassen. Stellen Sie sich vor, Sie dürfen selbst noch einmal ein Baby sein, das gewiegt wird.

»Die Hocke« sollte im letzten Schwangerschaftsdrittel geübt werden.

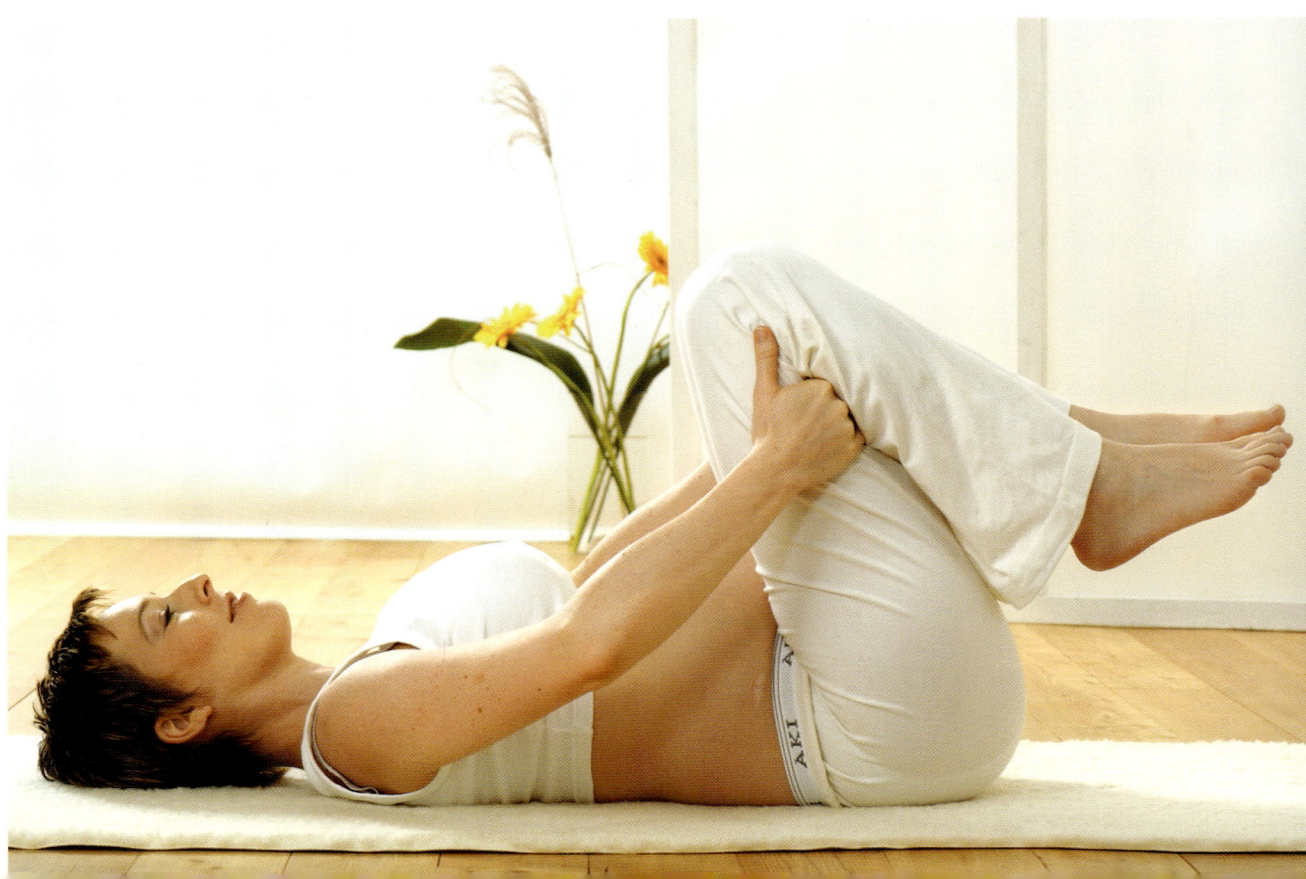

### Die Beckenschaukel

● Legen Sie sich so bequem es geht auf den Rücken.

● Winkeln Sie die Beine an, die Füße stehen parallel nebeneinander.

● Stellen Sie sich nun eine Uhr auf Ihrem Kreuzbein vor. Kippen Sie Ihr Becken ganz langsam vor und zurück, rollen Sie es richtiggehend über das Kreuz, als ob Sie die Ziffern 6 und 12 Ihrer imaginären Uhr antippen wollten (Bild unten).

● Nach 1 Minute rollen Sie Ihr Becken von rechts nach links, also von 9 nach 3 Uhr.

● Dann verbinden Sie die Ziffern, das heißt Sie kreisen von 1 bis 12 Uhr – erst im Uhrzeigersinn, dann gegen den Uhrzeigersinn.

**Körperlicher Aspekt der Übung:** Lösung von Schmerzen, Verbesserung der Beweglichkeit des Beckens, Wahrnehmung und Durchblutung des Beckenbodens
**Geistig-seelischer Bereich der Übung:** Aktivierung der weiblichen Urkräfte

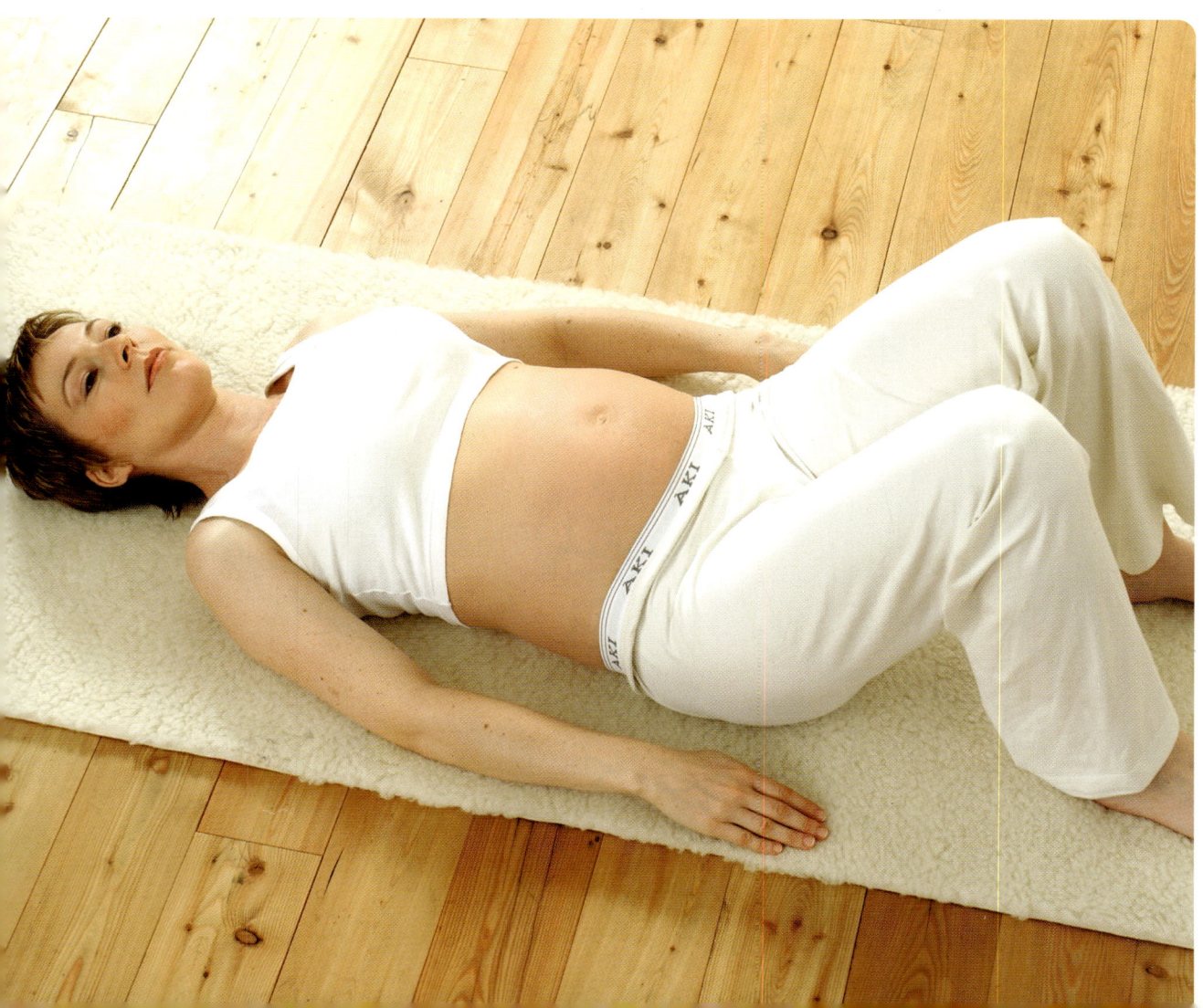

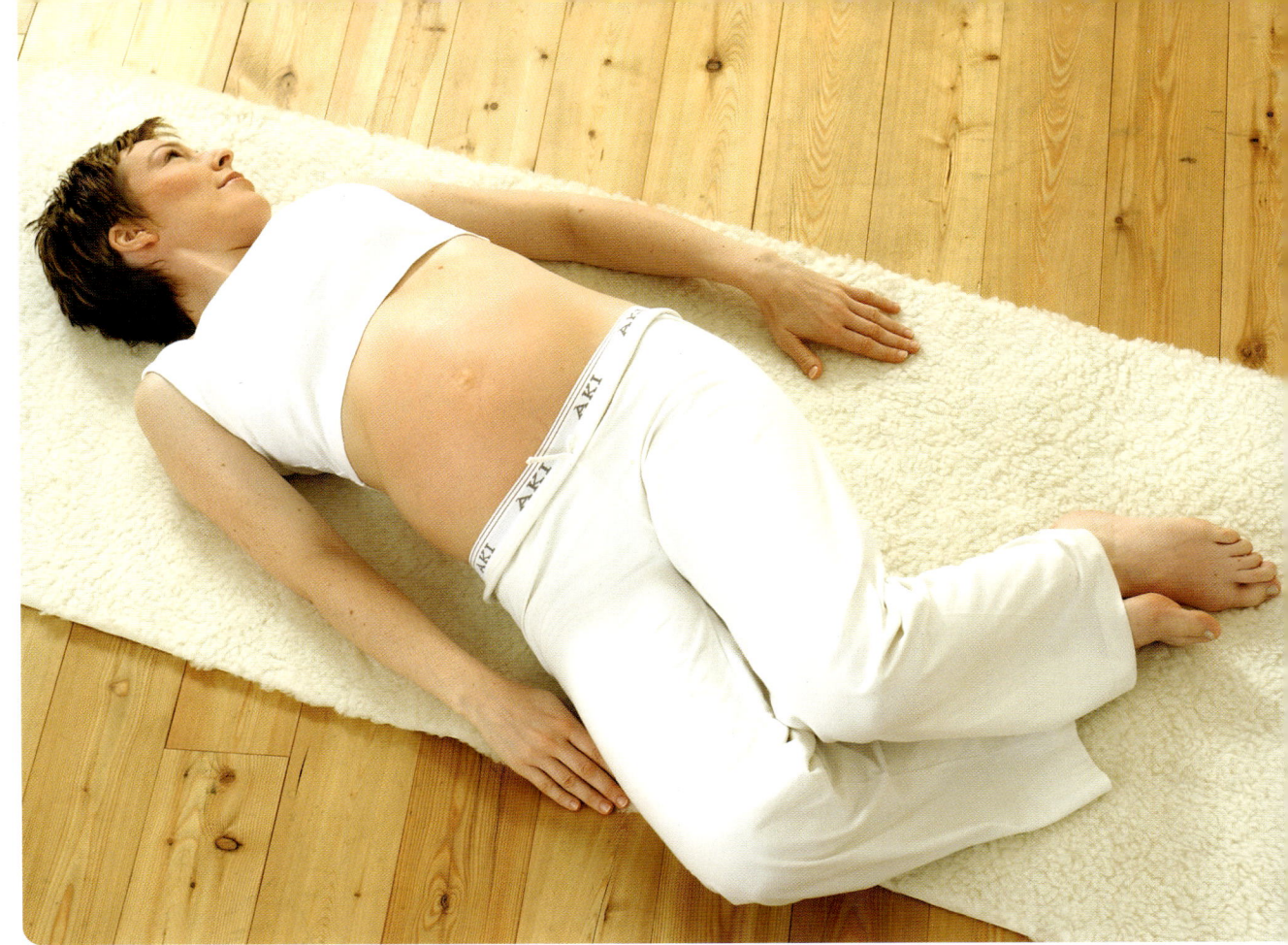

## Das Krokodil

- Legen Sie sich bequem auf den Rücken.

- Winkeln Sie die Beine an, die Füße stehen parallel nebeneinander. Ihre Arme ruhen seitlich neben dem Körper, die Handflächen sind zum Boden gewandt.

- Atmen Sie aus und legen Sie Ihre angewinkelten Beine nach rechts auf dem Boden ab. Drehen Sie den Kopf nach links. Atmen Sie in den Bauch zum Baby hin.

- Halten Sie diese Position mindestens 2 Minuten lang und kommen Sie dann zur Mitte zurück (Bild oben).

- Legen Sie nun die Beine nach links ab. Den Kopf drehen Sie nach rechts.

- Halten Sie diese Position wieder mindestens 2 Minuten lang. Spüren Sie auch den Unterschied der beiden Seiten. Kommen Sie abschließend zur Mitte zurück.

**Körperlicher Aspekt der Übung:** Abtransport von Stoffwechselabbauprodukten und Schlacken, Lösung von Muskelverspannungen, Linderung von Rückenbeschwerden

**Geistig-seelischer Aspekt der Übung:** totales Loslassen und Auflösen von inneren Verspannungen und Erstarrungen

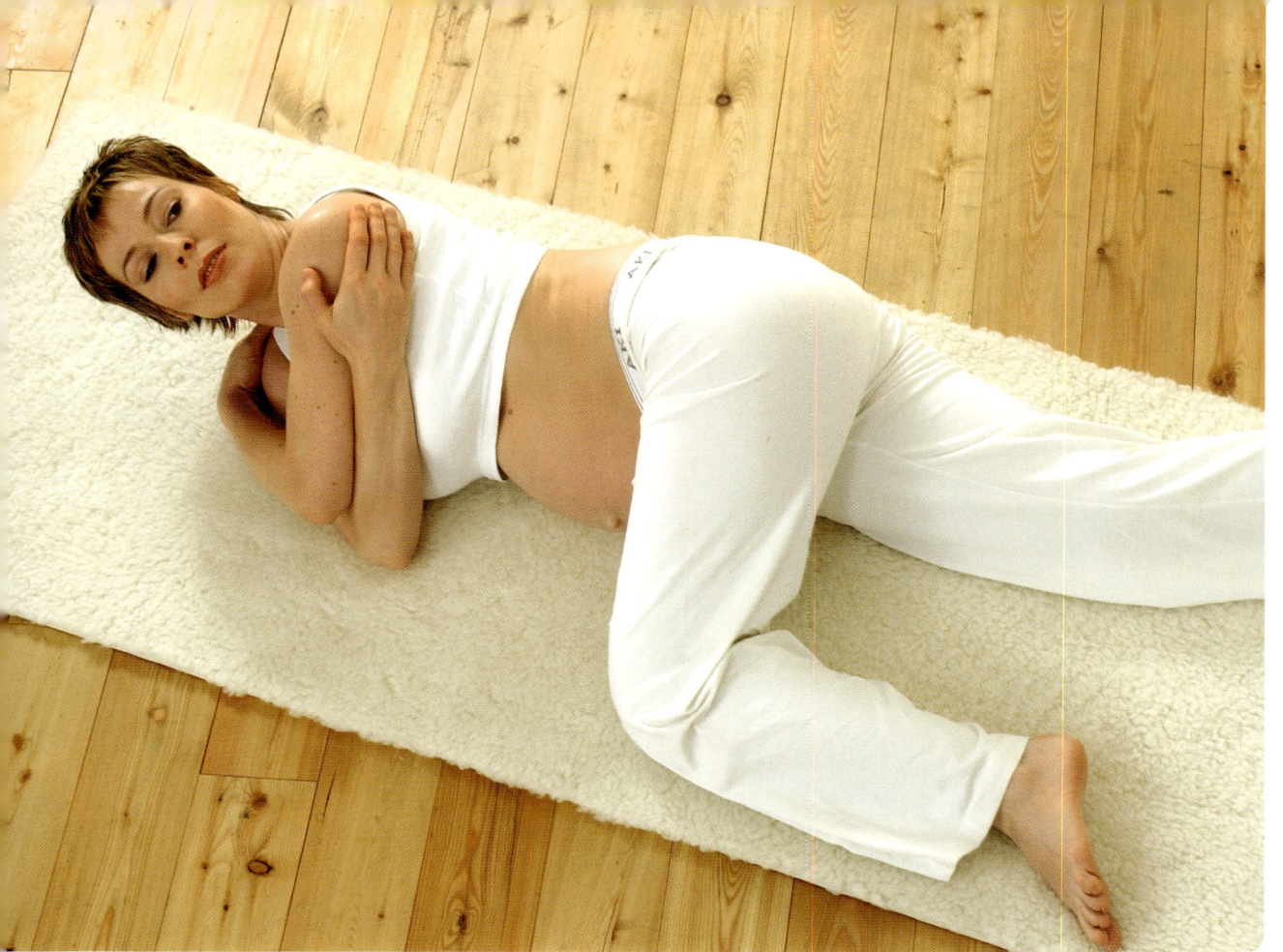

### Die Schere

● Legen Sie sich auf den Boden und drehen Sie sich auf die rechte Körperseite. Die gestreckten Beine liegen übereinander.

● Heben Sie jetzt das obere Bein etwas an und legen Sie es über das andere Bein angewinkelt auf den Boden.

● Umarmen Sie sich dann mit Ihren Armen und drehen Sie den Kopf nach links, so dass Sie über die Schulter nach hinten schauen können (Bild oben).

● Halten Sie die Position mindestens für 1 Minute. Lösen Sie die Haltung dann auf.

● Drehen Sie sich jetzt auf die linke Körperseite und führen Sie die Übung gegengleich aus.

**Körperlicher Aspekt der Übung:** Linderung von Beschwerden des Ischiasnervs, Abtransport von Schlacken und Stoffwechselabbauprodukten, Linderung von Rückenbeschwerden

**Geistig-seelischer Aspekt der Übung:** Die Schere hilft Ihnen dabei, Altes loszulassen. Was nicht mehr in Ihrem Leben benötigt wird, kann nun mit einem sauberen »Scherenschnitt« von Ihnen in Harmonie abgetrennt werden und löst sich anschließend auf.

## Der Wimpel

● Legen Sie sich auf den Boden und drehen Sie sich auf die rechte Körperseite.

● Beide Beine liegen gestreckt und übereinander am Boden.

● Heben Sie nun das obere Bein ein wenig an und »winken« Sie mit dem Fuß, das heißt, strecken und beugen Sie den Fuß einige Male (Bild unten).

● Legen Sie das Bein wieder ab.

● Drehen Sie sich jetzt auf die linke Seite und »winken« Sie dieses Mal mit dem anderen Fuß.

**Körperlicher Aspekt der Übung:** Vorbeugung von Krampfadern, Venenaktivierung
**Geistig-seelischer Aspekt der Übung:** Energie und Stärke spüren und beides selbst erzeugen

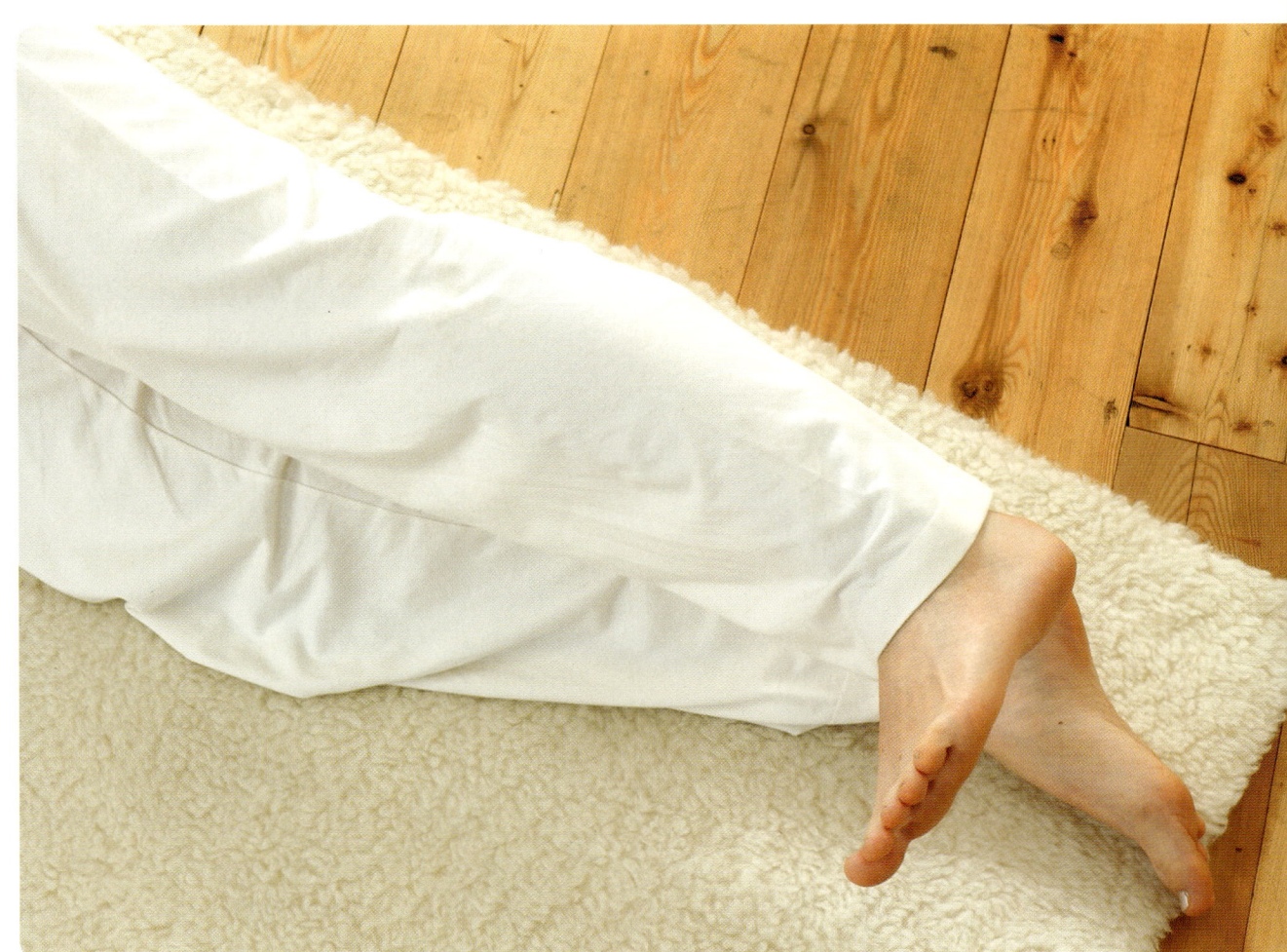

## Besondere Energieübungen

Die Energieübungen schenken Ihnen ganz schnell neue Kräfte und sensibilisieren Ihre Körperwahrnehmung. Vor allem aber unterstützen sie das aktive Los- und Geschehenlassen. Die Kräfte frei fließen zu lassen und sich der Schwangerschaft, der Entbindung und der Kindererziehung hinzugeben schafft Selbstvertrauen und Ruhe.

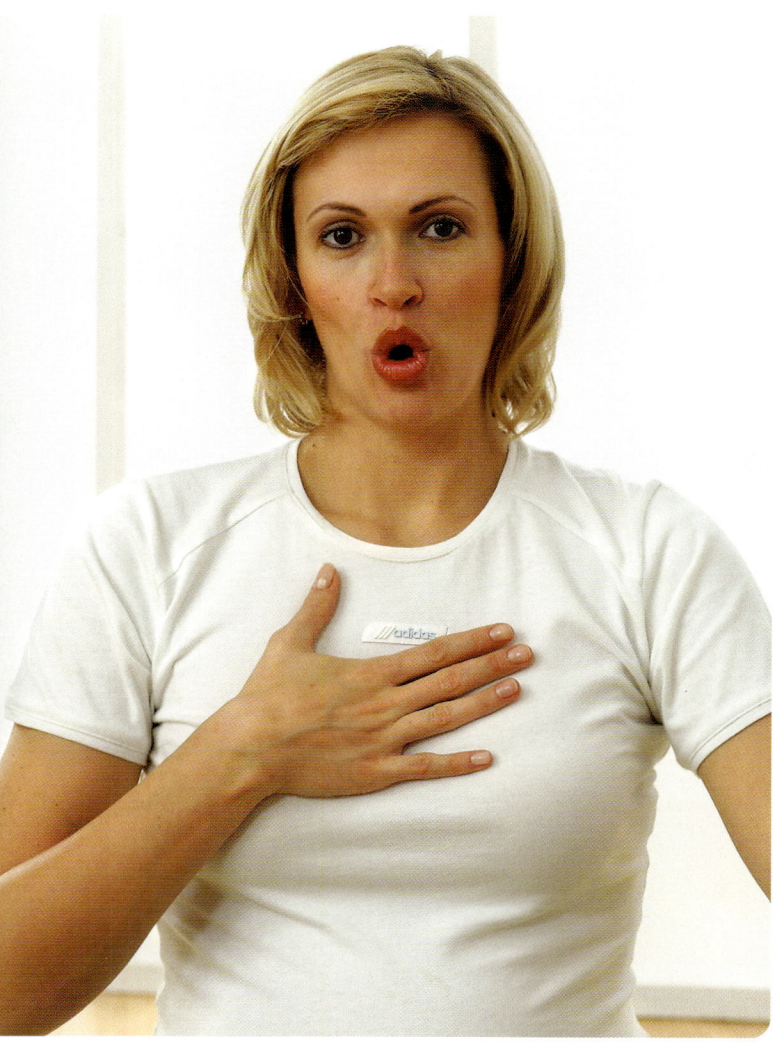

## Das Vokalsingen

Diese Übung ermöglicht die Lösung von Ängsten und Blockaden. Das Loslassen, das Sie während der Geburt benötigen, wird jetzt schon mit der Stimme erfahren.

### 1. Durchgang

● Legen Sie eine Hand auf Ihr Herzchakra, also auf die Mitte des Brustkorbs. Atmen Sie ein und intonieren Sie nun mit der Ausatmung den Vokal »A«.

● Bei der nächsten Ausatmung ist das »E« dran, dann das »I«, das »O« (Bild links) und schließlich das »U«.

● Spüren Sie jeweils dem Klang in Ihnen hinterher. Wie fühlen sich die Töne in Ihnen an? Welcher Klang ist Ihr Liebling?

### 2. Durchgang

Der zweite Durchgang ermöglicht eine komplett andere Wahrnehmung.

● Legen Sie eine Hand auf Ihr Herzchakra.

● Beginnen Sie nun, mit dieser Hand leicht zu vibrieren, sie also schnell hin und her zu bewegen. Dann singen Sie die Vokale wie oben beschrieben. Wie hören sie sich an? Spüren Sie die Veränderung in der Wahrnehmung? Was bewirkt die Vibration in Ihrem Körper?

## Das »AUM«-Singen

Das Mantra »OM«, das »A-U-M« gesprochen wird, ermöglicht einen tiefen Frieden. Es ist das große schwingende Mantra des Yoga, die Einheit und Vereinigung, das Leuchten und die heilende Seligkeit und stellt als Klang symbolisch die Rhythmen des Lebens dar: Anfang, Übergang und Ende. Wer das Mantra spricht oder als Klang ertönen lässt, ist in sich verbunden und ausgeglichen. Das Mantra schafft eine Aussöhnung mit dem Leben und seinen Rhythmen und lässt das Einssein mit dem Universum erleben.

Während der Schwangerschaft und während der Entbindung ist das »AUM« ein idealer Begleiter. Das gesprochene »A« weitet den gesamten Brustbereich und lässt dort Energie hingleiten. Das »U« setzt sich tiefer nach unten und erfüllt den Bauch- und Beckenraum sowie den Beckenboden mit Energie. Das »M« stellt die Schwingung dar, das Urlebendige, die Schwingung des Lebens und der Schöpferkraft. Dieses Allumfassende schafft Verbindung und Verbundenheit.

● Setzen Sie sich aufrecht auf den Boden. Legen Sie Ihre Hände zum Baby auf den Bauch.

● Atmen Sie tief ein und schließen Sie die Augen.

● Sprechen Sie während der Ausatmung ein langes »A-U-M«. Dann atmen Sie wieder ein und sprechen während der Ausatmung erneut »A-U-M« (Bild unten).

● Führen Sie die Übung mindestens 3 Minuten lang aus. Sie werden spüren, wie Sie tief entspannen, Ihren Körper befreien und weit und hingabefähig werden.

Mehr zu Mantras, den heiligen Lauten, erfahren Sie auf Seite 129 ff.

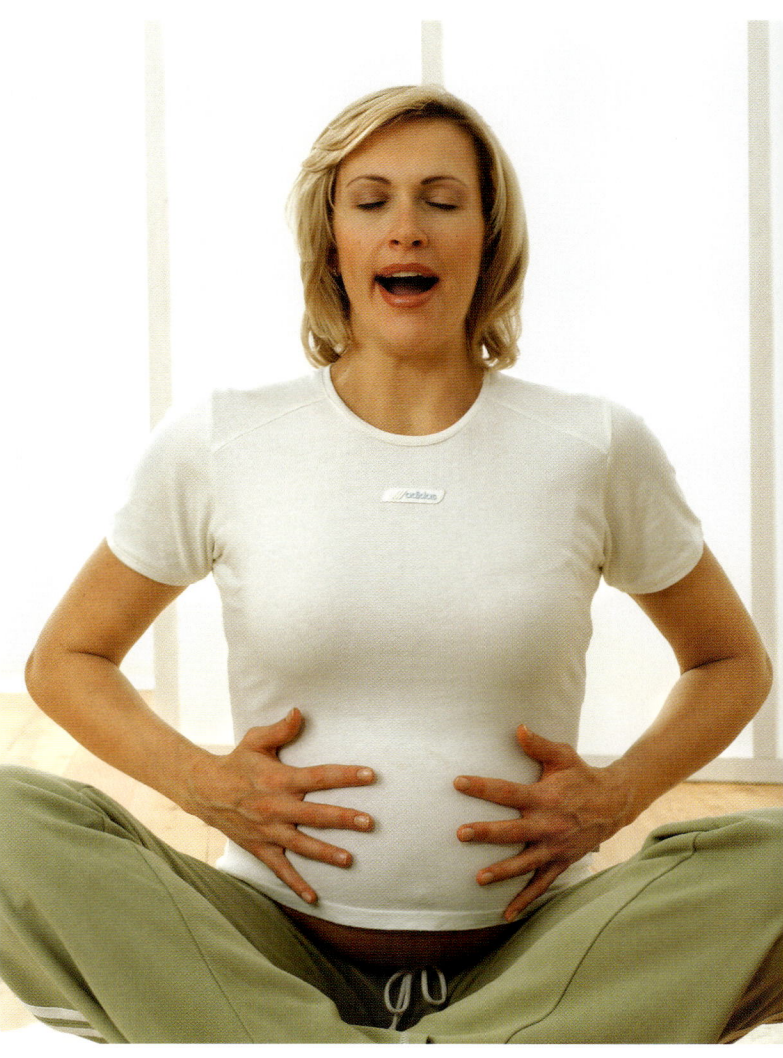

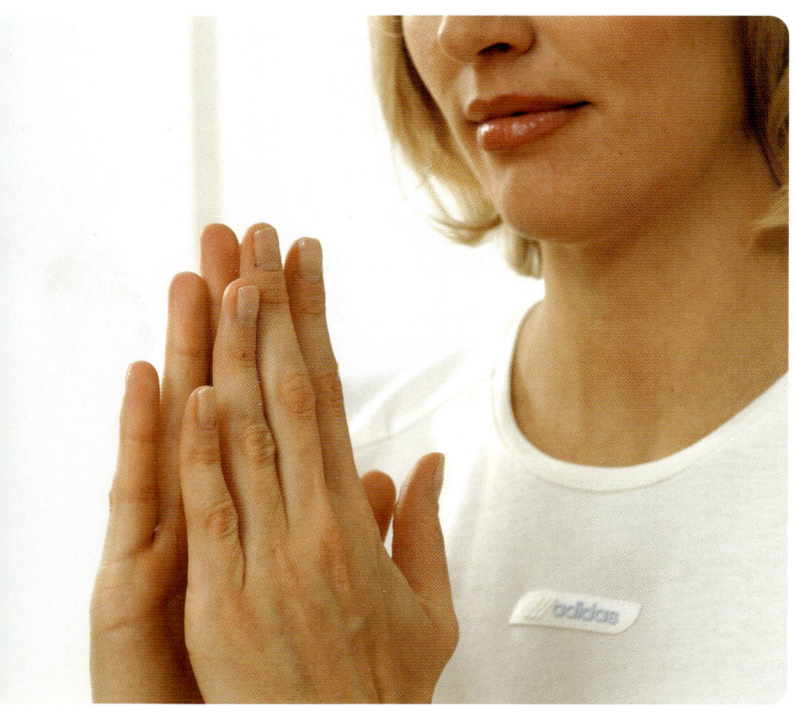

## Das Händereiben

Diese einfache Übung schenkt blockierten und verspannten Körperteilen, schmerzenden Stellen und müden Gliedern wieder neue Lebenskraft.

• Setzen Sie sich so bequem wie möglich auf den Boden und reiben Sie die Hände fest aneinander. Sie erzeugen jetzt ein energetisches Wärmefeld. Ihre Hände werden warm oder vielleicht sogar heiß.

• Halten Sie die Handflächen nun im Abstand von 1 Zentimeter auseinander und nehmen Sie das Energiefeld wahr. Sehr sensible Menschen spüren eine leichte Abstoßung sowie ein Kribbeln zwischen den Handflächen (Bild oben).

• Legen Sie jetzt die »aufgeladenen« Hände auf die Körperstelle, die ganz besonders viel Energie benötigt. Bleiben Sie in dieser Position ungefähr 1 Minute lang, bis die Energie übertragen und aufgenommen wurde.

## Der Scherenschlag

Bei dieser Übung bringen Sie Ihren Lebensfluss in Gang und füllen vor allem Ihren Unterleib mit Energie.

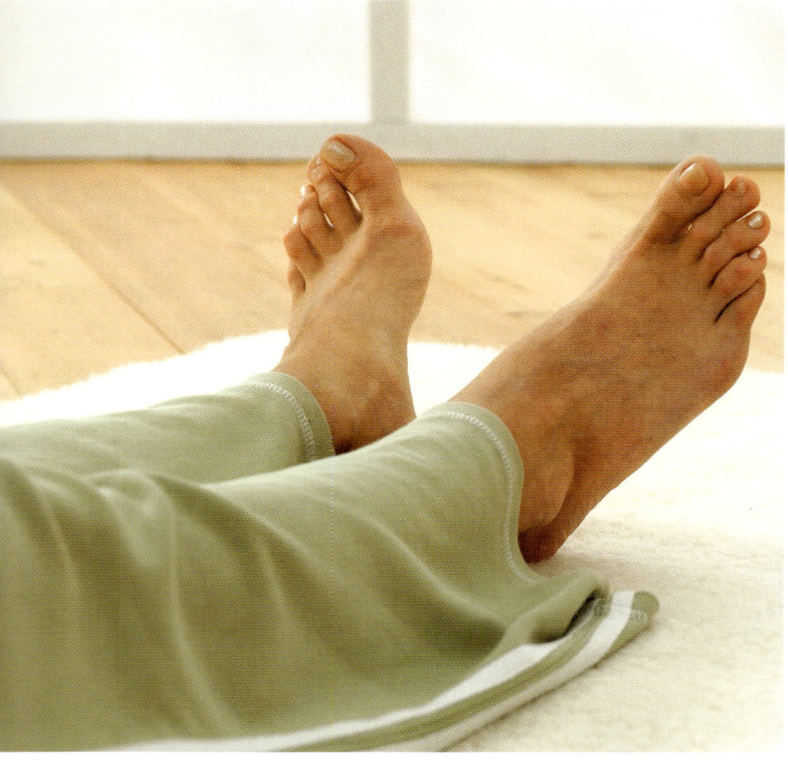

• Setzen Sie sich auf den Boden und strecken Sie die Beine gerade aus.

● Beginnen Sie, die Füße schnell wie eine Schere auf und zu zu klappen, so dass die Beine mit in Schwung geraten. Die Füße berühren sich dabei fast und klappen dann wieder auseinander (Bild links unten).

● Führen Sie die Bewegung so schnell wie möglich aus – mindestens 3 Minuten lang.

● Dann stoppen Sie die Bewegung. Spüren Sie augenblicklich in Ihre Beine und den Unterleib hinein. Sie werden fühlen, wie der Energiefluss kribbelnd in Ihnen hochwandert und im Beckenbereich verklingt.

## Der Fersenschlag

Diese Übung ist ähnlich wie der Scherenschlag, nur durchströmt die Energie dabei den ganzen Körper.

● Legen Sie sich möglichst bequem auf den Rücken.

● Klappen Sie – von den Fersen ausgehend – abwechselnd die Füße vor und zurück, so als ob Sie mit den Füßen winken würden (Bild unten).

● Führen Sie die Übung so durch, dass der ganze Körper in Schwung gerät und Sie die Bewegung bis zum Kopf spüren.

● Stoppen Sie die Bewegung nach ungefähr 3 Minuten.

● Spüren Sie sofort dem Energieverlauf hinterher. Wie fühlt sich die Energie im Körper an? Bis wohin spüren Sie sie? Wann beginnt das Gefühl wieder abzuklingen?

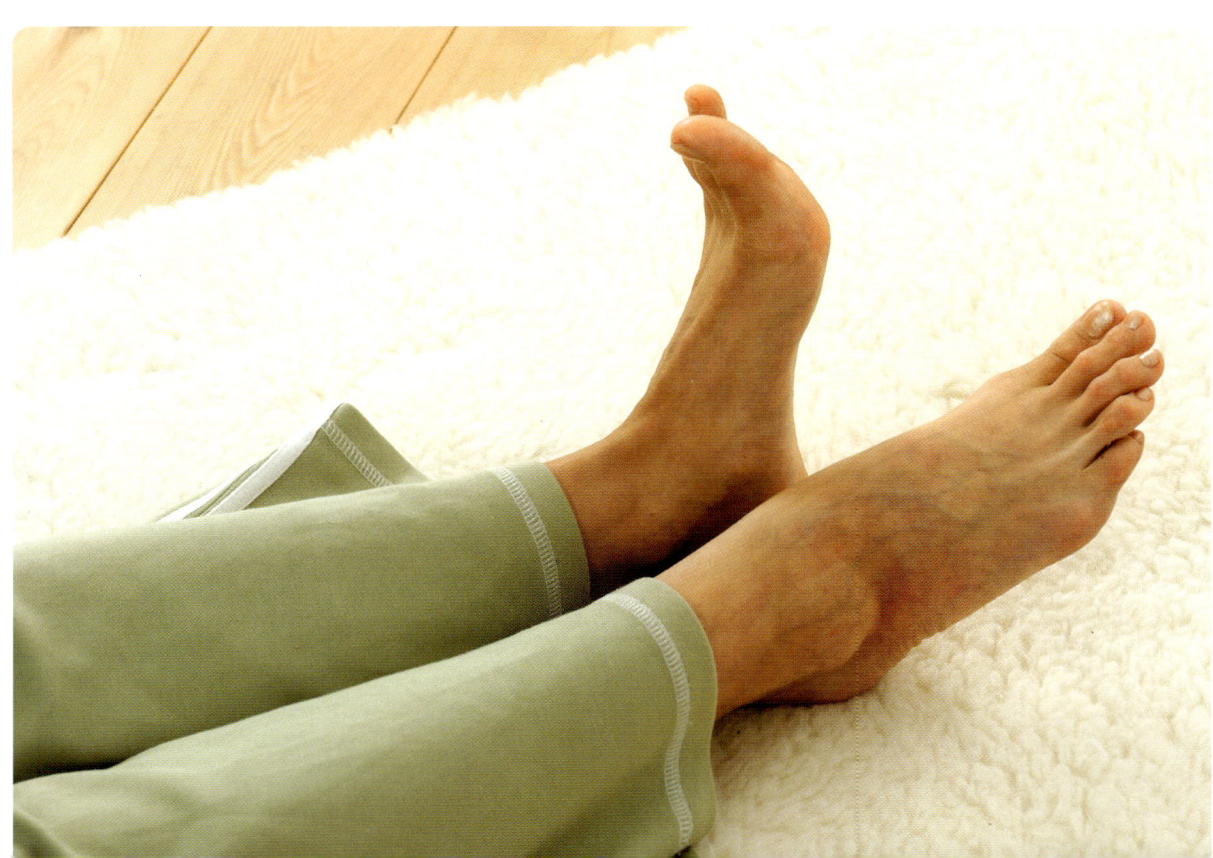

## Yoga- und Verwöhnübungen mit dem Partner

Einen ganz großen Bereich in unseren Schwangerschaftskursen widmen wir den Partnerübungen. Sich in liebevolle Hände zu begeben, sich dem Geschehen hinzugeben und loszulassen, sich einem anderen Menschen so anzuvertrauen, dass eine tiefe Entspannung empfunden werden kann, schenkt den Übenden Wohlgefühl und Geborgenheit.

### Entspannen mit fremder Hilfe

Immerzu werden andere Menschen um Sie herum sein und die Schwangerschaft mit Ihnen teilen. Oftmals sind das eigentlich ganz fremde Menschen, die Sie begleiten und unter deren Obhut Sie beispielsweise medizinisch betreut werden und die Ihnen während der Entbindung zur Seite stehen.

Wenn Sie sich schon während der Schwangerschaft dafür öffnen, das Kostbarste, Ihr Kind, im Beisein und mit Hilfe fremder Menschen zu bekommen, dann brauchen Sie keine Angst vor dem Loslassen zu haben. Das Entspannen mit fremder Hilfe ist deshalb ein ganz besonders wichtiger Weg der werdenden Mutter, Abschied von Konventionen zu nehmen und den Lebensfluss mit anderen zu teilen. Geben Sie sich dem Loslassen hin, auch wenn fremde Menschen dabei sind!

Partnerübungen sind natürlich eine wunderbare Art und Weise, einmal nichts selbst tun zu müssen, sondern sich »bedienen« und verwöhnen zu lassen. Ihr Übungspartner kann der Vater Ihres Kindes oder auch eine andere Person, zum Beispiel eine liebe Freundin, sein.

### Rücken an Rücken

● Setzen Sie sich beide Rücken an Rücken auf den Boden. Spüren Sie die Berührungspunkte am Rücken und die Wärme, die Sie beide ausstrahlen.

● Nach einer Weile beginnt einer von Ihnen, den Oberkörper sanft nach rechts und links zu bewegen. Der andere folgt einfach dieser Bewegung.

● Bewegen Sie anschließend den Oberkörper vor und zurück – der Partner folgt (Bild rechts).

● Schließlich kreisen Sie mit dem Oberkörper. Der Partner versucht stets, sich der schwingenden Stimmung anzupassen und ganz im Fluss der Bewegung zu sein.

● Sobald der eine Partner seine Übungsfolge beendet hat, gibt der andere den Rhythmus vor und wiederholt die Folge.

**Die Wirkung der Übung:** Bei dieser Partnerübung lernen Sie, sich ganz auf einen anderen Menschen zu verlassen und sich ihm anzupassen. Sie fühlen Wärme und Geborgenheit. Beim zweiten Teil der Übung spüren Sie, wie es ist, einen anderen Menschen behutsam anzuleiten und zu führen. Beide Qualitäten werden Sie als Elternteile benötigen.

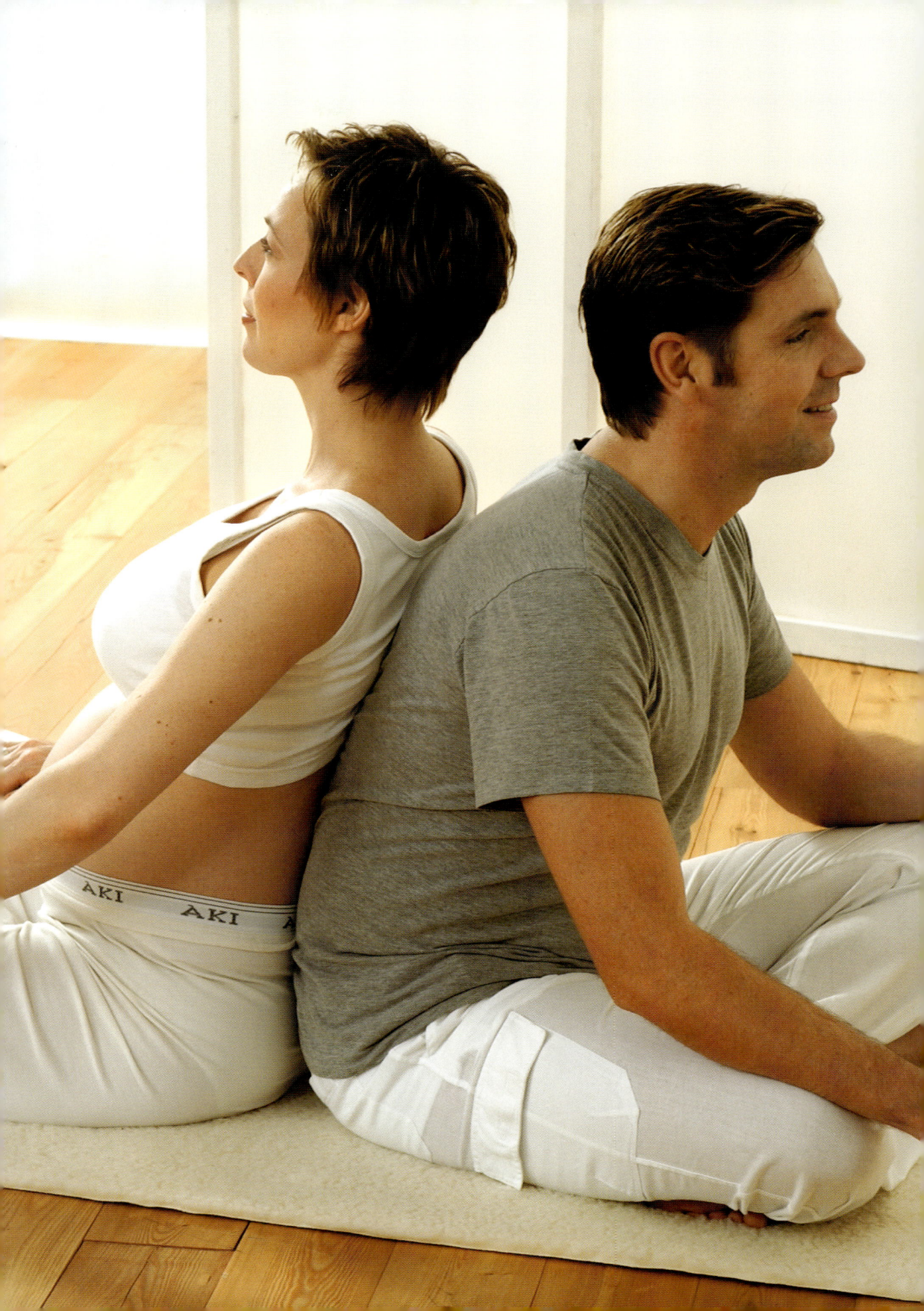

### Die innere Stärke spüren

● Legen Sie sich mit dem Rücken auf den Boden und drehen Sie sich auf die Seite.

● Ihr Partner setzt sich hinter Ihren Rücken und legt eine Hand auf Ihr Kreuzbein und die andere Hand auf Ihren Hinterkopf (Bild unten).

● Halten Sie die Position mindestens für 3 Minuten. Spüren Sie dabei den Händen Ihres Partners nach. Wie fühlt es sich an, dass die Hände ausgerechnet auf dem Kreuzbein und dem Hinterkopf liegen? Welche Verbindungen werden spürbar?

**Die Wirkung der Übung:** Sie stärkt Ihr Selbstbewusstsein. Kreuzbein und Hinter-

kopf stehen für Ur- und Selbstvertrauen im Leben. Wenn Sie ein Neugeborenes halten, dann berühren Sie immer seinen Hinterkopf, um den Kopf zu stützen, und das Kreuzbein, den Po. Diese Haltung ist die erste, die ein Mensch erfährt, wenn er auf der Welt ist. Auch Sie als Schwangere wurden einst auf diese Weise gehalten. Diese Körpererinnerung ist tief in Ihnen verankert. Halt, Geborgenheit und innere Stärke erwachsen aus ihr. Spüren Sie nun ganz bewusst, wie diese Haltung Ihnen Kraft schenkt. Wenn Ihr Partner die Hände löst, dann bleibt die Erinnerung trotzdem wach. Ab jetzt können Sie immer wieder Halt und Geborgenheit spüren.

Gönnen Sie dieses Erlebnis anschließend auch Ihrem Partner.

*Ihr Partner vermittelt Ihnen bei dieser Übung Halt und Geborgenheit, so dass Ihre innere Stärke wachsen kann.*

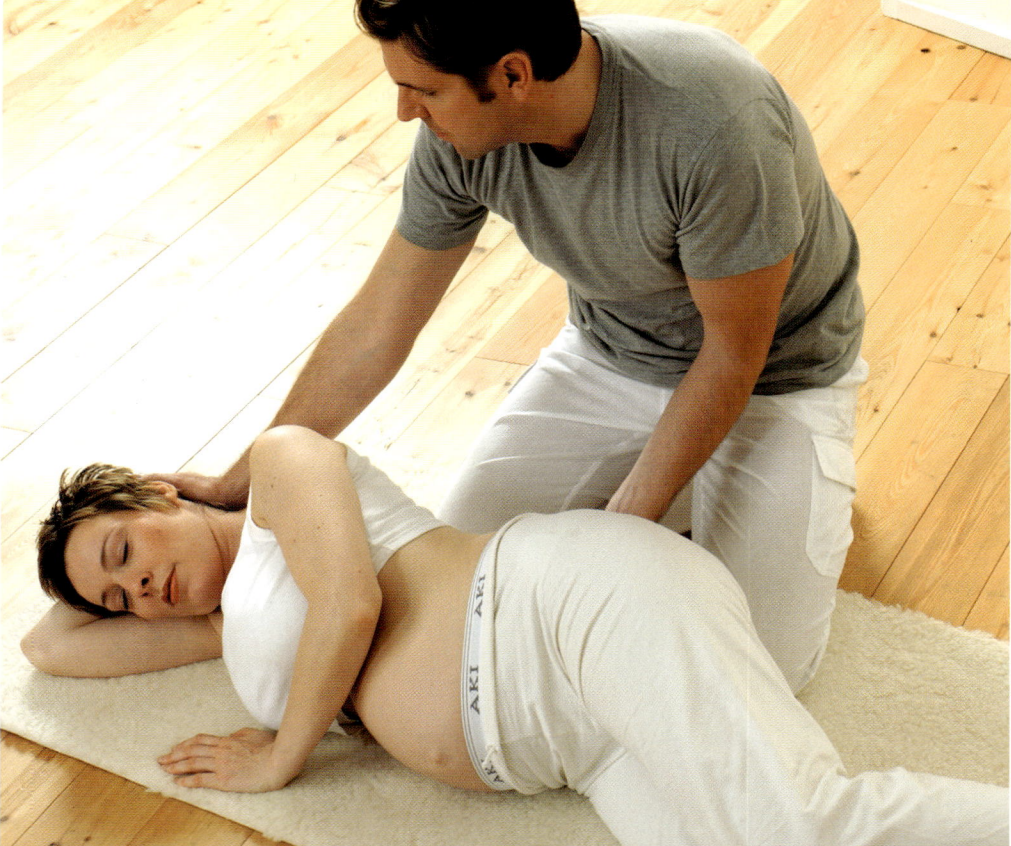

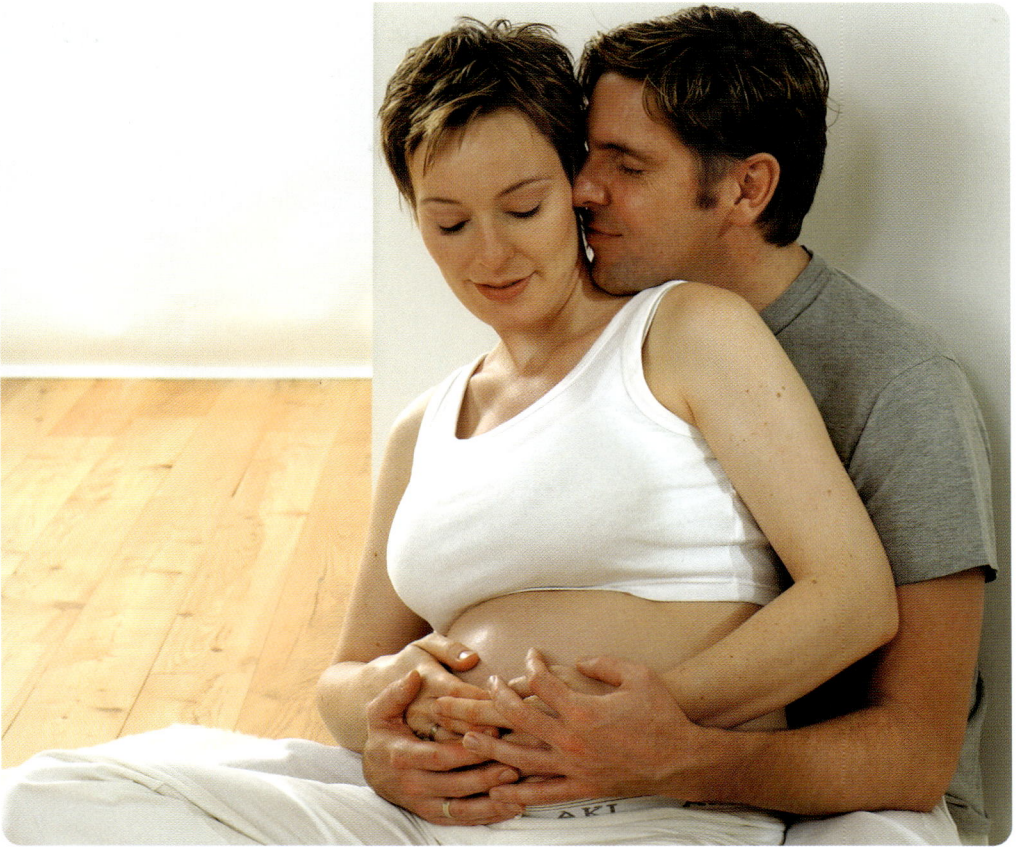

*Besonders schön ist diese Übung, wenn Sie sie mit dem Vater des Kindes ausführen, mit dem Sie in Liebe verbunden sind.*

## Die Umarmung

Diese Übung wird am besten im Bett oder am Boden auf einer weichen Decke sitzend ausgeführt. Sie benötigen dazu eine Wand oder ein festes Bettgestell zum Anlehnen.

● Ihr Partner setzt sich hin und lehnt sich mit ausgestreckten und gespreizten Beinen an die Wand oder das Bettgestell.

● Nehmen Sie vor ihm Platz und schmiegen Sie sich mit Ihrem Rücken an seinen Bauch.

● Legen Sie Ihre Hände auf Ihren Bauch. Ihr Partner umschließt Ihre Hände mit seinen – spüren Sie gemeinsam das Kind.

● Lehnen Sie sich vollständig an Ihren Partner, schließen Sie beide die Augen und versuchen Sie, einen gemeinsamen Atemrhythmus zu finden (Bild oben).

**Die Wirkung der Übung:** Sie spüren Ihre Einheit und Verbundenheit durch das Fließen Ihres Atems und über die Hände, die mit Ihrem Kind Verbindung aufnehmen.

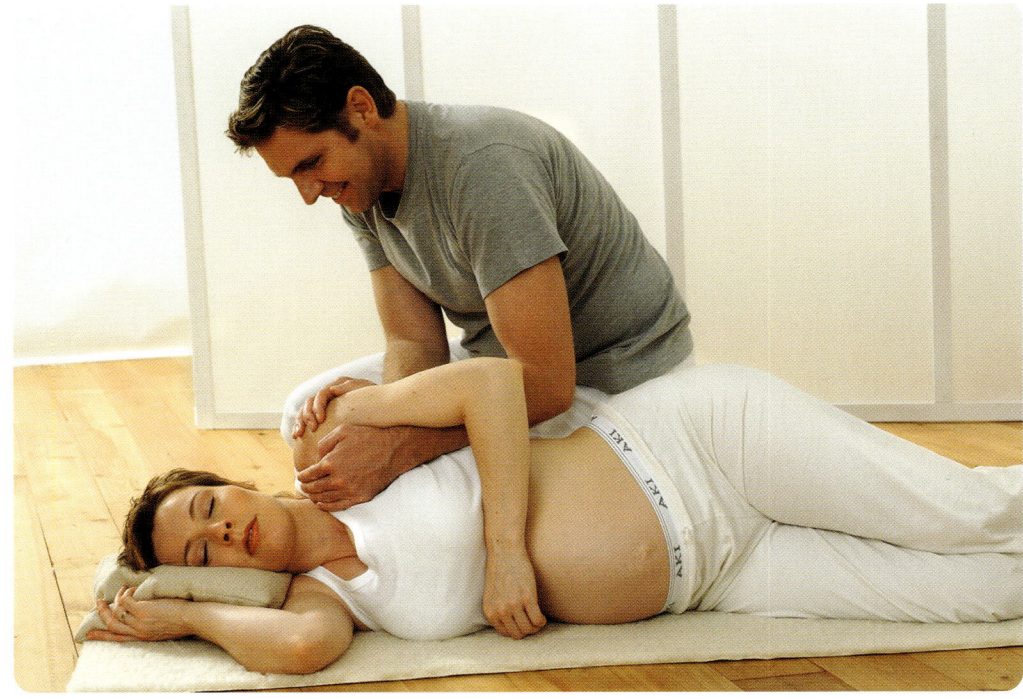

*Atmen Sie während dieser Übung hörbar aus, damit Ihr Partner weiß, wann er Ihre Schulter seitlich nach unten ziehen muss.*

### Die Schultern lösen

● Legen Sie sich auf den Boden und drehen Sie sich zur Seite. Betten Sie Ihren Kopf auf ein Kissen.

● Ihr Partner setzt sich so an Ihren Rücken, dass seine Seite Ihren Rücken berührt.

● Nun hebt er Ihren oben liegenden Arm an und fasst mit einer Hand unter Ihrem Arm hindurch. Er legt beide Hände auf Ihre Schulter – eine von oben, eine von unten – und verschränkt die Finger. Sie lassen Ihren Arm ruhig dabei hängen.

● Atmen Sie zunächst tief ein und dann wieder tief aus. Während der Ausatmung drückt Ihr Partner auf Ihre Schulter und zieht sie seitlich nach unten, aber nicht nach vorn. Die Halsmuskulatur wird dabei gedehnt (Bild oben).

● Beim Einatmen hilft Ihr Partner nicht mit, sondern wartet auf die nächste Ausatmung. Nun zieht er wieder nach unten.

● Wiederholen Sie diese Übung mindestens 3 Minuten lang. Danach drehen Sie sich auf die andere Seite. Führen Sie die Schulterlösung nun zur anderen Seite aus.

**Die Wirkung der Übung:** Das gemeinsames rhythmisches Atmen verbindet Sie, Schulterverspannungen werden sanft gelöst.

### Den Kopf halten

● Legen Sie sich auf den Rücken. Ihr Partner setzt sich oberhalb Ihres Kopfes hin und hält Ihren Kopf in seinen Händen.

● Lassen Sie ganz los und spüren Sie dem Gehaltenwerden hinterher. Sie brauchen Ihren Hals nicht weiter anzuspannen oder zu versuchen, den Kopf mitzuhalten. Vertrauen Sie ganz der Haltekraft Ihres Partners. Er wird Ihren Kopf nicht fallen lassen.

● Schließen Sie die Augen und genießen Sie die Berührung (Bild oben).

**Die Wirkung der Übung:** Sie lernen, auf die Kraft Ihres Partners zu vertrauen und völlig loszulassen.

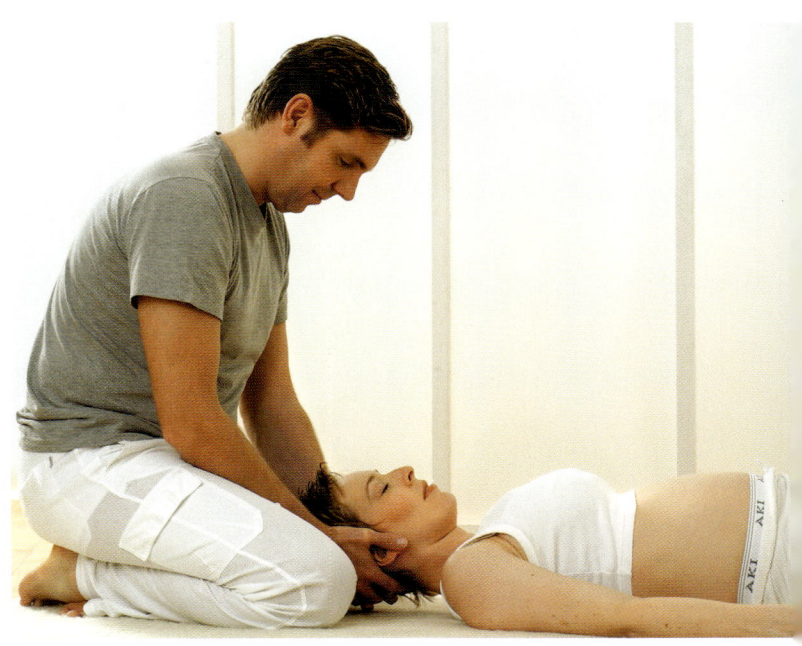

**Die Wirkung der Übung:** Sie erfahren durch Ihren Partner Stütze und Halt und spüren seine liebevolle Zuwendung.

### Die Rückenstütze

● Setzen Sie sich aufrecht in den Schneidersitz. Ihr Partner setzt sich mit ausgestreckten Beinen hinter Sie, so dass seine Fußsohlen auf Ihrem Kreuzbein liegen. Er stützt sich mit den Armen hinter sich ab.

● Genießen Sie die Berührung der Füße. Sie vermitteln Ihnen Stütze und Halt im Kreuzbein (Bild unten).

● Nach einer Weile »massiert« Ihr Partner Sie sanft mit seinen Zehen. Wie fühlt sich diese Massage an?

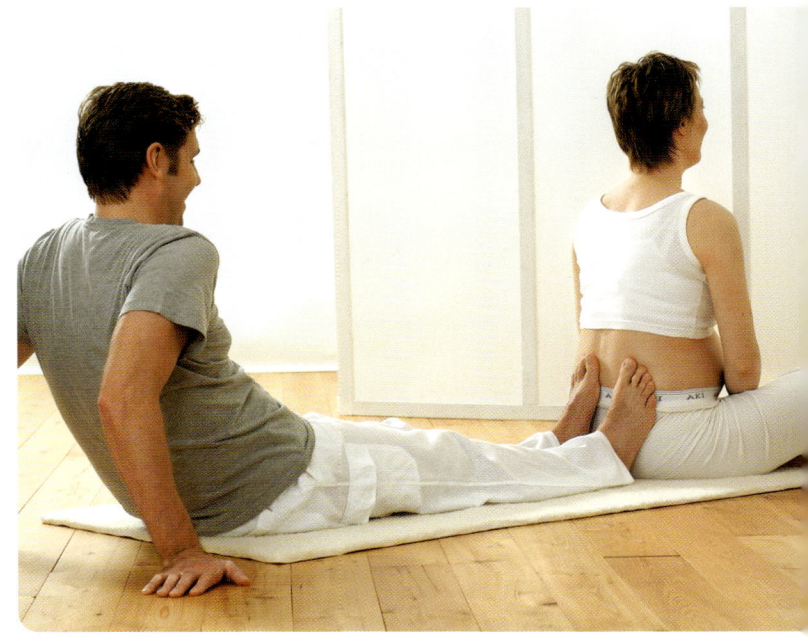

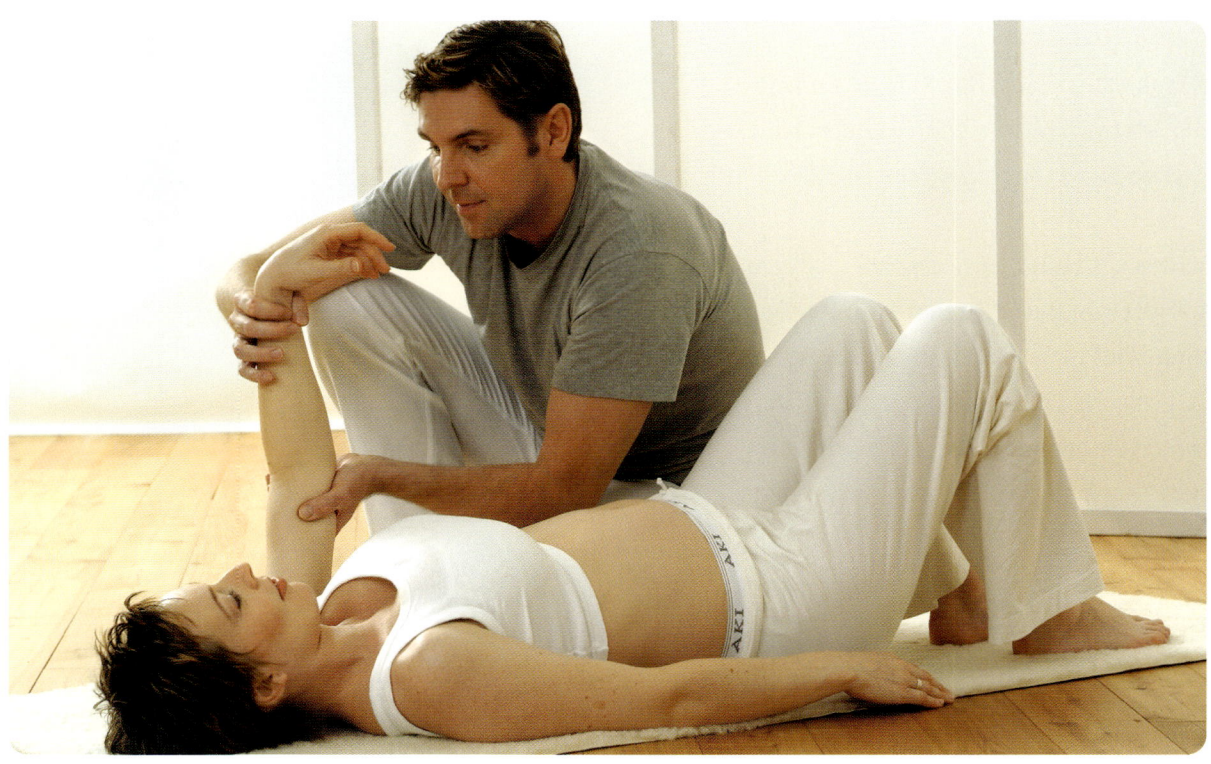

### Arme schütteln

● Legen Sie sich auf den Rücken. Ihr Partner setzt sich an Ihre Seite und nimmt einen Ihrer Arme in seine Hände.

● Nun winkelt er Ihren Arm an und hält ihn am Handgelenk und am Unterarm kurz vor dem Ellenbogen fest (Bild oben).

● Jetzt beginnt Ihr Partner, den Arm ganz sanft zu schütteln. Sie versuchen, den Arm einfach locker zu lassen und alles geschehen zu lassen, ohne aktiv mitzuhelfen.

● Schütteln Sie mindestens 3 Minuten lang. Danach setzt sich Ihr Partner auf Ihre andere Seite und verfährt mit Ihrem zweiten Arm in der gleichen Weise.

**Die Wirkung der Übung:** Das sanfte Armschütteln lockert Verspannungen im Schulter-Nacken-Bereich.

**Achtung:** Bitte kommen Sie nicht auf die Idee, die Beine schütteln zu wollen! Die Vibrationen und Schwingungen, die im Bauch übertragen werden, könnten wehenfördernd sein. Diese Übung kann höchstens während der Eröffnungsphase der Entbindung erfolgen. Nach der Schwangerschaft können Sie natürlich jederzeit auch die Beine schütteln.

# Liebevolle
## Massagen

Massagen können eine liebevolle, sinnliche Erfahrung sein. Ein Geben und Nehmen fließt in alle Bereiche des Lebens ein und schenkt dem Verwöhnten sowie dem, der die Massage gibt, meditative Stille und Entspannung. Aber auch die Selbstmassage schenkt Wohlgefühl und Erholung. Viele einfache Massagegriffe lassen eine schnelle Kurzentspannung zu, die augenblicklich Verspannungen löst und in stressigen Zeiten wahre Wunder vollbringt. Und eine Massage schafft eine tiefe Verbundenheit zwischen den werdenden Eltern und dem Kind.

Selbst der Wehenschmerz kann mit Hilfe von Massagengriffen gelindert werden. Sie regen den Körper an, vermehrt Glückshormone auszuschütten. So wird die Massage zur beruhigenden Anti-Schmerz-Methode.

### Wirkungen in der Schwangerschaft

- Regulierung der Energieverteilung im Körper
- Verbesserung der Blutzirkulation und des Lymphflusses
- Verbesserung der Nährstoffaufnahme und des Abtransportes von Stoffwechselabfallprodukten

- Erlösung von nervösen Spannungen, Beruhigung der Nerven
- muskuläre Entkrampfung
- Senkung des Blutdrucks
- Aktivierung des Kreislaufs
- entwässernde Wirkung bei Ödemen
- Ausschüttung von Endorphinen (Glückshormonen) zur Schmerzbewältigung und Beruhigung
- Erhöhung des Muskeltonus durch regelmäßige Massagen
- Linderung von Schlafstörungen
- Förderung der Gelenkbeweglichkeit

### Wann nicht massiert werden darf

Bei den folgenden Situationen müssen Sie leider auf eine Massage verzichten:

- bei starker Übelkeit und Erbrechen
- bei vaginalen Blutungen und Ausfluss
- bei erhöhter Körpertemperatur
- bei Krankheiten, Durchfall, Schmerzen, Hautreizungen, Ekzemen
- bei allgemeinem Unwohlsein
- wenn Sie gerade gegessen haben oder die letzte Mahlzeit weniger als 2 Stunden zurückliegt
- wenn Ihr Arzt aus medizinischen Gründen Einwände erhebt

Massagen lindern nicht nur Schmerzen und Beschwerden der Muskeln und Gelenke, sie tragen zudem zu einer tiefen Entspannung bei.

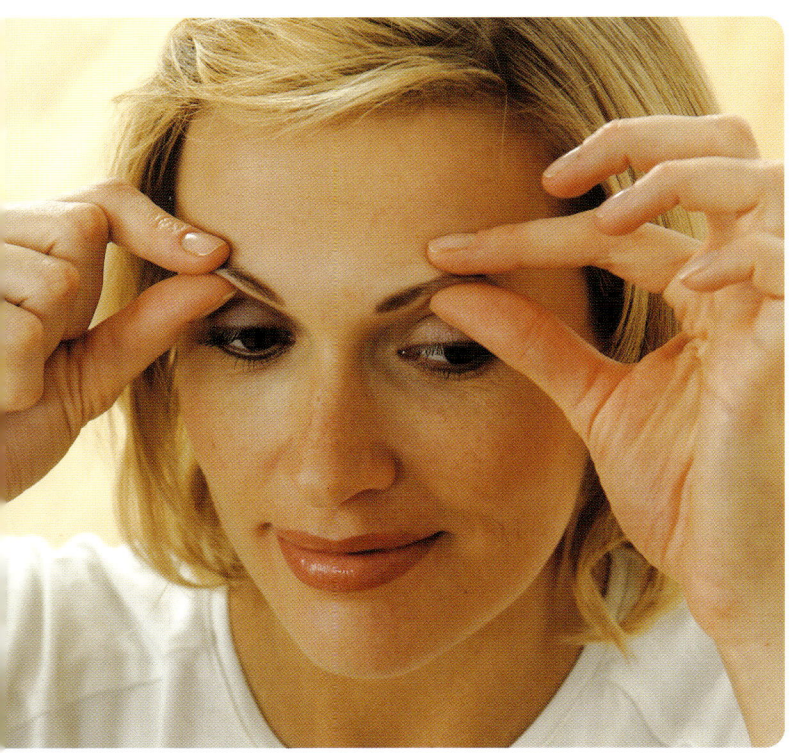

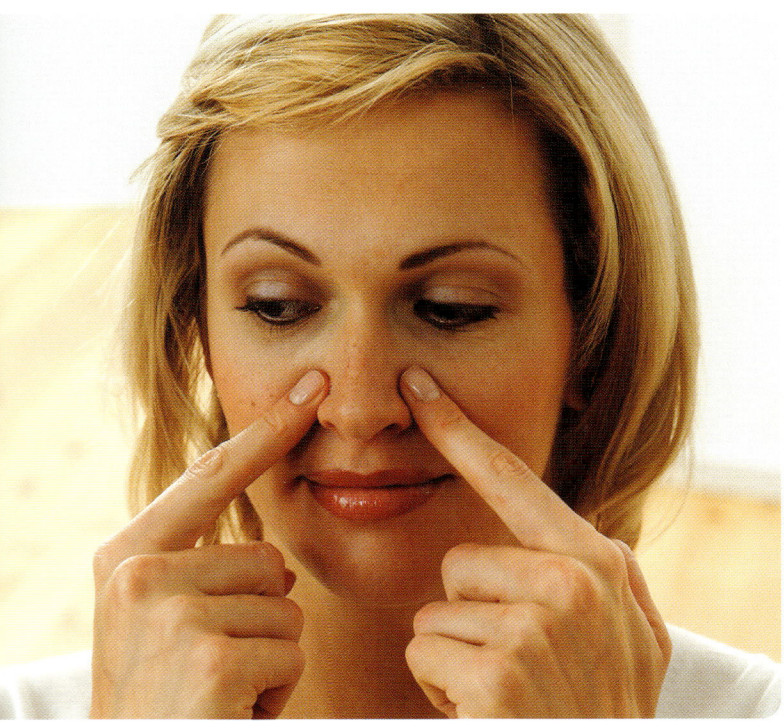

## Wohltuende Selbstmassage für zwischendurch

Diese Massage führen Sie ohne Massageöl aus. Sie können sie jederzeit einsetzen, auch wenn Sie nur wenig Zeit haben. Hilfreich sind hierbei auch kleine Massageroller, Massagegeräte und Igelbälle, die Sie beispielsweise in Ihrer Handtasche immer und überall dabei haben können oder die Ihnen am Arbeitsplatz dienlich sind.

### Entspannende Gesichtsmassage

● Klopfen Sie mit allen Fingerspitzen sanft über das ganze Gesicht. Schließen Sie dabei die Augen, und »trommeln« Sie das Gesicht richtig gut durch.

● Danach kneten Sie mit den Daumen und Zeigefingern die Augenbrauen entlang. Dort sitzen Verspannungen zum Beispiel durch Stirnrunzeln (Bild oben).

● Anschließend umkreisen Sie sanft drückend die Nasenflügel mit den Zeigefingern (Bild unten).

● Legen Sie nun alle Finger in die Mitte der Stirn und streichen Sie rechts und links jeweils von der Stirnmitte zu den Schläfen.

● Kneifen Sie ganz sanft das ganze Gesicht ab, vor allem die Wangen. Sparen Sie dabei die Augenpartie aus.

- Klopfen Sie mit den Ringfingern rund um die Augen. Diese Finger üben den wenigsten Druck aus.

- Beenden Sie die Massage, indem Sie Grimassen schneiden, mit der Zunge im Mund herumfahren, die Wangen aufblasen und die Luft im Mundraum hin und her schieben. Schließlich legen Sie die Hände flach auf das Gesicht. Halten Sie diese Position mindestens 1 Minute lang.

## Entspannende Kopfmassage

- Fahren Sie sich mit allen Fingern über die Kopfhaut.

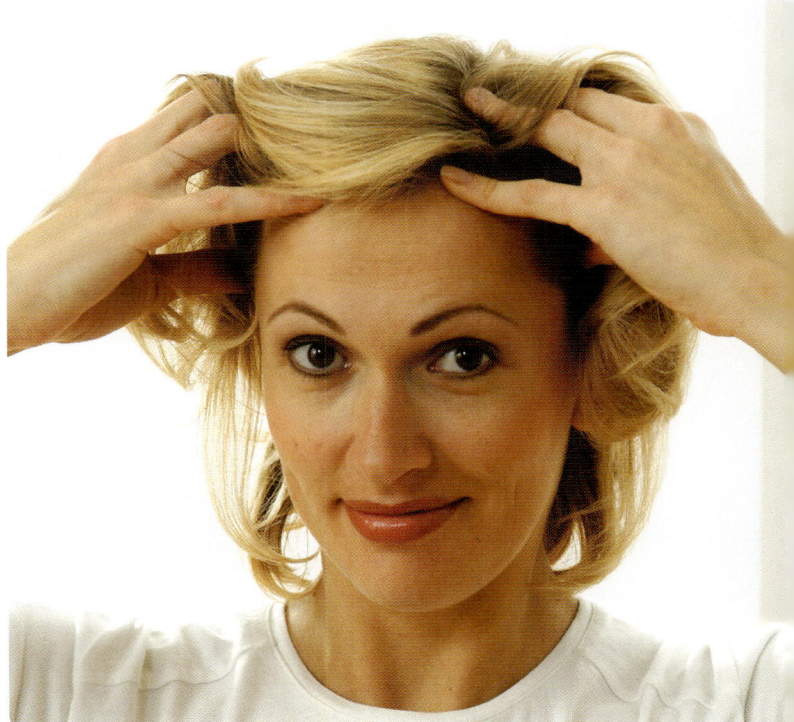

- Kratzen Sie sich am Kopf und beginnen Sie dann mit kreisenden Bewegungen wie beim Haarewaschen die Kopfhaut zu massieren. Vor allem am Haaransatz sitzen Verspannungen, die Sie mit winzigen kreisenden Bewegungen auflösen (Bild oben).

## Die Ohren massieren

Diese Reflexzonenarbeit bringt dem Körper neuen Schwung.

- Kneten Sie sorgfältig die Ohren ab. Beginnen Sie damit an den Ohrläppchen.

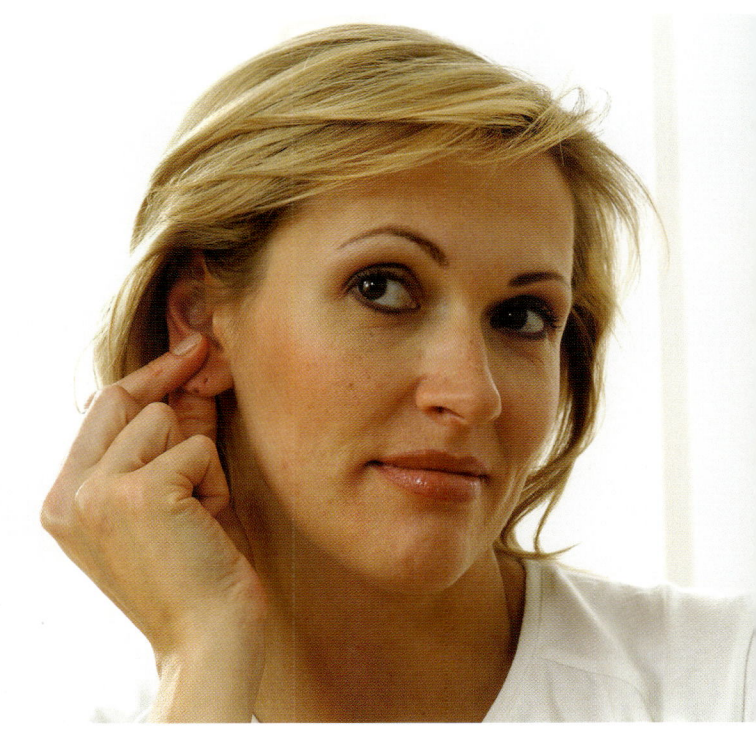

- Danach reiben Sie das ganze Ohr zwischen Daumen und Zeigefinger in kreisenden Bewegungen (Bild unten).

### Die Lymphe ausstreichen

● Schließen Sie Ihre Hände zu Fäusten. Spreizen Sie die Zeige- und Mittelfinger ab. So entsteht der so genannte Scherengriff (Bild oben).

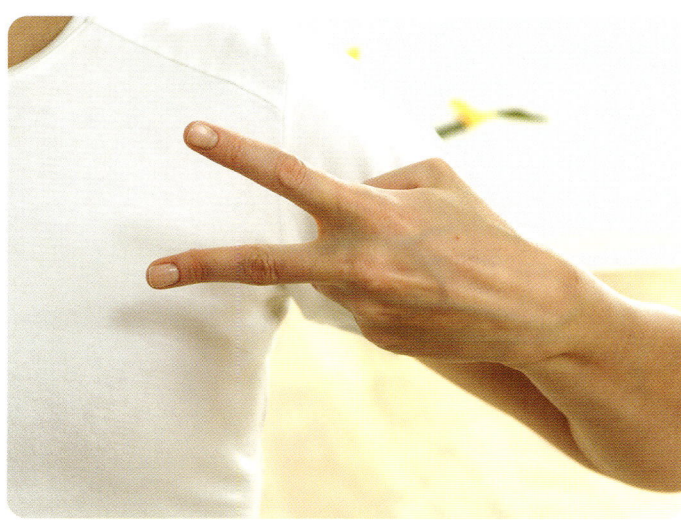

● Legen Sie nun Ihre beiden »Scheren« rechts und links so an die Ohren, dass jeweils der Zeigefinger hinter dem Ohr liegt und der Mittelfinger an der Schläfe (Bild links unten).

● Streichen Sie ganz vorsichtig und ohne Druck mit der »Schere« nach unten über den Hals bis zum Brustbein.

● Wiederholen Sie dieses Streichen mindestens 1 Minute lang.

### Die Nacken- und Schultermassage

Den Nacken und die Schultern durchzukneten verleiht nicht nur dem Beckenboden Elastizität durch die reflektorische Verbindung zwischen Beckenboden und Schulterpartie, sondern diese Art der Massage tut ganz einfach gut, wenn mal wieder nach einem langen und stressigen Tag alles verspannt ist.

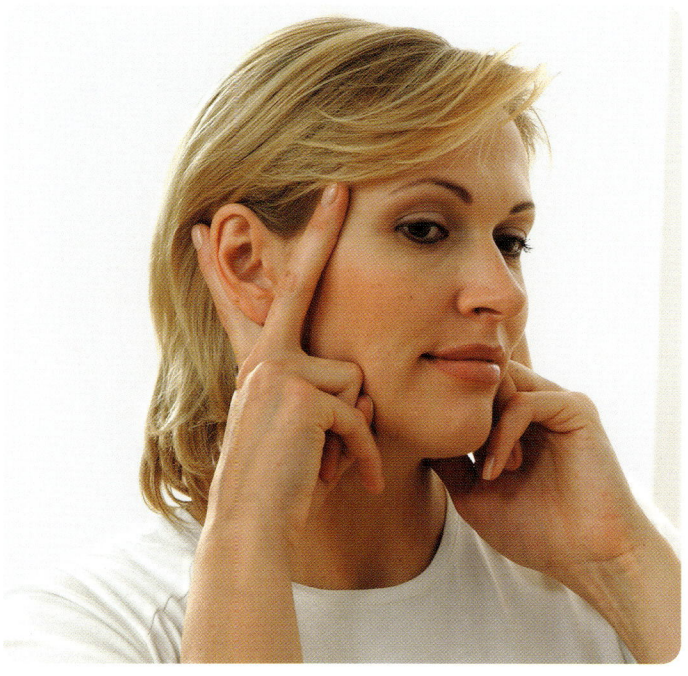

● Kneten Sie mit beiden Händen Ihre Schultern und den Nacken gut durch. Hilfreich ist hierbei auch ein heißes Kirschkernsäckchen (in der Mikrowelle anwärmen), das über die Schultern gelegt und sanft massierend hin und her geschoben wird (Bild rechts).

● Kreisen Sie mit dem Kirschkernsäckchen sanft über alle verspannten Stellen.

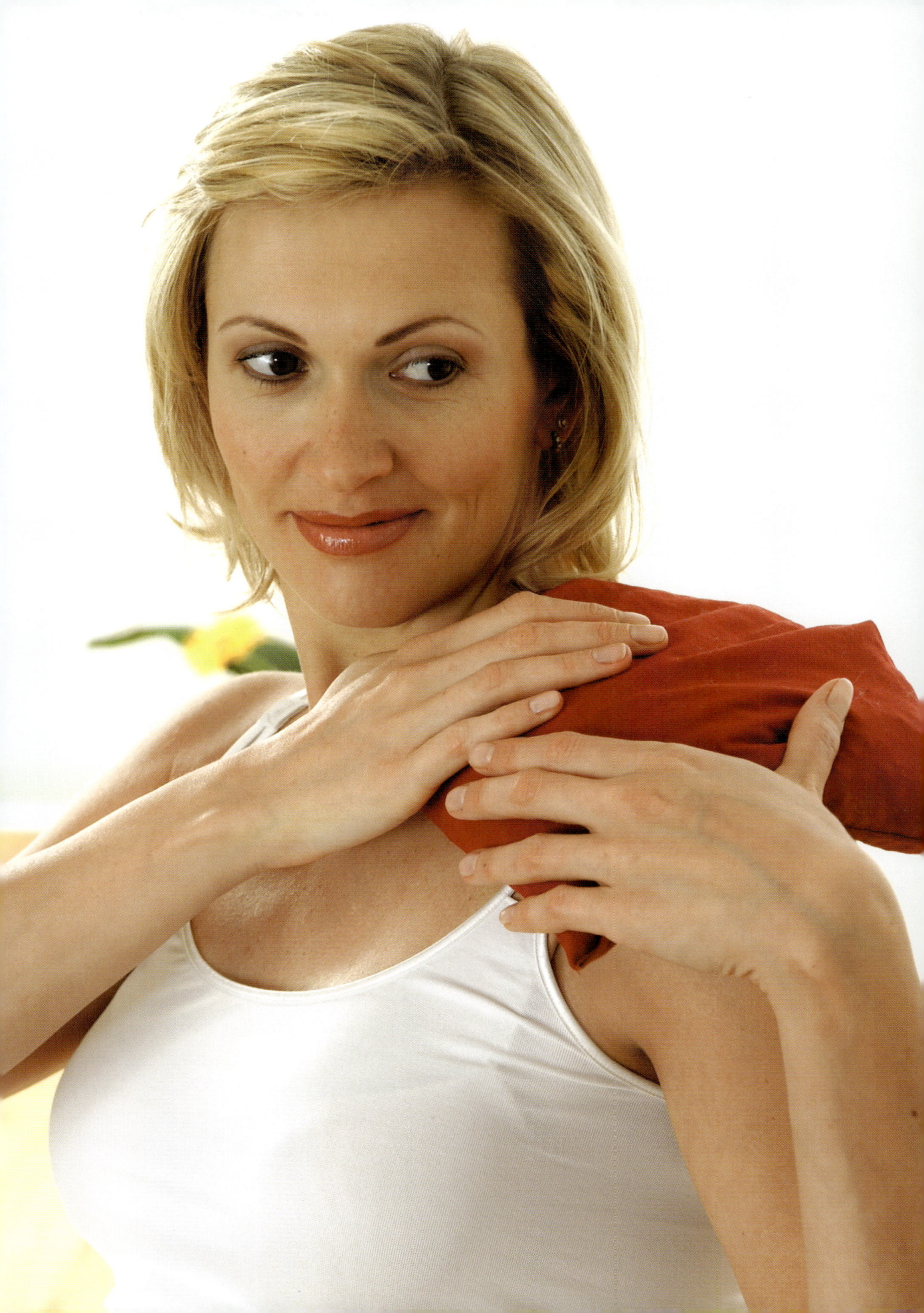

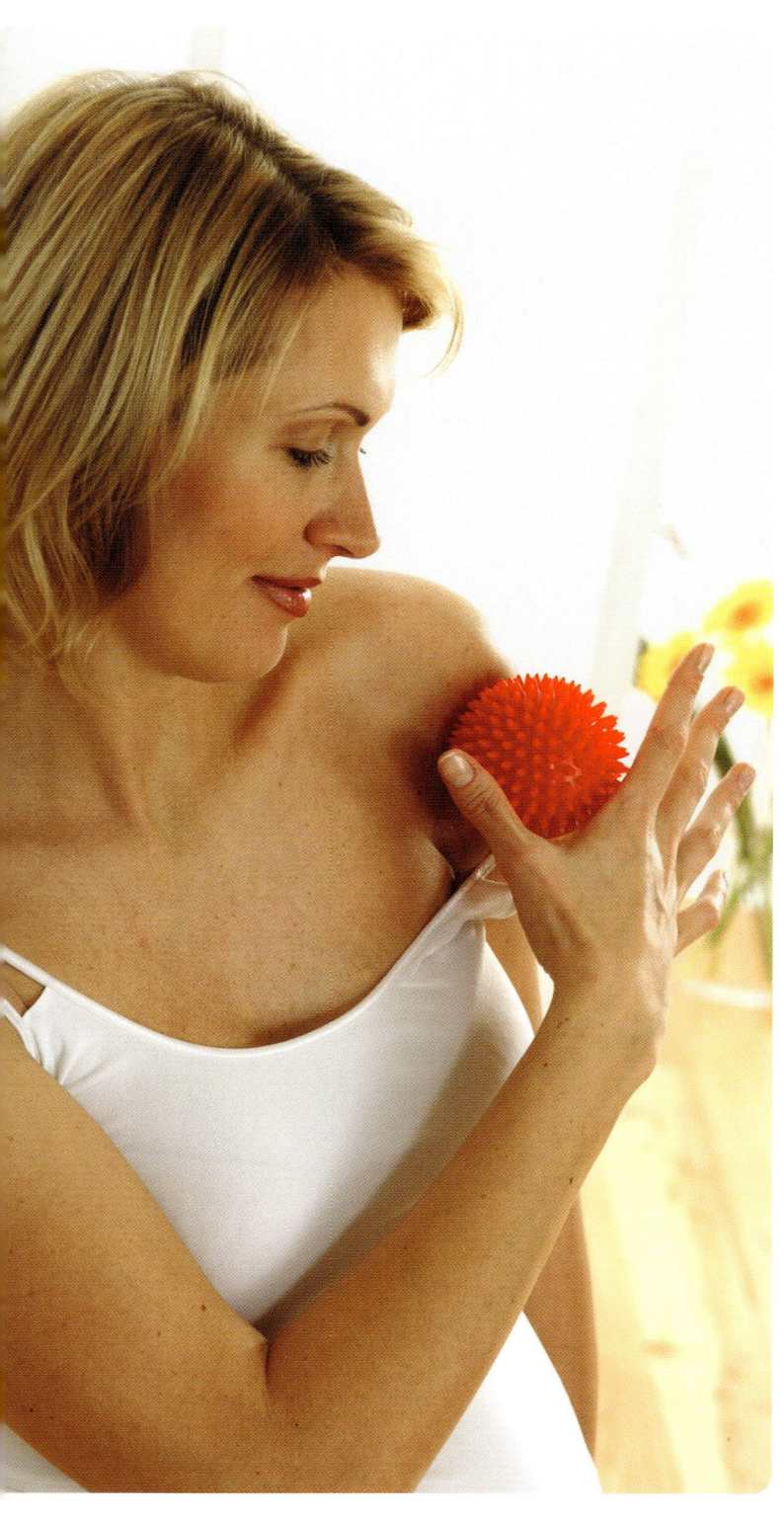

## Die Massage mit dem Igelball und anderen Geräten

Die Anschaffung eines Igelballes lohnt sich allemal. Der Igelball ist ein ideales Massagegerät für die Selbst- und Partnermassage für die ganze Familie. Ihr Baby kann dann ab dem dritten Lebensmonat mit dem Igelball spielen, und Sie können es genauso mit dem Ball sanft massieren wie sich selbst.

● Mit dem Igelball lassen sich gut Kopf, Nacken, Schultern, Hände, Kreuzbein, Gesäß, Oberschenkel, Waden und Füße massieren. Alle Stellen des Körpers, die Sie selbst erreichen können, erhalten eine kreisende Massage (Bild links).

● Bitte führen Sie die Massage nur mit leichtem Druck aus, es sei denn, Sie selbst spüren den Wunsch, an einer Körperstelle fester zu arbeiten.

● Sehr entspannend ist das Rollen der Füße über den Igelball. Wer lange am Schreibtisch sitzen muss, tut sich mit dem Igelball auf diese Weise viel Gutes.

● Für alle anderen Massagegeräte gilt das Gleiche wie für den Igelball. Praktisch ist auch ein so genannter Fußroller – beispielsweise aus Holz –, der die Fußreflexzonen sanft stimuliert.

## Die Kreuzbeinmassage

● Bei Schmerzen in der Kreuzbeingegend
legen Sie beide Fäuste auf Ihr Kreuzbein.
Kreisen Sie sanft mit den Fäusten auf dem
schmerzhaften Bereich (Bild oben).

● Auch mit den Fingerspitzen können Sie
punktuelle Kreisbewegungen ausführen.

● Streichen Sie anschließend den unteren
Rücken nach allen Seiten sanft aus.

### Massage mit dem Kirschkernsäckchen

● Legen Sie sich auf das heiße Säckchen.
Kippen Sie das Becken sanft vor und
zurück, nach rechts und nach links.

● Kreisen Sie dann mit dem Becken in
beide Richtungen (Bild unten).

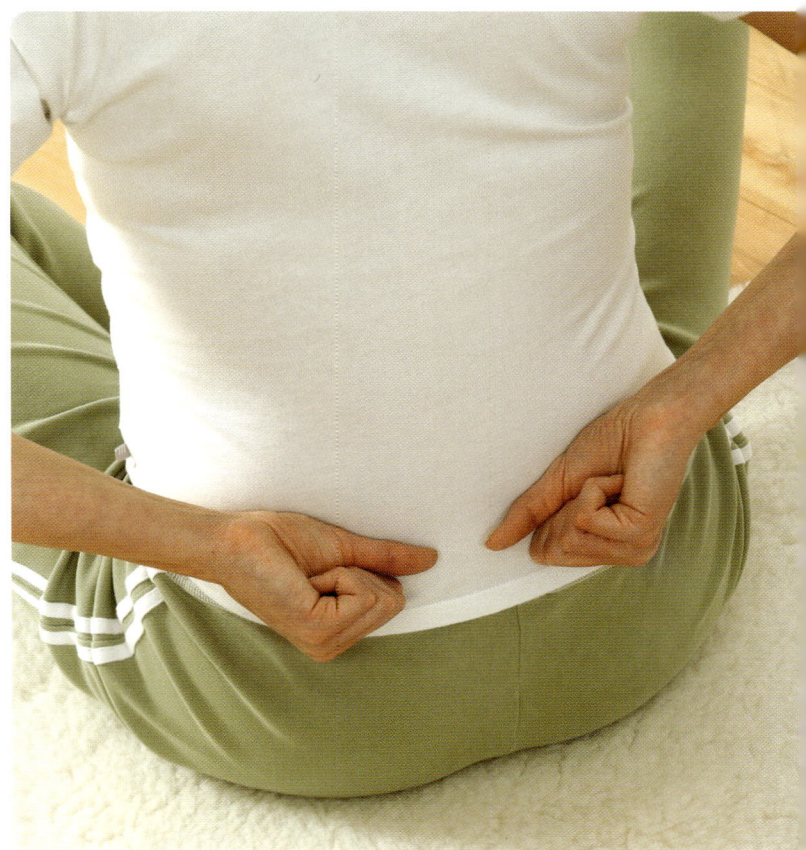

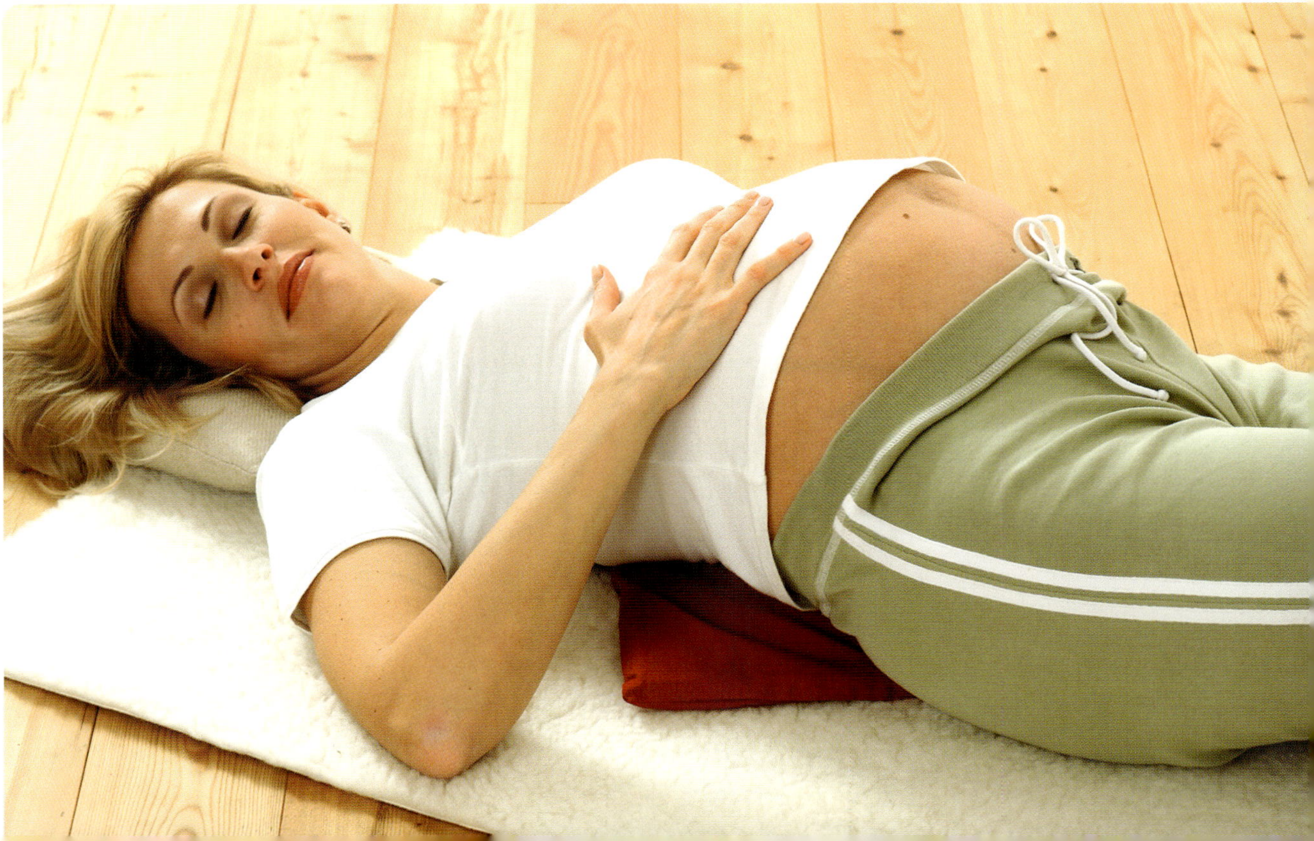

## Sanfte Selbstmassagen mit pflegenden Ölen

Diese Massagen benötigen etwas mehr Zeit und entfalten ihre Wirkung zusammen mit einem guten Massageöl. Wer gern mit Aromen arbeitet und sich nach seinem Lieblingsduft sehnt, mischt sich ein entsprechendes Öl. Aber auch eine Massage ganz ohne Duft kann wohltuend und entspannend sein.

### Olivenöl als Basisöl

Am einfachsten ist eine Massage mit Olivenöl, da dieses Öl in den meisten Haushalten zum Kochen sowieso schon bereit steht. Sie können dann einfach die benötigte Menge in ein Schälchen füllen. Für den Massierenden ist Olivenöl ein sehr dickflüssiges Öl, mit dem sich gut massieren lässt. Allerdings stört der Geruch nach »Salat« manch empfindliche Nase.

### Weizenkeim- und Mandelöl als Basisöl

Zwei weitere besonders gute Massageöle sind Weizenkeim- und Mandelöl. Sie wirken gegen Schwangerschaftsstreifen und riechen zudem sehr viel angenehmer als Olivenöl. Allerdings sind diese beiden Öle erheblich teurer und auch nicht so lange haltbar.

*In den arabischen Ländern ist Olivenöl das absolute Schönheitsöl für Haut und Haare.*

---

## Die besten Massageöle und Aromen

*Geeignete Massageöle* während der Schwangerschaft sind solche, die reich an ungesättigten Fettsäuren sind und Vitamin E zur Haut- und Zellerneuerung enthalten. Verwenden Sie am besten eines der folgenden Öle:

- *Weizenkeimöl*
- *Mandelöl*
- *Olivenöl*

---

*Geeignete Aromen* zum Mischen:

Honig, Lavendel, Mandarine, Melisse, Orange, Sandelholz, Vanille, Ylang-Ylang, Zitrone:

- *Mandarine, Orange, Ylang-Ylang und Zitrone wirken anregend und erfrischend.*
- *Honig, Lavendel, Melisse, Sandelholz und Vanille haben eine beruhigende Wirkung.*
- *Sandelholz, Vanille und Ylang-Ylang wirken sehr sinnlich und erotisierend.*

---

*Aromatisierte Massageöle herstellen:*

- *Nehmen Sie auf 50 Milliliter Basisöl insgesamt 24 Tropfen der gewünschten ätherischen Öle (Auswahl siehe oben).*
- *Verwenden Sie höchstens 4 verschiedene ätherische Öle pro Basisöl.*
- *Bewahren Sie Ihre Massageöle in dunklen Fläschchen an einem kühlen Ort auf.*

### Die Brustmassage

Die Brustmassage dient der Vorbereitung auf das Stillen, aber sie wird auch zur Pflege der sich dehnenden Haut eingesetzt.

- Bearbeiten Sie jede Brust einzeln.

- Streichen Sie stets vom umliegenden Gewebe zur Brustwarze hin im Uhrzeigersinn.

- Massieren Sie mit der flachen Hand und mit geschlossenen Fingern.

- Üben Sie beim Streichen zunächst mit dem Handballen, dann mit den Fingern sanft Druck aus.

- Die Brustwarzen massieren Sie mit Fingern und Daumen.

### Die Bauchmassage

Die Bauchmassage beugt Schwangerschaftsstreifen vor. Verwenden Sie am besten Weizenkeimöl, denn es enthält viel Vitamin E. Wenn möglich beginnen Sie mit der Bauchmassage schon zu Beginn der Schwangerschaft, um die Haut geschmeidig zu halten und um die Spannkraft und Elastizität zu erhöhen.

- Verwenden Sie reichlich Öl und arbeiten Sie mit beiden Händen gleichzeitig.

- Am Bauch sollte nie geknetet werden!

- Streichen Sie mit den flachen Händen kreisend über den gesamten Bauch. Vergessen Sie nicht die Seiten des Bauches und streichen Sie von den Rippen zum Bauchnabel hin (Bild unten).

- Diese Bauchmassage sollten Sie am besten täglich ausführen.

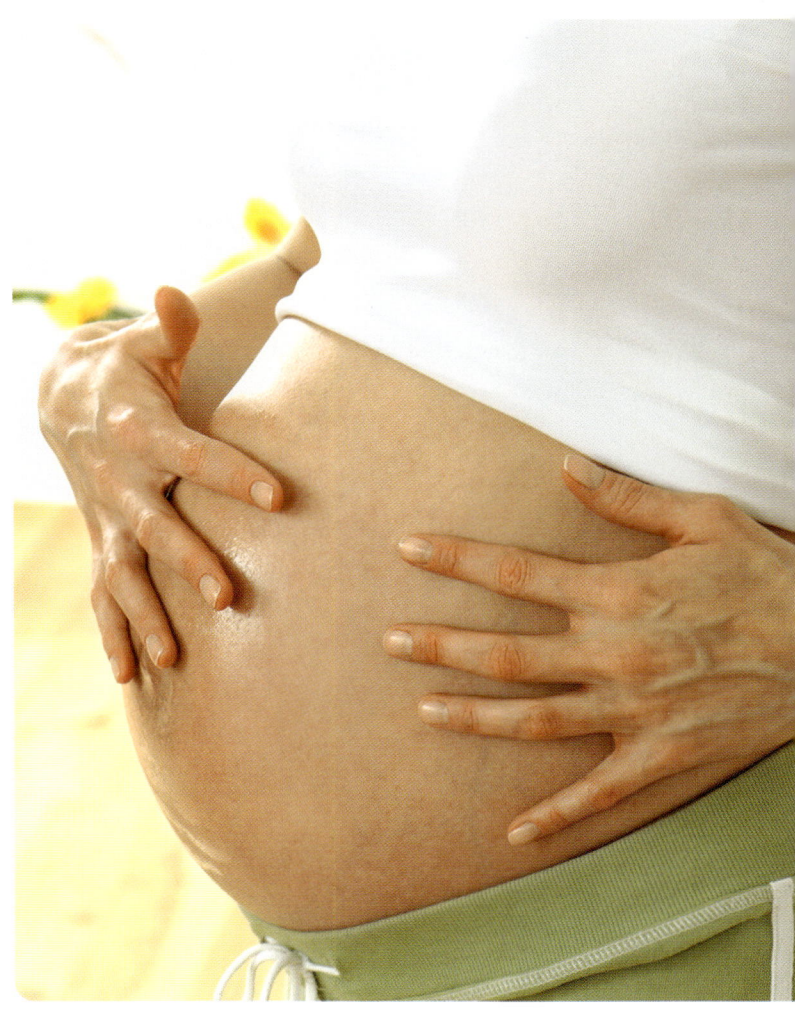

### Die Dammmassage

Die Dammmassage wird in den letzten Schwangerschaftswochen ausgeführt und bereitet den Beckenboden auf die Dehnarbeit während der Entbindung vor.

Bei Scheideninfektionen oder Krampfadern im Beckenbodenbereich sollte keine Dammmassage erfolgen.

● Beginnen Sie in der 34. Schwangerschaftswoche und massieren Sie täglich 5 Minuten lang.

● Entleeren Sie vor der Massage Ihre Blase.

● Tauchen Sie nun ein Mullläppchen in Weizenkeim- oder Olivenöl und legen es auf den Damm. Nach etwa 1 Minute Einwirkzeit beginnen Sie mit der Massage.

● Gehen Sie in die Hocke. Massieren Sie den Damm zwischen Vagina und After.

Streichen Sie U-förmig den Damm entlang, von der Scheide ausgehend bis zum After. Drücken Sie mit dem Daumen die Scheide Richtung After. Dehnen Sie das Gewebe nach außen und streichen Sie dabei rhythmisch den Damm entlang.

### Die Hand- und Fußmassage

Bei der Hand- und Fußmassage kommt es darauf an, dass Sie sich Zeit nehmen und sich selbst verwöhnen. Waschen Sie vor der Massage Hände und Füße. Im Sommer schenkt ein lauwarmes Hand- und Fußbad Erfrischung. Im Winter verwöhnt Sie warmes Wasser.

● Setzen Sie sich so bequem wie möglich hin. Anschließend ölen Sie sich kräftig die Hände mit Ihrem Lieblingsöl ein.

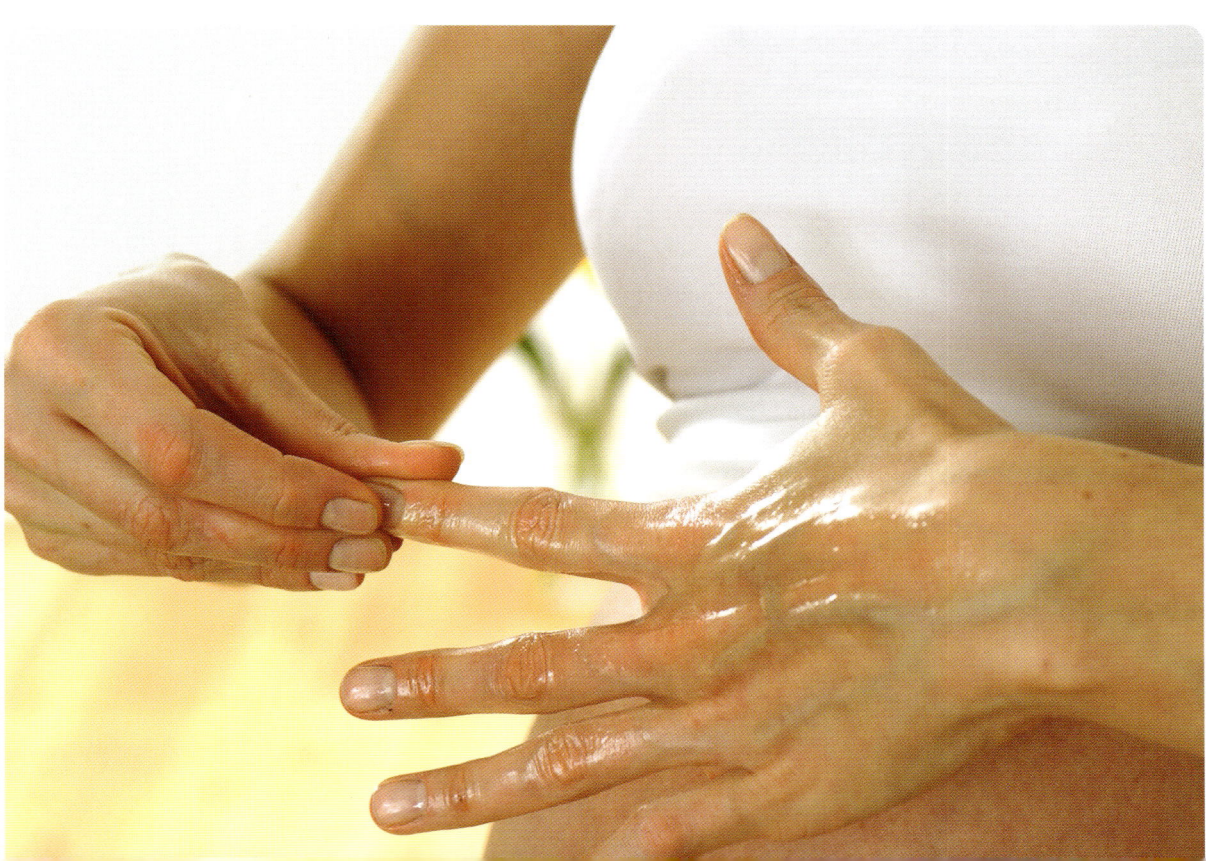

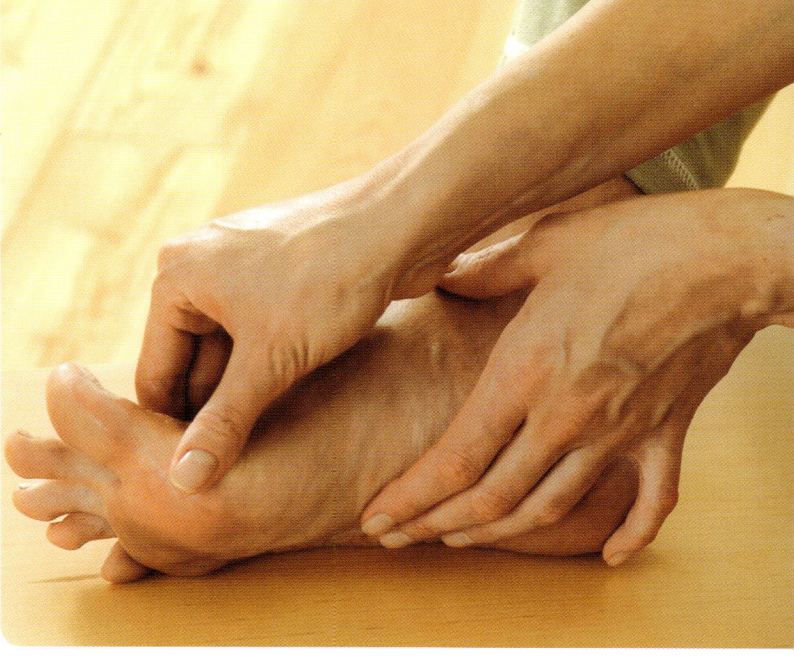

- Beginnen Sie mit der Handmassage. Streichen Sie dazu in kreisenden Bewegungen mit der rechten Hand über die gesamte linke Hand: Handteller, Handrücken, in die Fingerzwischenräume hinein und die Finger entlang vom Fingergelenk bis zum Fingernagel (Bild links unten).

- Fahren Sie an der Handkante entlang und ziehen Sie die Hand lang, indem Sie von der Handwurzel bis über die Finger streichen.

- Schütteln Sie zum Abschluss jeden einzelnen Finger durch, indem Sie jede Fingerspitze in die Hand nehmen und am Finger rütteln.

- Wiederholen Sie die Massage an der rechten Hand.

- Bei der Fußmassage verfahren Sie genauso. Massieren Sie gesondert den Fußballen unter dem großen Zeh in punktuellen Kreisbewegungen (Bild oben).

**Mein Tipp:** Wer unter Wasseransammlungen leidet und geschwollene Hand- und Fußknöchel hat, streicht nur leicht über Hände und Füße immer in Richtung Rumpf. Kreisen Sie das jeweilige Hand- bzw. Fußgelenk , so dass Sie große Kreise im Uhrzeigersinn mit Händen und Füßen »malen«. Anschließend lassen Sie die einzelnen Finger und Zehen mit Hilfe der anderen Hand auch wieder im Uhrzeigersinn kreisen.

## Die Ganzkörpermassage

Nach jedem Bad oder jeder Dusche können Sie sich mit einer Ganzkörpermassage verwöhnen. Mit wertvollen Öler. oder einer Hautpflegeserie wird der ganze Körper einfach liebevoll eingecremt. Führen Sie die Ganzkörpermassage ruhig im Sitzen aus, so dass Ihnen nicht schwindelig wird.

Da sich während der Schwangerschaft der Zustand Ihrer Haut durch die Hormonumstellung verändert, kann es sein, dass Ihre normale Hautpflege nicht mehr passend ist. Manche Frauen verlieren ihre Pickel und fettigen Hautstellen, andere müssen erst recht damit kämpfen oder sind mit einer extrem trockenen Haut geplagt. Probieren Sie aus, welches Pflegemittel jetzt zu Ihnen passt.

**Achtung:** Ferse, Achillessehne und Fußknöchel nicht massieren! Die dort liegenden Reflexzonen können die Gebärmutter zu Kontraktionen anregen.

## Die Partnermassage für zwischendurch

Eigentlich ist die Bezeichnung »Partnermassage für zwischendurch« ein Widerspruch in sich. Man soll sich doch Zeit für einander nehmen, sich verwöhnen und liebkosen. Aber nicht immer reicht im Alltag die Zeit dafür.

Zu Beginn der ersten Schwangerschaft sind in der Regel beide Partner berufstätig und schon ist die Zeit begrenzt. Nur das Wochenende bleibt für eine ausgiebige verwöhnende Partnermassage (siehe dazu Seite 116 ff.) übrig. Wer schon Kinder hat, muss noch viel umsichtiger mit der wenigen Zeit für einander umgehen. Die Zeit zur Massage muss man sich dann ganz bewusst einteilen, wenn die Kinder beschäftigt sind, vom Babysitter betreut werden oder schlafen. Aber eine schnelle Partnermassage zwischendurch ist allemal besser als gar keine Massage!

**Was Sie für die Partnermassage brauchen:**
- einen warmen, bequemen, gepolsterten Platz auf dem Boden zum Massieren mit einer Matratze, einer Matte oder mehreren dicken Decken
- Handtücher zum Schutz vor Ölflecken
- viele Kissen zum bequemen Liegen, eventuell zusätzlich einen Sitzsack und ein Sitzkissen für den Massierenden
- saubere Hände, kurz geschnittene Fingernägel
- Massageöl, das vorher angewärmt wurde
- eine wohlige Atmosphäre ohne Lärmquellen und Störungen

## Die Massage von Nacken, Schultern und Rücken

Schnelles Schulternkneten, ohne die Kleidung ausziehen zu müssen, tut unwahrscheinlich gut!

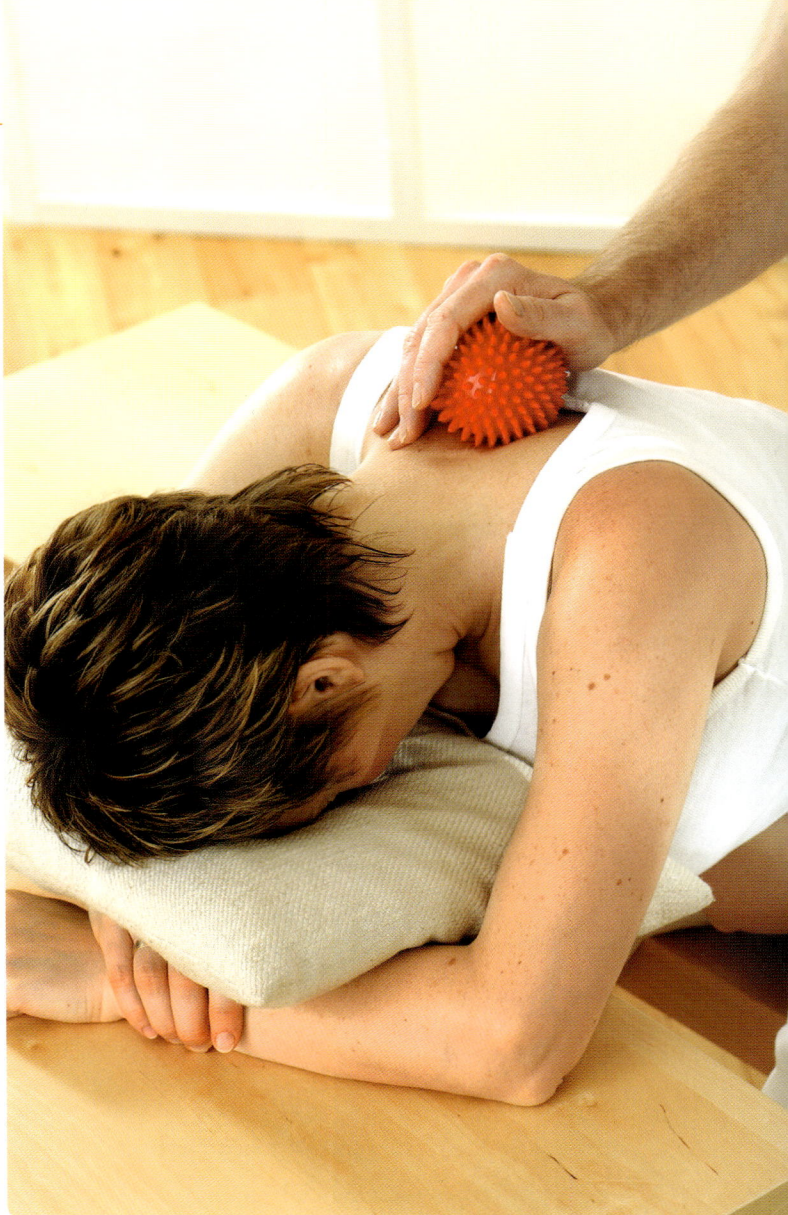

● Setzen Sie sich einfach auf einen Stuhl an einen Tisch, legen Sie ein Kissen auf den Tisch oder, noch einfacher, legen Sie die Hände auf den Tisch und geben Sie Ihrem Kopf auf den Händen oder auf dem Kissen Stütze.

● Ihr Partner steht hinter Ihnen und knetet kräftig Ihre Schultern, den Nacken und den Rücken (Bild links).

● Dann klopft und trommelt Ihr Partner mit seinen Fingerspitzen über Ihren Rücken. Schließlich streicht er noch mit flachen Händen über den Rücken und beendet die Massage.

## Die Massage mit dem Igelball und anderen Geräten

Die Massage mit dem Igelball am Rücken, am Nacken und an den Schultern ist einfach und wohltuend. Sie können dazu auch einen Massageroller verwenden.

● Sie sitzen wie oben beschrieben auf einem Stuhl an einem Tisch. Ihr Partner steht hinter Ihnen.

● Sagen Sie Ihrem Partner, wie stark der Druck des Igelballs bzw. des Massagegeräts sein soll. Kreisen und Rollen sind dabei die bevorzugten Massagetechniken (Bild oben).

● Anschließend legt Ihr Partner das Massagegerät zur Seite und streicht mit seinen flachen Händen über Ihren Rücken und beendet so die Massage.

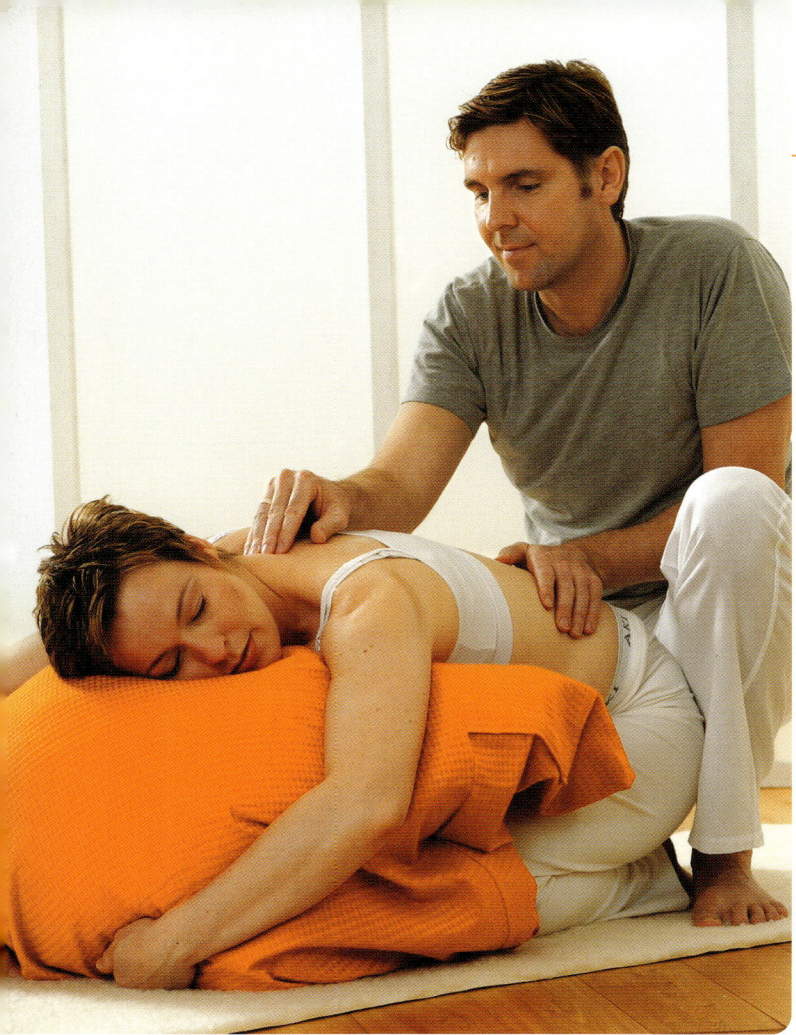

## Die verwöhnende Partnermassage

Wie wohltuend eine Partnermassage sein kann, wissen diejenigen, die sie sich schon einmal gegenseitig gegönnt haben. Die verwöhnende Partnermassage wird mit wohlriechenden Ölen direkt auf der Haut ausgeführt. Geben Sie sich ganz den zärtlichen Händen Ihres Partners hin, lassen Sie Ihre Gedanken fließen, und vermeiden Sie unbedingt jegliche Art der Unterhaltung während der Massage! Die Massage ist nur dann wirklich wirksam, wenn Stille herrscht und Sie sich ganz auf die Berührungen einlassen können. Massage ist

Liebe mit Leib und Seele und sollte nicht durch Gespräche gestört werden.

### Die Massage von Nacken und Schultern

● Bauen Sie sich am besten einen Kissenberg vor sich auf, über den Sie sich mit dem Oberkörper legen. Sie können auch einen Sitzsack, ein Stillkissen und andere Kissen zu einem Berg aufschichten. Je höher Sie »hängen«, desto besser.

● Umarmen Sie den Kissenberg und begeben Sie sich in den Fersensitz.

● Jetzt nimmt Ihr Partner genügend Massageöl in seine Hände. Er verteilt es zuerst auf Ihrem Nacken und Ihren Schultern.

● Dann streicht er mit beiden Händen die Halswirbelsäule immer auf und ab.

● Danach führt er mit den Fingerspitzen ganz kleine Kreise über den gesamten Nacken aus (Bild links oben).

● Schließlich gleitet er tiefer und beginnt, die Schultern zu massieren. Er streicht in großen Kreisen um die Schulterblätter herum, erst im Uhrzeigersinn, dann gegen den Uhrzeigersinn. Abschließend knetet und klopft er die gesamte Schulterpartie ab (Bild rechts).

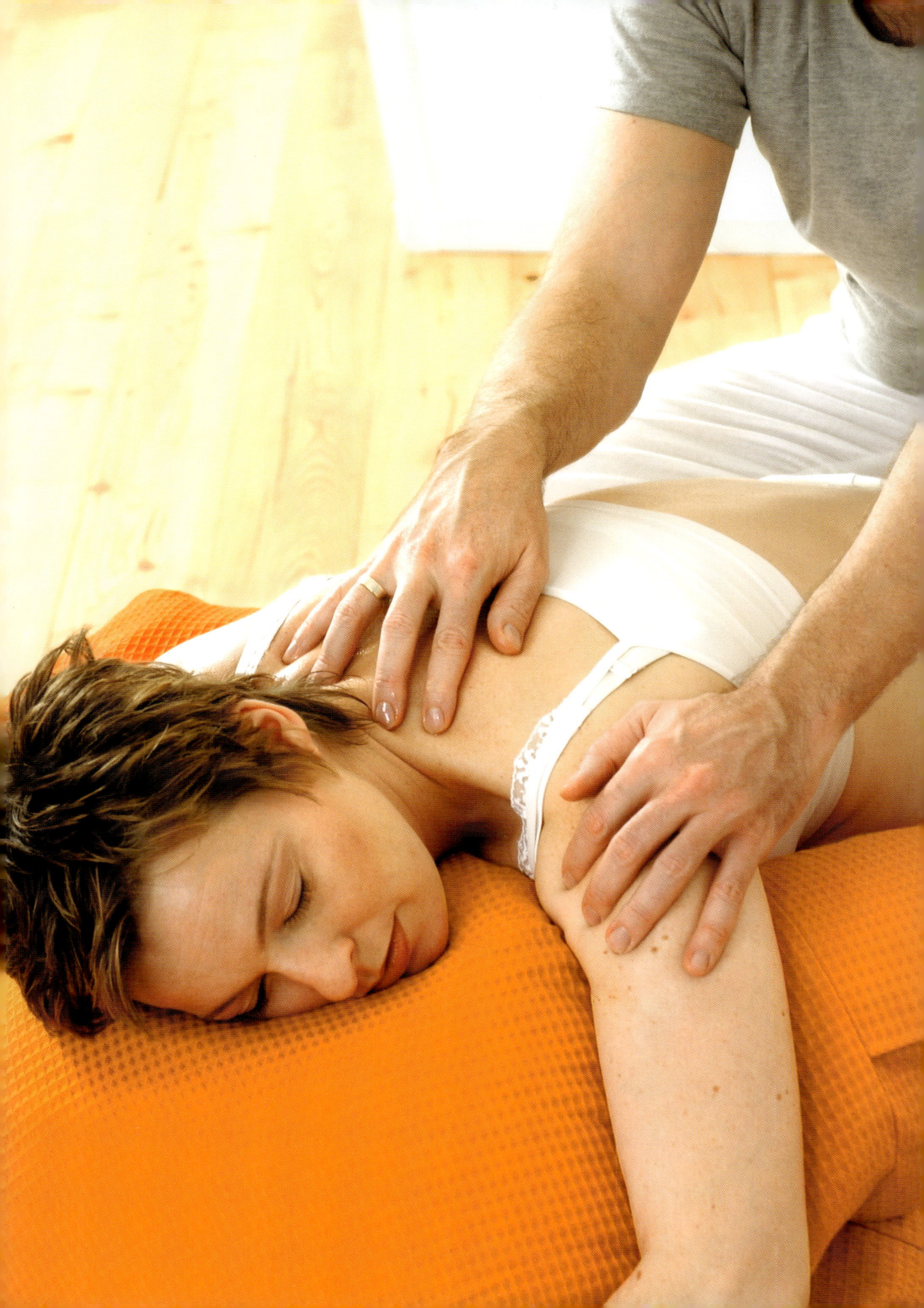

### Die Massage des Rückens

● Sie liegen über Ihrem Kissenberg. Ihr Partner steht hinter Ihnen.

● Er massiert Ihren ganzen Rücken abwärts mit kreisenden Bewegungen entlang der Wirbelsäule. Alle verspannten, verhärteten Stellen werden sanft und kreisend aufgelöst. Dicke Muskelstränge, die verspannt sind, werden mit dem Daumen sanft ausgestrichen.

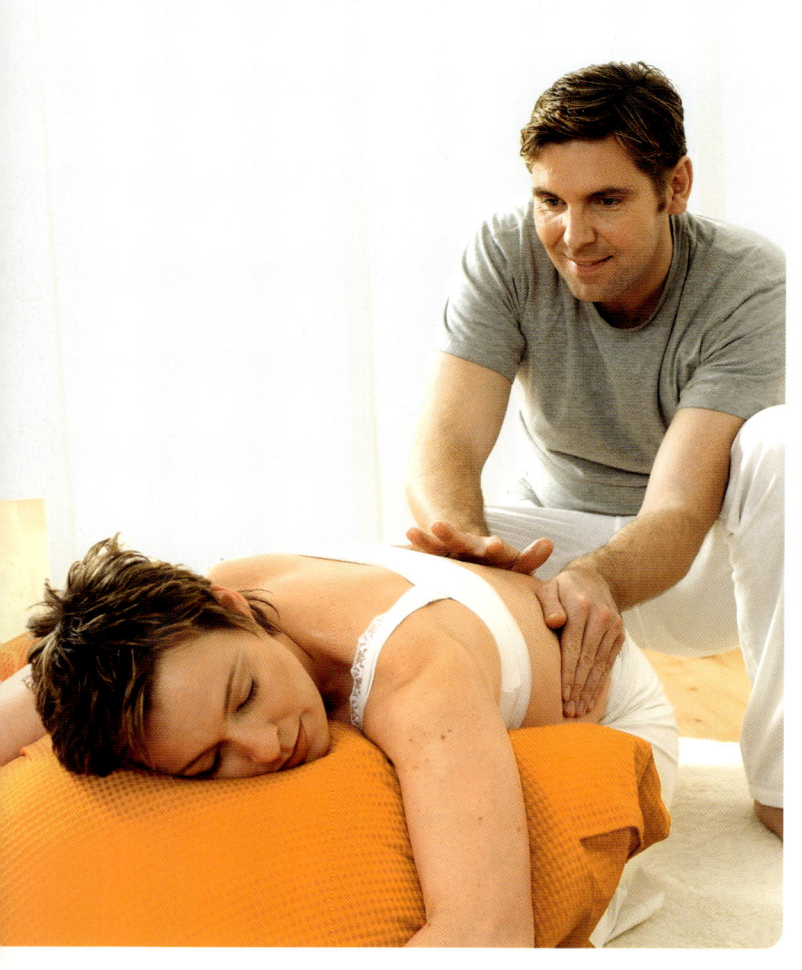

● Am Kreuzbein übt er mit seinen Handballen sanft kreisend Druck aus. Danach streicht er mit allen Fingern den unteren Rücken von der Mitte aus nach rechts und links (Bild links unten).

### Die »Baby-ich-hab-dich-lieb«-Massage

● Lehnen Sie sich mit einem Kissen an eine Wand.

● Lassen Sie Ihren Partner Kontakt mit dem Baby aufnehmen. Dazu streichelt er Ihren Bauch mit etwas Öl ganz langsam und sanft im Uhrzeigersinn. Diese Berührung sollte weniger als Massage betrachtet werden, sondern vielmehr als Ausdruck der Verbundenheit und Liebe (Bild rechts).

### Die schlaffördernde Ganzkörpermassage

● Legen Sie sich auf ein Handtuch auf den Boden. Drehen Sie sich dann auf die rechte Seite.

● Ihr Partner setzt sich an Ihren Rücken. Mit einem gut duftenden Lavendelöl streicht er zuerst über Ihren Rücken, anschließend über den restlichen Körper.

● Drehen Sie sich nun auf die andere Seite, damit alle Körperteile gleichermaßen verwöhnt werden können.

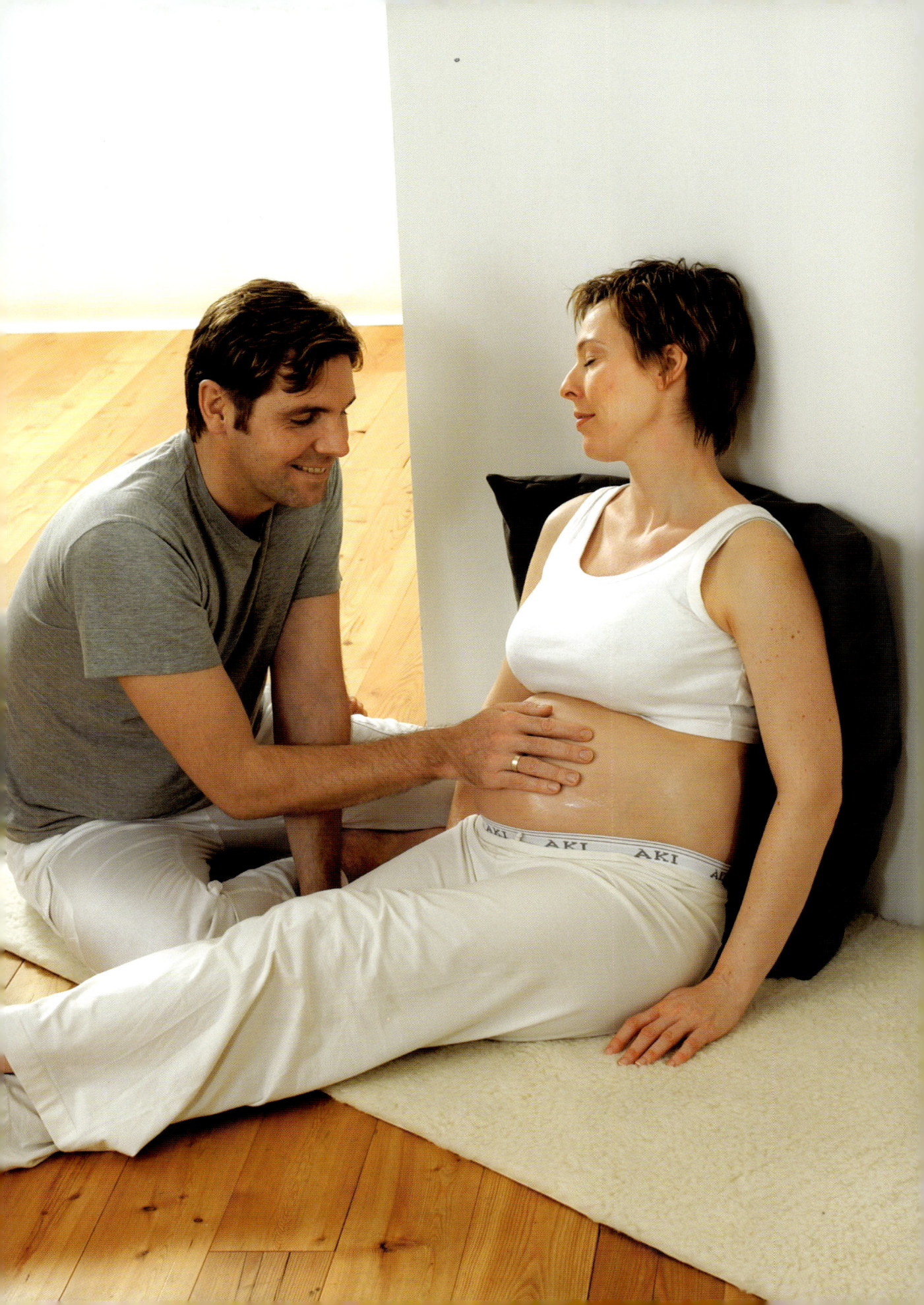

# Mit **Liebe** und **Leidenschaft** **schwanger** sein

Bevor ein Kind entsteht, begegnen sich Mann und Frau mit Lust und Leidenschaft. Gemeinsam sind sie schwanger, auch wenn das Kind im Bauch der Frau heranwächst. Zu einer liebevollen und entspannten Schwangerschaft gehört deshalb im Idealfall auch der Vater des Kindes, der der Geliebte der werdenden Mutter ist und mit ihr in Liebe und Leidenschaft verbunden ist.

*Während der Schwangerschaft verändert sich Ihr Körper – auch diese Veränderungen sollten Sie liebevoll annehmen.*

Leider ist nicht jeder Schwangeren dieses Glück beschert. Frauen, die ihr Kind allein bekommen und aufziehen müssen, sind keine Seltenheit. Vor ihnen liegt die schwierige Aufgabe, sich mit anderen Menschen zu umgeben, die sie liebevoll unterstützen und versorgen.

## Die Schwangerschaft gemeinsam erleben

Die nachfolgenden Übungen sind für alle glücklichen Paare gedacht, die sich gemeinsam auf ihr Kind freuen und ihrer Liebe, Lust und Leidenschaft mit Leib und Seele nachkommen. Im Vordergrund steht die Freude am Leben, an der gemeinsamen schöpferischen Lust, ein Kind gezeugt zu haben, und die neu gefundene Erotik, die während der Schwangerschaft ganz individuelle Wege findet und sich manchmal wild und leidenschaftlich, manchmal zärtlich und behutsam ausdrückt.

## Verwöhnstunde nur für mich

Am Anfang steht das liebevolle Annehmen des eigenen Körpers und die Freude, ein Kind in sich heranwachsen zu spüren. Die Lust am eigenen Körper wiederzuentdecken, wenn der Körper sich verändert und die Lust mit dem Partner neue Wege findet, ist ein Schritt zu einem neuen Selbstbild und zum liebevollen Umgang mit sich selbst.

### Sich selbst verwöhnen

● Reservieren Sie sich eine Mußestunde nur für sich allein.

● Beginnen Sie diese Stunde mit einem duftenden Bad. Jasmin, Sandelholz und Ylang-Ylang sind ätherische Öle, die Sinnlichkeit ausstrahlen. Verrühren Sie mindestens 3 Tropfen eines jeden Duftöls mit 1 Esslöffel Honig und 1 Becher süßer Sahne. Geben Sie diese Mischung in das warme Badewasser. Stellen Sie auf den Badewannenrand noch eine Schale, die mit Honig und Sahne gefüllt ist.

● Verteilen Sie noch einige Kerzen im Badezimmer und dimmen Sie das Licht. Schmücken Sie den Raum mit ein paar schönen Wohlfühlaccessoires.

● Während Sie in der Badewanne liegen, erkunden Sie Ihren Körper im warmen Wasser. Schließen Sie die Augen und fahren Sie langsam und sanft mit den Fingerspitzen über die Haut. Spüren Sie der Sinnlichkeit des duftenden Wassers nach. Anschließend tauchen Sie Ihre Fingerspitzen in das Honig-Sahne-Gemisch und verstreichen es sanft auf Ihrem Körper. Wie fühlt sich die Sinnlichkeit der Honigsahne auf der Haut an? Berühren Sie alle Körperteile, die Sie gern berühren möchten.

● Nach dem Bad begeben Sie sich in Ihr Schlafzimmer, das Sie vorher gemütlich warm geheizt und mit Kerzen und Duftlämpchen sinnlich hergerichtet haben.

● Betrachten Sie sich nackt mit einem Handspiegel. Gefallen Sie sich als Schwangere? Mögen Sie Ihre Rundungen? Sind Sie stolz auf sich?

● Machen Sie sich Komplimente für all die Körperteile, die Sie mögen. Was gefällt

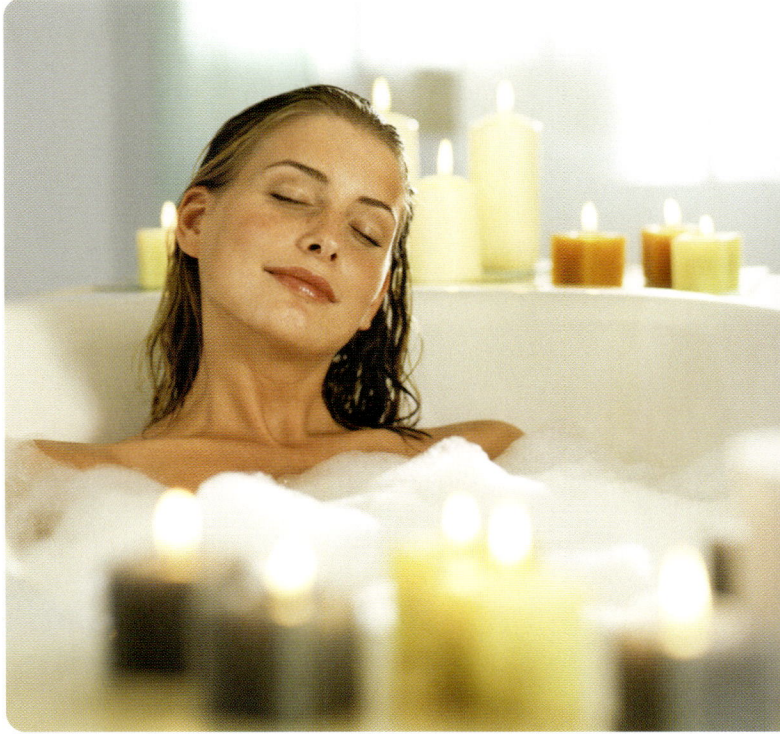

Ihnen besonders an sich selbst? Was hat sich während der Schwangerschaft alles verändert? Was ist wie immer?

● Legen Sie sich nun aufs Bett, schließen Sie die Augen, und streicheln Sie sich sanft mit den Fingerspitzen. Sie können dazu auch Ihr Lieblingsmassageöl verwenden. Fühlen Sie besonders Ihre Muskeln und Knochen, die Beschaffenheit Ihrer Haut, die Wölbung Ihres Bauches und Ihre weiblichen Organe.

● Lassen Sie all Ihre Gefühle und Empfindungen zu, und berühren und verwöhnen Sie Ihren Körper, so lange Sie möchten.

*Schaffen Sie sich eine gemütliche Wohlfühloase im Badezimmer – und genießen Sie Ihre Verwöhnstunde.*

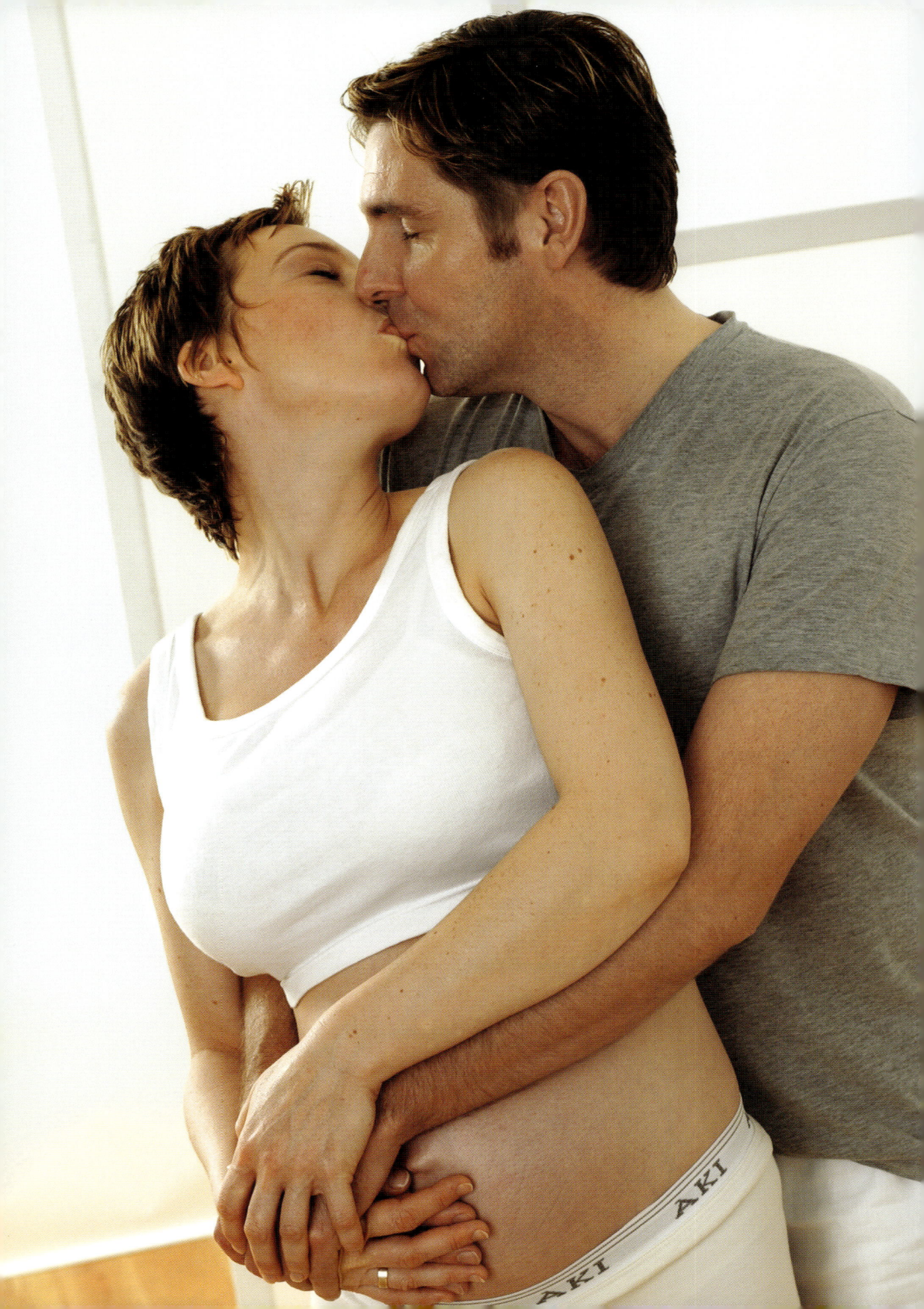

## Verwöhnstunde mit Partner

Während der Schwangerschaft entdecken viele Paare eine ganz neue Art der Sexualität. Manche Paare lieben sich voller Innigkeit und mit einer neu gewonnen Intensität und leidenschaftlicher Lust. Andere gönnen sich zärtliche Berührungen, ohne sich geschlechtlich zu vereinigen. Nichts bleibt beim Alten in der Schwangerschaft – und das ist auch gut so!

Seien Sie neugierig und bereit, sich völlig neu aufeinander einzulassen, ganz nach Ihren Bedürfnissen. Respektieren Sie die Wünsche Ihres Partners und finden Sie Ihren eigenen erotischen Weg durch die Schwangerschaft. Genussvolle und sinnliche Momente der Hingabe, Liebe und Leidenschaft vertiefen Ihre Paarbeziehung und stärken Ihre Einheit als Liebespaar. Sie halten Ihre Liebe lebendig und flexibel, schärfen Ihre Sinneswahrnehmung und die Achtsamkeit füreinander.

### Einander verwöhnen

• Bereiten Sie sich ein gemeinsames Liebesbad, so dass Sie Ihre nackten Körper im herrlich warmen Wasser spüren und sich liebevoll aneinander lehnen können.

• Beginnen Sie nun mit dem Verwöhnen: Ein Partner bleibt passiv, der andere übernimmt die Führung und streichelt liebevoll den Körper des anderen. Gleiten Sie langsam mit den Fingerspitzen über die Haut, spüren Sie mit geschlossenen Augen den Körper Ihres Partners. Dann wechseln Sie die Rollen.

• Verwöhnen Sie sich nach dem Bad in Ihrem Schlafzimmer genauso sinnlich. Anstelle der Hände können nun die Lippen und die Zunge ganz sanft die Haut des Partners liebkosen.

• Genießen Sie einander, berühren Sie sich sanft und leidenschaftlich, je nachdem, was sich ergibt. Wenn Sie aus persönlichen oder gesundheitlichen Gründen nicht miteinander schlafen wollen, berühren Sie sich so, dass Sie dennoch Lust und Befriedigung finden und Ihre Liebe über Ihren Körper zum Ausdruck bringen.

• Ein weiterer Weg der erotischen Sinnlichkeit ist, sich gegenseitig liebevolle Worte zuzuflüstern, sich genussvoll erotische Literatur vorzulesen oder sinnliche Bilder anzusehen.

• Kuscheln Sie auch im Alltag öfter miteinander – ohne sich auszuziehen. Zeigen Sie Ihre Zusammengehörigkeit und Ihre körperliche Liebe auf zärtliche, hingebungsvolle Weise. Nehmen Sie sich oft in den Arm, halten Sie einander fest, seien Sie stolz aufeinander.

*Sehen Sie in Ihrem Partner nicht nur das werdende Elternteil, sondern den Geliebten, mit dem Sie während der Schwangerschaft und auch danach alles teilen, auch die Wonnen Ihres Körpers.*

*Sich in den Arm zu nehmen ist ein Zeichen der Zuneigung. Auch im Alltag sollten Sie dazu immer einmal wieder Zeit finden.*

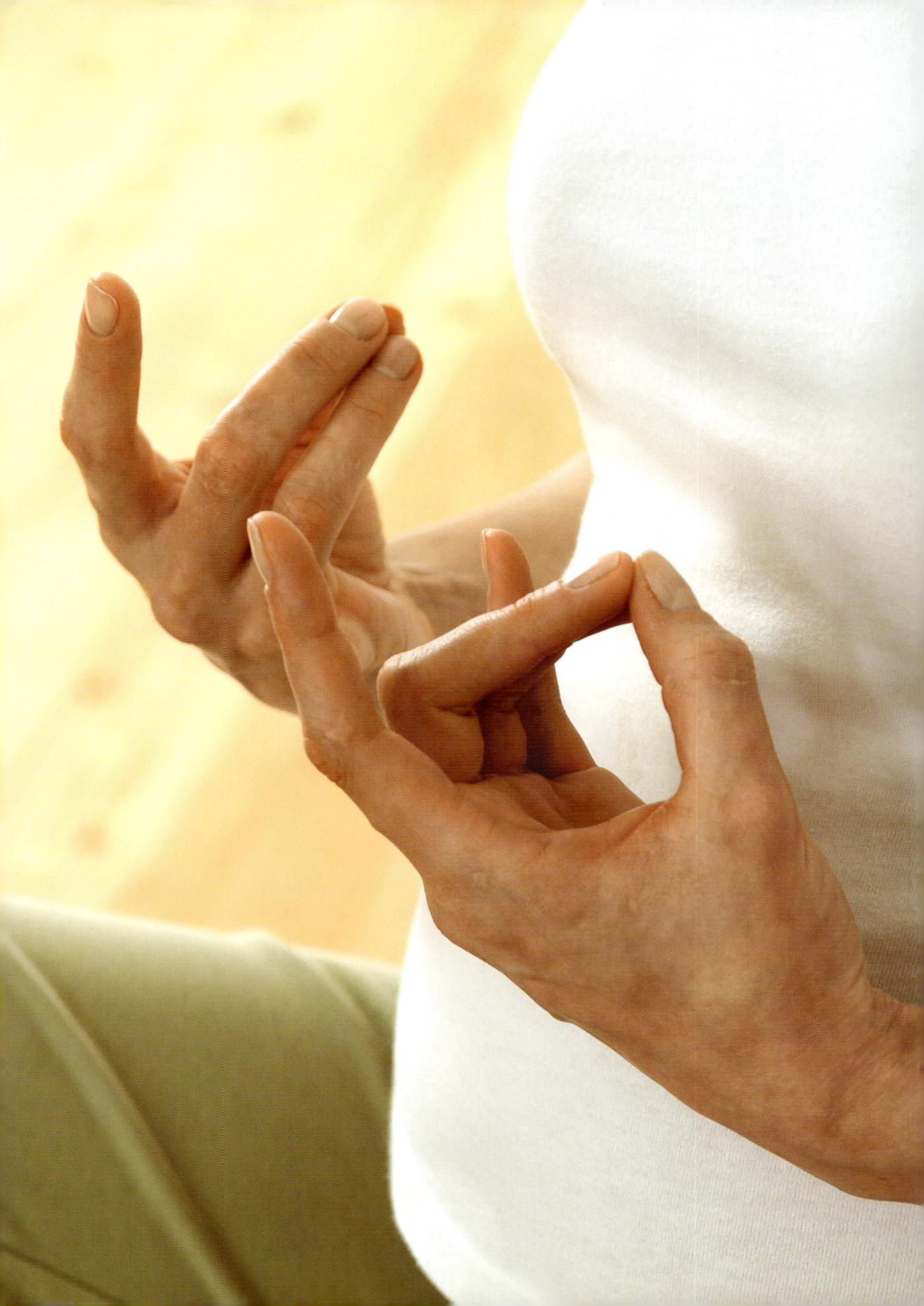

# Selbstvertrauen und *Stärke entwickeln*

*Wer innerlich stark ist, hält mehr aus und ist unverwundbar. Nicht nur während der Schwangerschaft und Entbindung, sondern auch während der Erziehung des Kindes ist Frauenpower wieder gefragt. Es ist gar nicht so schwer, die weibliche Stärke in sich zu entwickeln und Urvertrauen zu empfinden. Die folgenden Übungen vermitteln Ihnen das Gefühl von Stärke und Kompetenz im Leben. Denn erst dann stellt sich eine entspannte Gelassenheit im Leben ein. So wachsen Sie mühelos in die ursprünglichste aller Frauenrollen hinein: das Muttersein.*

# Sich seiner **Stärke bewusst** werden

### Stärkeübungen

Diese Körperübungen verleihen Ihnen ein gesundes Maß an innerer und äußerer Stärke, richten Sie wieder auf, wenn Sie sich klein, schwach und schutzlos fühlen.

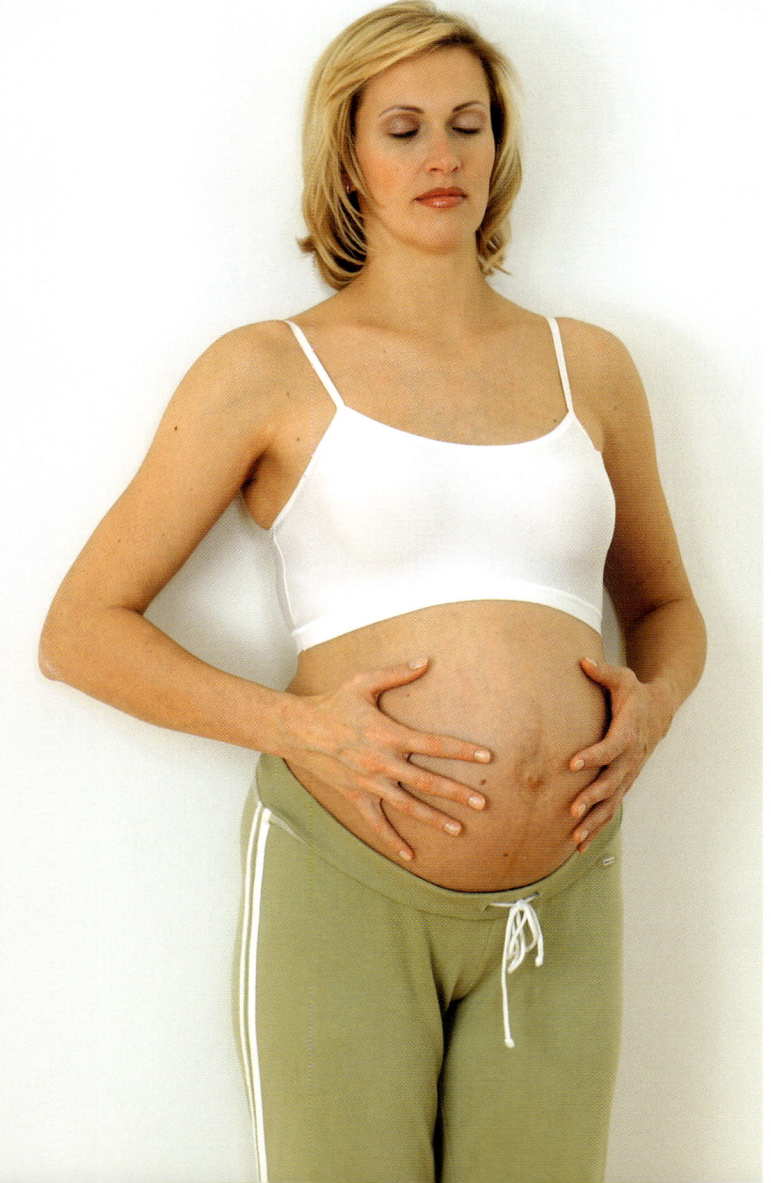

### Der Schwert und der Kelch

● Stellen Sie sich aufrecht vor eine Wand. Lehnen Sie sich mit dem Rücken an. Ihre Hände liegen locker auf dem Bauch.

● Spüren Sie die Stütze, die die feste Wand Ihnen vermittelt. Sie erfahren Halt und Geborgenheit.

● Drücken Sie Ihr Kreuzbein gegen die Wand und stellen Sie sich vor, dass ein strahlendes Schwert Ihnen den Rücken stärkt (Bild links).

● Atmen Sie aus und lösen Sie den Rücken von der Wand.

● Beim Einatmen drücken Sie das Kreuzbein wieder fest an die Wand. Stellen Sie sich dabei vor, wie Sie ein Schwert in der einen Hand halten und einen Kelch in der anderen.

**Die Wirkung der Übung:** Der Kelch ist das Zeichen Ihrer weiblichen Macht und Stärke, das Schwert ist das Symbol der männlichen Kraft. Beide Seiten Ihres Lebens sind ausgeglichen.

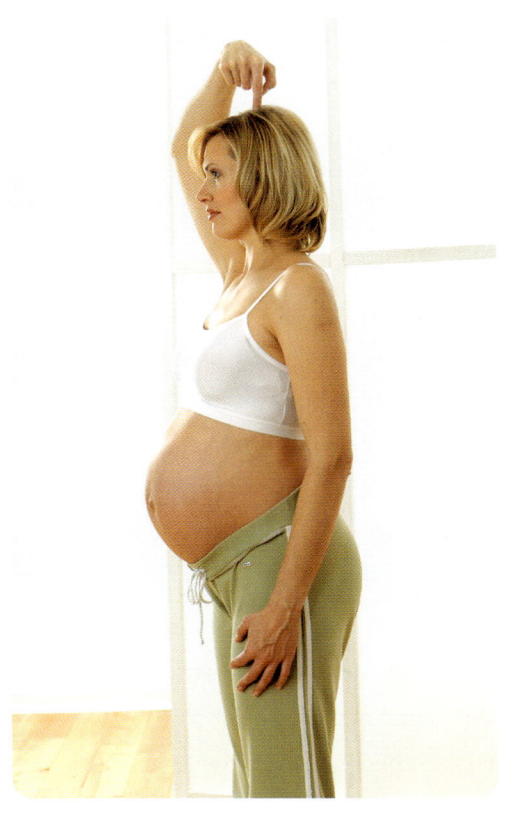

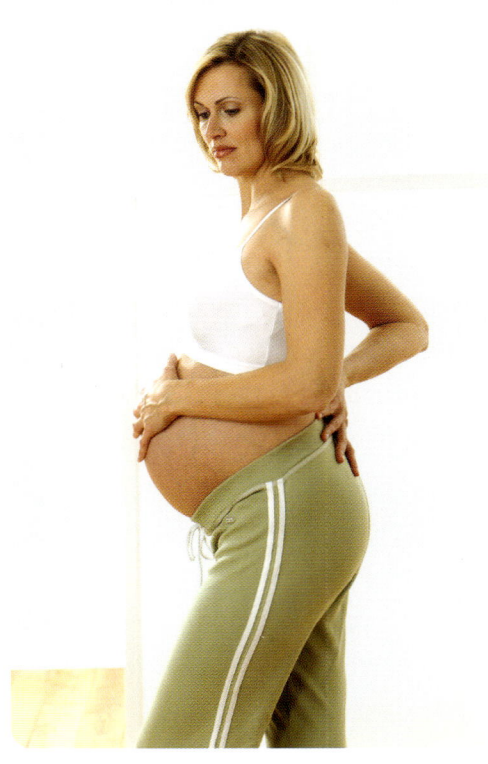

## Das goldene Band

● Stellen Sie sich aufrecht hin.

● Legen Sie einen Finger direkt auf Ihren Scheitel. Stellen Sie sich vor, wie ein goldenes Band durch Sie hindurchläuft, das am Scheitel aus Ihnen heraustritt. Wenn Sie nun an diesem Band ziehen, richtet sich Ihr ganzes Körper auf, so dass Sie an Größe gewinnen (Bild oben links).

**Die Wirkung der Übung:** Diese Haltungsschulung zeigt Ihnen, wie Sie Halt und Haltung in Ihrem Leben willkommen heißen können.

## Das Ich stärken

● Stellen Sie sich aufrecht hin.

● Bei diesem Ausgleich der Chakras legen Sie eine Hand auf das Wurzelchakra am Beckenboden, also auf Ihr Steißbein, und die andere Hand auf das Nabelchakra oberhalb des Nabels (Bild oben rechts).

● Spüren Sie in diese beiden Chakras hinein.

**Die Wirkung der Übung:** Das Wurzelchakra sorgt für Urvertrauen, das Nabelchakra stärkt Ihr Ich-Bewusstsein.

Das Wurzelchakra verwurzelt Sie in Ihrem neuen Leben, das Nabelchakra hilft, Emotionen zuzulassen.

127

# Affirmationen und Autosuggestionen

Über Affirmationen (einfache, positive, laut gesprochene Sätze) und Autosuggestionen ist es möglich, in sich neue Denk- und Glaubenssätze zu programmieren. Wer bisher überzeugt war, schwach und unfähig zu sein, kann seinen Geist neu programmieren. Es kommt auf die innere Einstellung an, wie etwas im Leben erfasst und wahrgenommen wird. Denn Sie sind, was Sie denken. So wie Sie denken, erleben Sie die Welt und erschaffen sich über Ihre Gedanken Ihre Wirklichkeit.

> Sprechen Sie eine Affirmation immer möglichst ohne Betonung mehrmals hintereinander ohne Pause laut aus. So wird mit der Zeit dieser Satz in Ihrem Unterbewusstsein verankert.

## Sich selbst erfüllende Prophezeiungen

Wenn Sie also überzeugt davon sind, dass Ihre Schwangerschaft eine Katastrophe ist und die Entbindung sowieso schief gehen wird, dann wird es auch so sein. Das nennt man dann eine sich selbst erfüllende Prophezeiung. Sie haben sich den negativen Ausgang suggeriert.

Das Gute ist, dass Sie immer wieder neu entscheiden können, was Sie über sich und Ihre Umwelt denken. Sie können entscheiden, wie Sie über Ihre Schwangerschaft und Ihre Entbindung denken und ob Sie sich für kompetent halten, ein Kind auszutragen, zu gebären und zu erziehen.

## Affirmationen, die Ihr Selbstvertrauen stärken

- Ich bin stark.
- Ich kann schwanger sein.
- Ich kann gebären.
- Ich kann erziehen.
- Ich bin sicher und geborgen im Leben.
- Ich gebe Sicherheit weiter.
- Alles, was ich will, das kann ich auch.
- In meinem Leben geschieht nur Gutes und Wunderbares.
- In mir wirkt weibliche Urkraft.
- Schritt für Schritt gehe ich meinen Weg voller Vertrauen.
- Mein Bestes geschieht zum Wohl aller.

**Bitte beachten Sie:**

- Affirmationen wirken nur, wenn sie mehrmals hintereinander laut gesprochen werden.
- Suchen Sie sich pro Tag 3 Affirmationen aus.
- Sprechen Sie jede mindestens 1 Minute lang laut immer wieder hintereinander.
- Tun Sie es, auch wenn Sie am Anfang skeptisch sind. So wird ein neues Programm im Gehirn angelegt und die Saat des Selbstvertrauens langsam ausgesät.

# Mantras –
# Klang tiefer Entspannung

Das Wort »Mantra« kommt aus dem Sanskrit und setzt sich aus den Silben »man« für Geist und Denken und »tra« für Werkzeug zusammen. Das grundlegende Mantra ist der Atem selbst. Alle Atemübungen, die Sie in diesem Buch schon gelernt haben, sind deshalb eigentlich nichts anderes als Mantras.

Mantras haben zunächst einmal die gleiche Intention wie Affirmationen. Sie sind in Klang gehüllte Gedankenkräfte, Silben, Worte oder Sätze und werden laut wiederholt, gesprochen oder gesungen. Aber ihre Wirkung reicht noch tiefer.

Mantras erfassen nicht nur das Gehirn, sondern den ganzen Menschen auf körperlicher, geistiger und seelischer Ebene. Ihre Resonanz erfasst auch den feinstofflichen Bereich des Körpers und bringt die lebendige Schwingung des Menschen zum Leuchten und Klingen.

## Mantras für Körper, Geist und Seele

Mantras besitzen eine Energiebotschaft, die Anfang und Ende, Himmel und Erde, Mensch und Gott verbindet. Sie erschließen sich deshalb nicht rein dem Intellekt, sondern werden auch gefühlsmäßig und seelisch erfasst. Durch das Sprechen und Intonieren des Mantras werden göttliche Seelenkräfte berührt und Urkräfte freigesetzt. Ein tiefer meditativer Bewusstseinszustand durchdringt die Materie und lässt das entspannte losgelöste Einssein mit sich selbst und der Schöpfung auf allen Ebenen der Schwingung wirken. Deshalb sind Mantras immer auch Lobpreisungen der Schöpfung und der eigenen Existenz. In ihnen kommen Dank und Bitte zum Ausdruck.

## Mantras auswählen

Sie können jederzeit Mantras verwenden, die Sie aus Ihrem persönlichen religiösen Umfeld kennen, falls sie hier nicht aufgeführt sind. Verwenden Sie die Mantras, die Sie ansprechend finden.

Die Wirkung der Mantras entfaltet sich beim lauten Sprechen oder Intonieren. Dabei ist ein immer wiederkehrender, gleich bleibender Rhythmus wichtig – am besten viele Minuten lang. Das Sprechen oder Singen des Mantras wird Sie in einen tief entspannten Bewusstseinszustand führen, in dem Sie Schmerzen besser verarbeiten und das Loslassen leicht fällt.

Mantras sind heilige Urlaute, die seit Jahrtausenden durch die heiligen Schriften der Inder überliefert sind. Durch ihre besonderen Schwingungen wirken sie heilend, kräftigen den Körper und stabilisieren die Psyche.

129

## Spezielle Mantras für Schwangerschaft und Geburt

Doch nicht nur das Sanskrit, sondern jede Religion besitzt ihre eigenen Mantras. Die hier dargestellten Mantras zielen ganz bewusst auf die Schwangerschaft und die Entbindung ab. Es sind ganz einfache Körpermantras dabei, die aus der Wirkung der Vokale und Konsonanten hervorgehen und das eigene Wunder des Lebens darstellen, sowie Mantras aus dem Sanskrit, dem Christentum und den spirituellen Lehren der Naturvölker.

*Die Körpermantras setzen sich aus den Vokalen »U« und »A« und den Konsonanten »F« und »L« zusammen.*

### Körpermantras

Körpermantras sind erfundene Mantras, die wir speziell für die Schwangerschaft entwickelt haben. Das Intonieren dieser Mantras kann Ihnen während der Entbindung wieder Kraft geben und das Loslassen erleichtern.

● Das Intonieren des »F« berührt den Beckenboden, lenkt dort Impulse und Energie hin und massiert den Beckenboden.

● Das »A« schwingt im Oberkörper, macht Einheit erfahrbar und berührt das Herz.

● Das »L« macht das Becken weit und weich. Es wirkt lockernd und wärmend.

● Das »U« berührt noch einmal den gesamten Unterleib, das Becken und den Beckenboden, schafft Verbindung zwischen dem Tiefsten und dem Höchsten, ermöglicht Erdung und Wärme.

### Verschiedene Körpermantras

● »Love« – gesprochen: »Laaaaffffff«
● »Luf« – gesprochen: »Luuuuuuffff«
● »Fallu« – gesprochen: »Falluuuuuu«
● »Af« – gesprochen: »Aaaaaaaffffff«

### Mantras aus dem Sanskrit

Oft ist es leichter, ein Mantra aus einer fremden Sprache zu sprechen, dessen Bedeutung man zwar kennt, das aber unvoreingenommen wirken kann. Das Sanskrit ist berühmt für seine zahlreichen Mantras.

### Verschiedene Mantras aus dem Sanskrit

● »Om«, gesprochen: »A-U-M«, ist die Quelle aller Mantras, die Vereinigung, die Einheit. Es wirkt auf der Zellebene reinigend und neu programmierend.

● »Adi Shakti namo« ehrt die kosmische weibliche Kraft des Schöpferischen.

● »Jaya Durga devi« ehrt die große Mutter der Erde, Königin der Welt.

● »Jai, jai, Kali, ma« baut Vertrauen im Leben auf. Es ehrt die Mutter Kali.

● »Jaya, jaya Devi Mata namaha« ruft die weibliche Urenergie.

● »Om mata, Om ma« ruft die Mutterkraft.

● »Jaya maq« ruft die göttliche Mutter an.

● »Gate, gate, paragate, parasamgate, bodhi svaha« lindert Leiden, bringt Heil, Erleuchtung und Vollkommenheit.

● »Om shanti, shanti« bringt Frieden.

## Mantras aus dem Christentum

Auch das Christentum hält sehr viele Mantras bereit: als Gebete, Anrufungen, Lobpreisungen oder Psalmen. Für die Schwangerschaft und Entbindung eignen sich alle Gebete, die die Urmutter preisen und ehren und somit der Weiblichkeit Stärke verleihen.

### Verschiedene christliche Mantras

- »Heilige Maria, Mutter Gottes«
- »Mutter Gottes, gedenke meiner.«
- »Ave Rosa« (lateinisch) oder »Sei gegrüßt, Rose.«
- »Ave Maris Stella« (lateinisch) oder »Sei gegrüßt, Stern des Meeres.« Diese Zeile eines gregorianischen Chorals grüßt die große Mutter Maria sowie die urweibliche Kraft der Muttergöttin in Gestalt der Göttinnen Isis, Ischtar, Aphrodite und Venus.
- »Ich bin das Licht der Welt.« (Johannes 8,12)
- »Ich bin die Tür.« (Johannes 10,9)

## Herzensmantras

Herzensmantras sind Qualitäten des Herzens, die eine hohe Schwingung besitzen und Körper, Geist und Seele zum Schwingen und Vibrieren bringen. Sie werden genauso rhythmisch gesprochen wie alle anderen Mantras. Sprechen Sie sie laut während der Ausatmung.

### Zweisilbige Herzensmantras

- Einheit
- Freude
- Heilung
- Lichtkraft
- Wahrheit
- Freiheit
- Frieden
- Herzkraft
- Liebe
- Weisheit

Drei weitere wirkungsvolle zweisilbige Herzensmantras sind »Fülle«, »Güte« und »Sanftmut.«.

### Dreisilbige Herzensmantras

- Dankbarkeit
- Mitgefühl
- Harmonie
- Wohlgefühl

### Viersilbige Herzensmantras

- Gelassenheit
- Herzensliebe
- Glückseligkeit

## Mantras der Göttinnen

*Die Namen der Göttinnen, die höhere archetypische Energien symbolisieren, wurden von den monotheistischen Religionen völlig ausgemerzt. An ihre Stelle trat ein patriarchalischer Gott. Die Kräfte der Frauen, die sich durch die Göttinnen ausdrückten, wurden systematisch zerstört. Das Rezitieren heiliger Göttinnen hilft, die Trennung Frau–Mann–Gott–Göttin zu überwinden und sich der eigenen wahren Naturkraft, der weiblichen Schöpferkraft, zu erinnern.*

- *Gaia*
- *Inanna*
- *Ischtar*
- *Mama*
- *Mater*

# Mudras – das kleine Yoga mit den Fingern

Das Wort »Mudra« stammt aus dem Sanskrit und findet im Yoga Verwendung. Es bedeutet so viel wie »Siegel« oder »Mysterium«. Gemeint ist damit die Gestik der Hände. Verschiedene Handhaltungen drücken die verschiedenen Bewusstseinszustände aus. Durch ihre regelmäßige Ausübung werden andererseits auch unterschiedliche Bewusstseinszustände eingenommen, die harmonisierend auf Körper, Geist und Seele wirken.

Nicht nur im Yoga, sondern auch in der indischen Gesundheitslehre, dem Ayurveda, wird der Handenergie große Bedeutung beigemessen. Formen Sie mit den Fingern und Händen eine Mudra, dann sprechen Sie unmittelbar die entsprechenden Regionen in Ihrem Gehirn oder im Körper an, um somit einen entsprechenden Impuls zu erhalten, durch den Ihre Gesamtbefindlichkeit verändert wird.

*Mudras haben eine sehr lange Tradition im Yoga. Nutzen Sie ihre heilsamen Wirkungen für Ihr Wohlbefinden.*

## Die Sprache der Hände und Finger

Den Fingern sind im Ayurveda folgende Elemente und Chakras zugeordnet:

**Kleiner Finger:** Element Wasser – Sakralchakra

**Ringfinger:** Element Erde – Wurzelchakra

**Mittelfinger:** Element Himmel sowie Feinstofflichkeit – Halschakra

**Zeigefinger:** Element Luft – Herzchakra

**Daumen:** Element Feuer – Solarplexus bzw. Nabelchakra

## Angriffspunkte der Finger

● Im unteren Fingerglied: Hier wird die Ich-Stärke angesprochen. Aktuelle, akute aber auch alltägliche Probleme finden Bewältigung.

● Im mittleren Fingerglied: Rationale Entwicklungen werden gestärkt. Ideen und Absichten können sich verwirklichen, innere Blockaden werden aufgehoben.

● Im oberen Fingerglied: Seelisches Empfindungsvermögen wird gestärkt. Psychische und emotionale Beeinträchtigungen finden ihre Auflösung.

## Mudras für Schwangerschaft und Geburt

● Die meisten Mudras wirken nicht sofort, sondern erst nach einigem Üben.

● Wenn Sie 3-mal täglich jeweils 15 Minuten lang eine Mudra halten, werden Sie nach ungefähr 1 Woche die ersten Erfolge spüren.

## Eigenschaften der Finger und ihre Körperregionen

| Finger | Eigenschaften | Körperregion |
|---|---|---|
| Kleiner Finger | Vernunft, Intellekt, Auffassungsgabe, Spiritualität, Abwehrkraft, Geschäftssinn, Sprachgewandtheit | Geschlechtsorgane, Wirbelsäule, Gehirn |
| Ringfinger | Kommunikationsgabe, Sinnlichkeit, Schönheitsempfinden, Phantasie, Kreativität, Intuition, Subjektivität | Knochen, Verdauungsorgane |
| Mittelfinger | Anpassung, Realitätssinn, Beharrlichkeit, umgesetzte Ideen, Tugendhaftigkeit | Lunge, Hals-Nasen-Ohren-Bereich |
| Zeigefinger | Selbstbewusstsein, Ich-Stärke, Willenskraft, Tat- und Schaffenskraft, Rationalität, Selbstverwirklichung | Muskulatur, Herz, Augen |
| Daumen | Lebensenergie, Körperbewusstsein, Ursprünglichkeit, Durchsetzungskraft, intuitives Erfassen der Umwelt | Magen, Darm |

Das Halten von Mudras unterstützt die Funktionen der einzelnen Chakras. Mudras bringen zudem Ihre Lebensenergie wieder in Fluss.

• Wer sehr verspannt ist, stark unter Stress leidet, Ängste mit sich herumschleppt, sich energielos und schwach fühlt, sollte diese Übungszeiten unbedingt einhalten.

• Ansonsten können Sie die Haltezeit einer Mudra auch verkürzen. 3-mal 5 Minuten sollten es aber auf jeden Fall sein.

• Am besten wirkt die Mudra, wenn Sie sie immer zu den gleichen Zeiten ausüben. Dieser rituelle Charakter ist wie eine kleine Streicheleinheit für Leib und Seele.

### Die Wirkungen der Mudras

Die Wirkung einer Mudra spüren Sie, indem Sie sich wohl, ruhig und gelassen fühlen. Manche Menschen berichten uns auch von einer »wohligen Wärme« oder von regelrechten Hitzegefühlen. Das ist auch auf die Schwangerschaft und das erhöhte Blutvolumen im Körper zurückzuführen. Schwangeren ist viel öfter heiß, sie frieren weniger als sonst.

### Eigene Mudras für individuelle Belange entwickeln

Anhand der aufgezählten Fingereigenschaften können Sie jederzeit selbst eine Mudra zusammenstellen. Bringen Sie die Finger zusammen, deren Eigenschaften Sie stärken wollen. Je einfacher die Mudra ist, desto leichter lässt sie sich im Alltag einsetzen und halten.

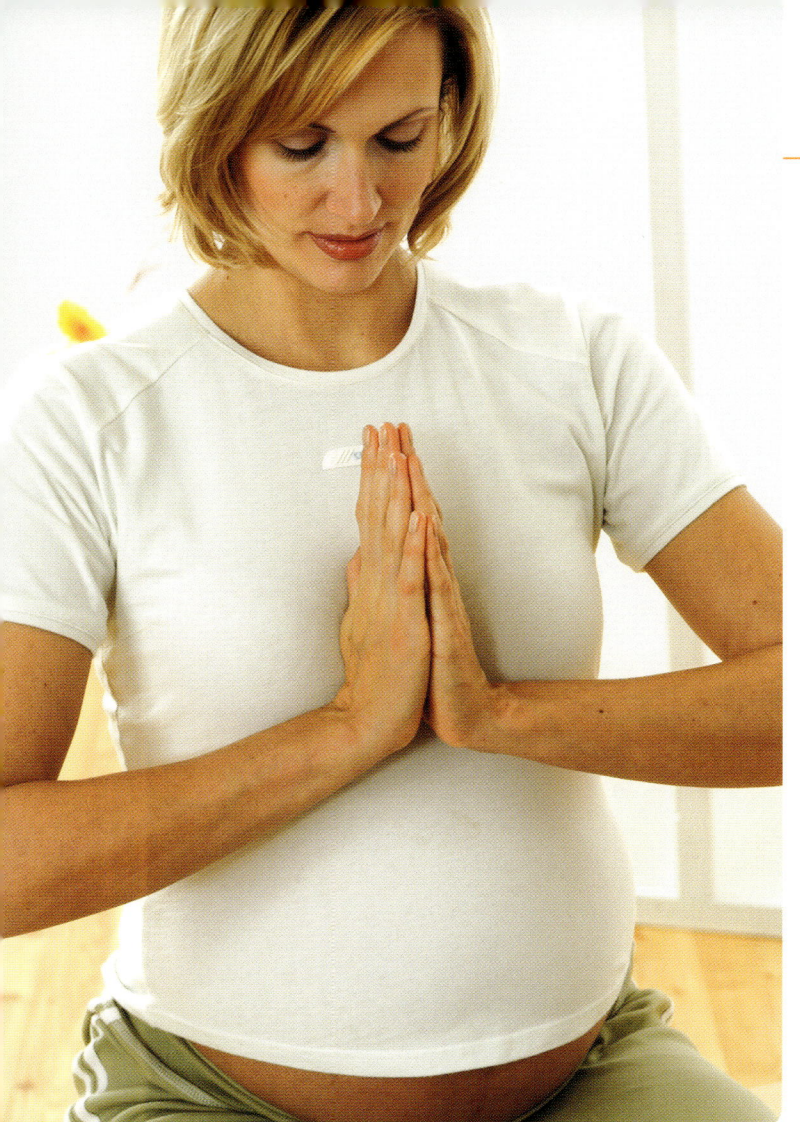

## Energiemudra gegen Schwäche

● Halten Sie an der rechten Hand Ihre Daumenspitze gegen die Spitzen von kleinem Finger und Ringfinger. Die zusammengebrachten Finger sollten möglichst rund gehalten werden. Mittel- und Zeigefinger bleiben nach oben gestreckt (Bild unten).

● Während Sie die Mudra halten, atmen Sie gleichmäßig ein und aus. Schicken Sie Ihrem Baby Licht und Liebe.

**Die Wirkung der Mudra:** Diese Mudra heißt auch Prana-Mudra, weil sie die Lebenskraft (Prana) aktiviert. Sie belebt und vertreibt Müdigkeit und Nervosität.

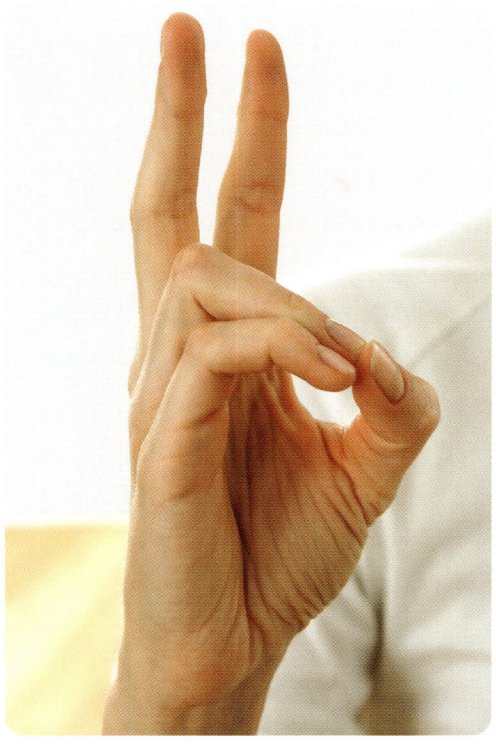

## Die Gebetsmudra zur Einstimmung und zum Ausklang

● Setzen Sie sich bequem hin und achten Sie darauf, dass Sie gut geerdet sind. Das heißt, dass Sie Ihre Füße auf den Boden stellen, wenn Sie auf einem Stuhl sitzen. Wenn Sie am Boden sitzen, nehmen Sie am besten den Schneidersitz ein.

● Legen Sie die Handflächen zusammen.

● Halten Sie die Gebetsmudra vor Ihrem Herzen (Bild oben).

### Die Seelenbadmudra

● Halten Sie an der linken Hand die Spitzen von Ring- und Mittelfinger gegen die Daumenspitze.

● Kleinen Finger und Zeigefinger strecken Sie gerade nach oben (Bild oben).

**Die Wirkung der Mudra:** Sie hilft, Schlacken auszuschwemmen und schnell wieder zu Kräften zu kommen. Negative Gedanken werden losgelassen, Sie finden zu Ordnung und Ausgeglichenheit.

**Mein Tipp:** Wenn Sie die Seelenbad- mit der Energiemudra gleichzeitig ausüben, erhalten Sie eine meditative Wirkung, die sich positiv auf Ihr Gemüt auswirkt.

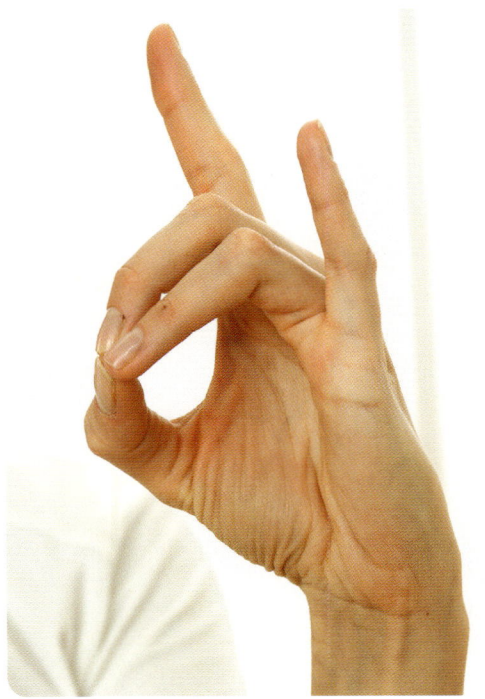

### Die Kuppelmudra

● Halten Sie die gespreizten Finger an den Spitzen der einen Hand mit den Spitzen der anderen Hand zusammen. Entfernen Sie die Handflächen so weit wie möglich voneinander. Die Mudra sieht nun wie eine Kuppel aus (Bild unten).

● Halten Sie die Mudra in Brusthöhe.

**Die Wirkung der Mudra:** Diese Mudra hilft Ihnen, übertriebene Sorgen loszuwerden, sich weniger zu ängstigen und zu mehr Gelassenheit zu gelangen.

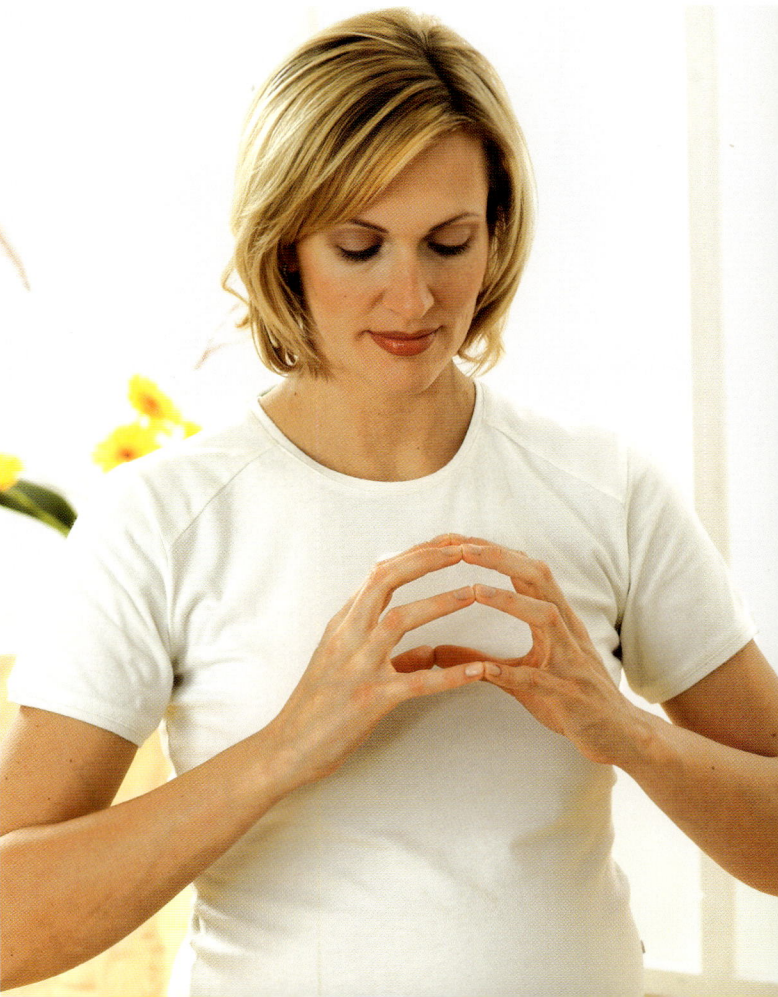

## Die Powermudra

● Schlagen Sie Ihren Zeigefinger nach unten gegen den Daumenballen und umfassen Sie ihn mit dem Daumen.

● Neigen Sie nun Mittel- und Ringfinger gegen die Daumenspitze.

● Richten Sie jetzt noch den kleinen Finger gerade nach oben (Bild unten).

● Halten Sie die Powermudra mit beiden Hände so lange wie nötig.

**Die Wirkung der Mudra:** Diese Mudra können Sie auch während der Entbindung verwenden. Sie wirkt in Momenten akuter Schwäche und bei Schmerzen wie ein Lebensretter. Sie können die Mudra in der Wehenpause und sogar während der Wehen einsetzen.

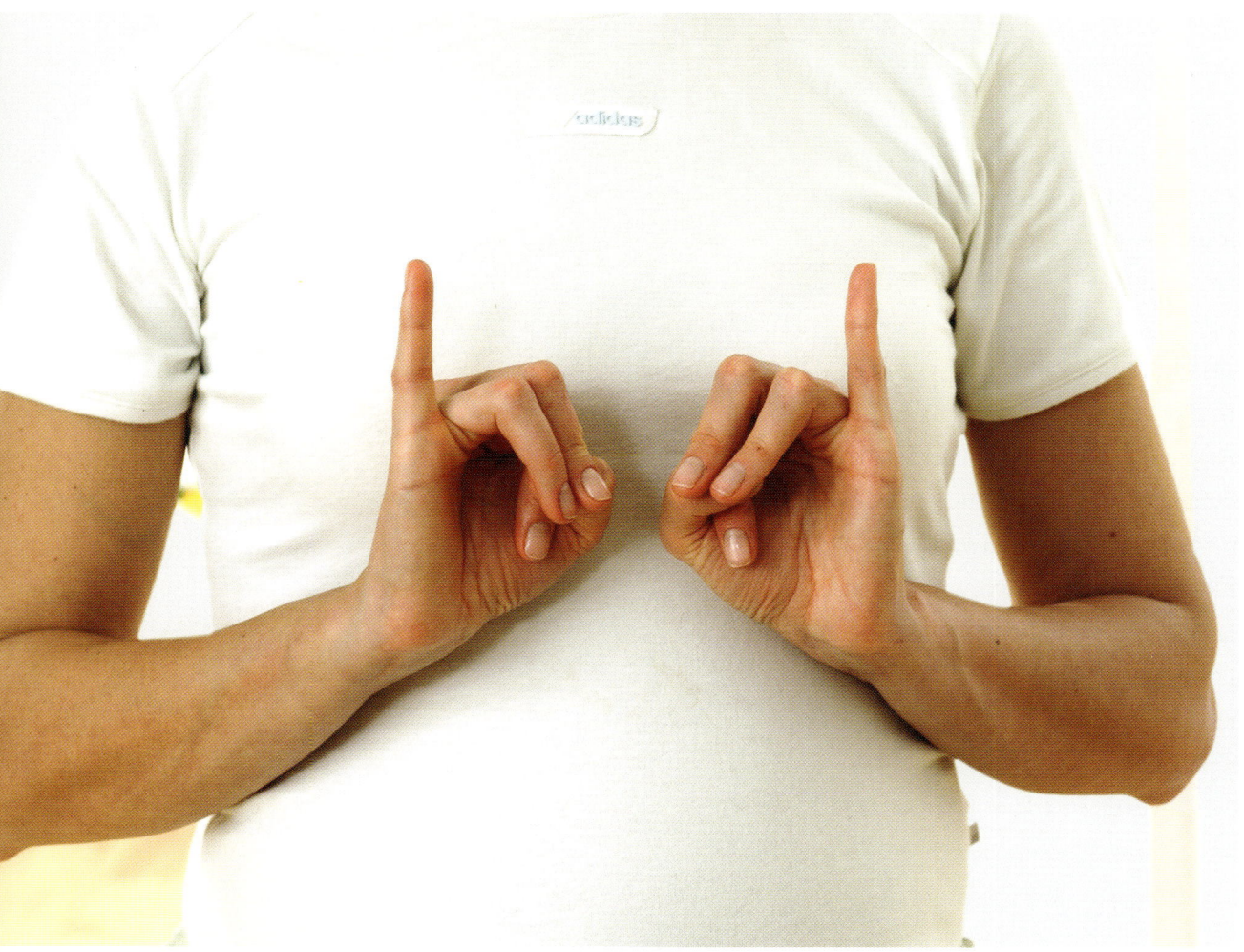

## Die Loslassmudra

- Die Mudra wird mit beiden Händen ausgeführt.

- Strecken Sie die Zeigefinger nach oben und legen Sie sie aneinander.

- Die Daumen werden überkreuzt, die restlichen Finger wie im Gebet verschränkt (Bild rechts).

**Bitte beachten:** Die Mudra darf höchstens 3 Minuten lang gehalten werden, da sie sonst auch positive Energien abführt.

- Nach der Übung sollten Sie beide Arme nach oben strecken und ganz viel frische Luft einatmen.

**Die Wirkung der Mudra:** Wer Schwierigkeiten hat, Ängste loszulassen und sich dem Fluss des Lebens anzuvertrauen, der erhält durch diese Mudra Unterstützung. Aber auch, wenn Sie Ihr Kind innerlich noch nicht loslassen können, hilft Ihnen die Loslassmudra in den letzten beiden Wochen vor der Entbindung, sich dem Lebensfluss anzuvertrauen und zu entspannen.
**Achtung:** Die Mudra entschlackt sehr stark. Es kann sein, dass Sie währenddessen besonders schwitzen und die Toilette aufsuchen müssen, um Blase und Darm zu entleeren.

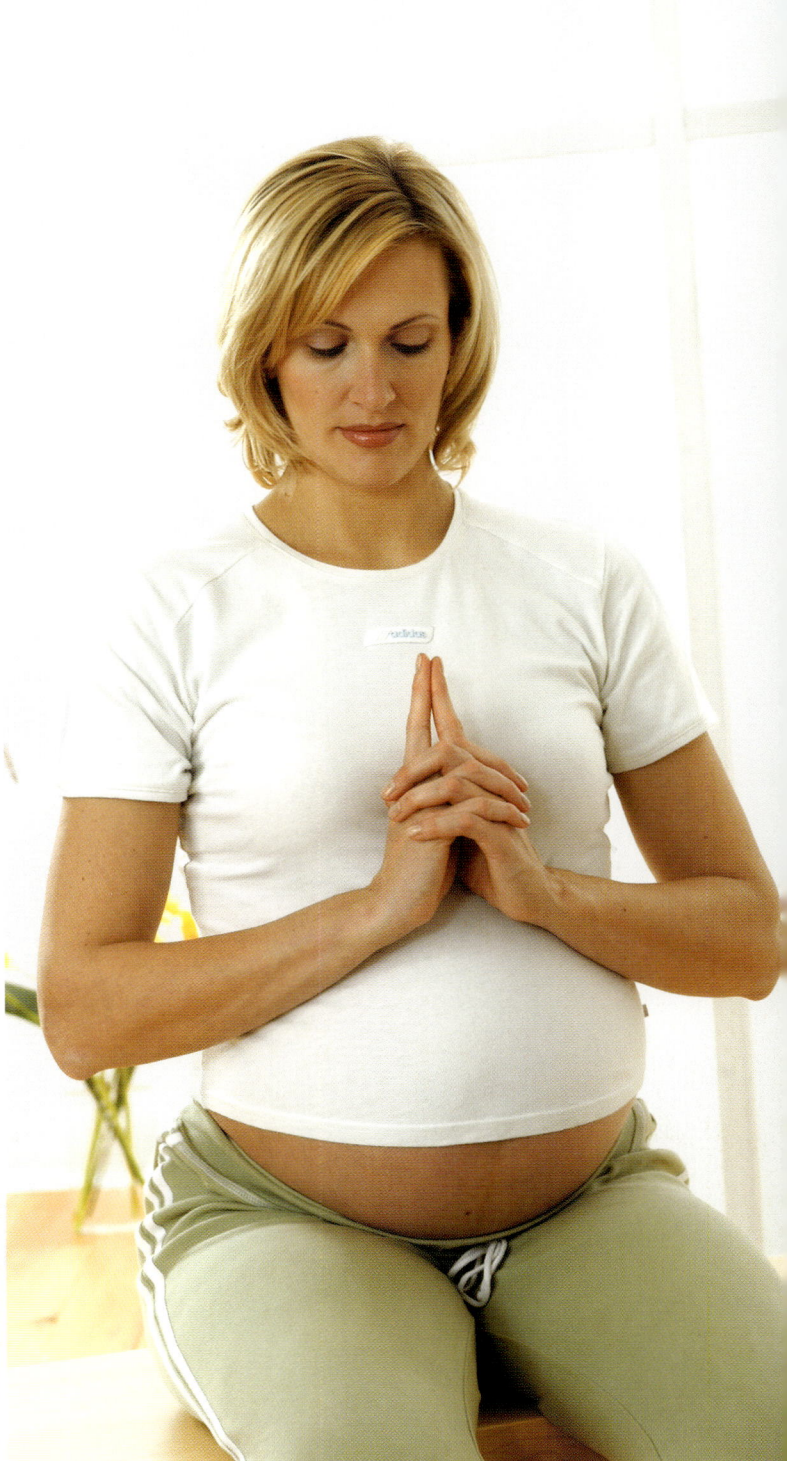

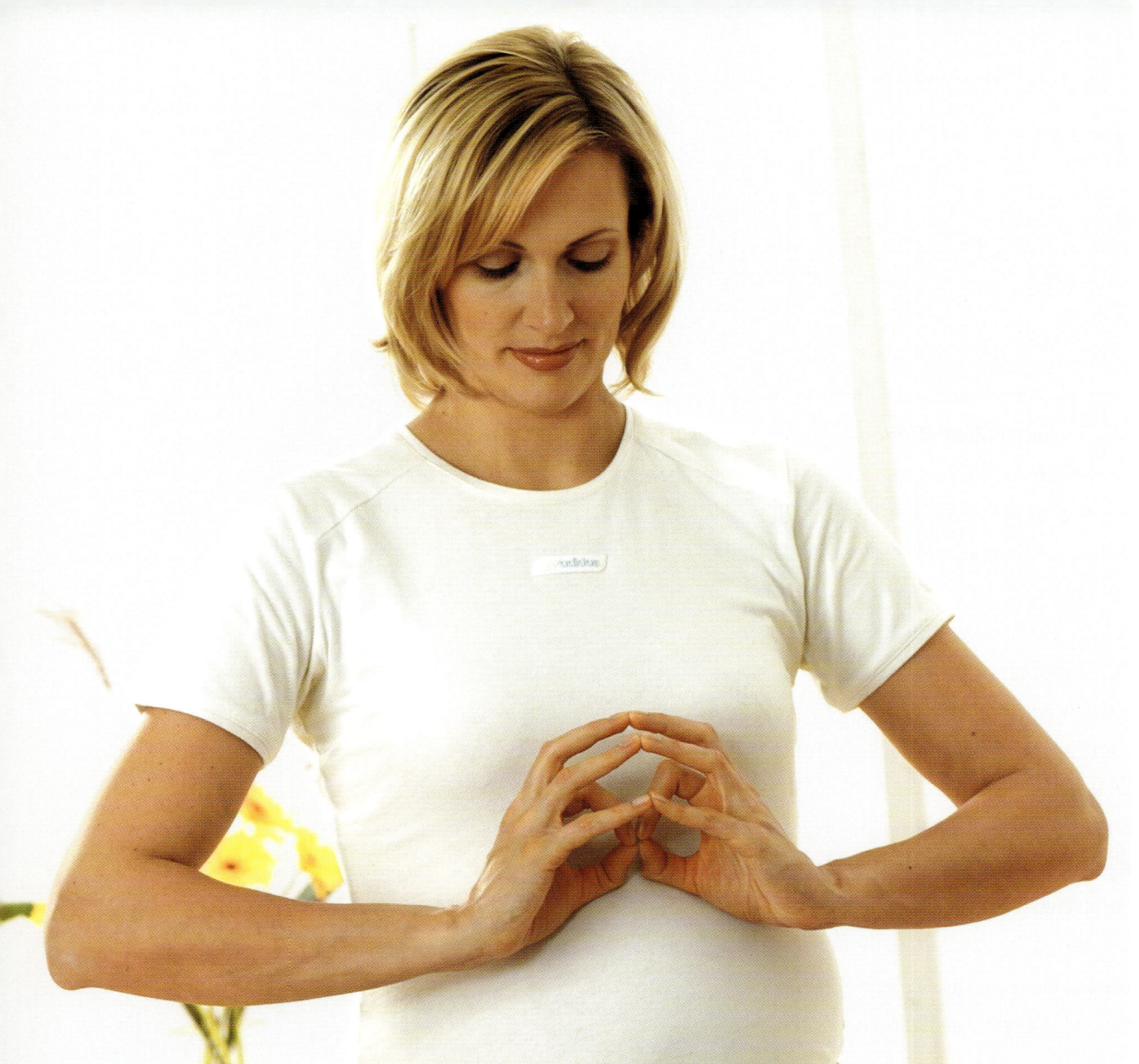

### Die Tiefenentspannungsmudra

● Bilden Sie bei beiden Händen mit Daumen und Zeigefinger einen Kreis.

● Bringen Sie beide Kreise an den Verbindungspunkten zusammen.

● Legen Sie die restlichen Fingerspitzen paarweise zusammen. Platzieren Sie Ihre Hände locker auf dem Bauch (Bild oben).

**Die Wirkung der Mudra:** Die Tiefenentspannungsmudra hilft Ihnen, sämtlichen Ballast im Leben loszuwerden. Alltagsstress verschwindet und Ihr Bewusstseinszustand wechselt in eine tiefe Entspannung. Nichts anderes ist mehr wichtig. Auch diese Mudra lässt sich während der Entbindung einsetzen, während der Wehenpausen und sogar während der Wehen.

# Meditationen
## ganz für mich allein

Die folgenden Meditationen begleiten Sie persönlich in Ihrem Alltag. Sie gehören nicht zu den Meditationen, die die Verbindung zu Ihrem Baby aufbauen, sondern die Ihr eigenes, individuelles Leben widerspiegeln. Trotz aller Verbundenheit mit Ihrem Kind und Ihrer Umwelt bleiben Sie doch stets eine eigene Persönlichkeit.

Wenn es Ihnen persönlich als Frau und Schwangere gut geht, wird es auch Ihrem Kind und Ihren Mitmenschen gut gehen, weil Sie mit all Ihrer positiven Kraft harmonisch und friedlich auf andere einwirken. Deshalb sollten Sie sich immer ohne schlechtes Gewissen Ihren eigenen Bedürfnissen widmen. Seien Sie fürsorglich mit sich selbst. Lieben Sie sich selbst, denn nur so können Sie auch Liebe weitergeben.

### Die »Das-ist-mir-wichtig-Meditation«

• Visualisieren Sie all Ihre täglichen Aufgaben. Stellen Sie sich Ihren Tagesablauf vor und sehen Sie vor Ihrem geistigen Auge Ihre Tagesaufgaben.

• Nun entscheiden Sie, welche Aufgaben wichtig und welche unwichtig sind. Visualisieren Sie, wie sich die unwichtigen Aufgaben auflösen und verschwinden. Ihr Herz hüpft dabei vor Erleichterung. Es bleiben nur noch die wichtigen Aufgaben des Tages übrig. Wenn etwas von dem Unwichtigen trotzdem wichtig war, wird es zu Ihnen zurückkehren. Alles andere bleibt verschwunden.

• Sobald sich alles Unwichtige aufgelöst hat, stellen Sie sich einen kraftvollen weißen Energiestrahl vor, der Sie vom Scheitel bis zur Sohle durchdringt und der Ihnen Kraft für all Ihre wichtigen Aufgaben schenkt.

• Im Anschluss an die Meditation konkretisieren Sie das Visualisierte: Schreiben Sie alles Wichtige auf. Nun können Sie sich daran halten und Ihren Tag entsprechend gestalten.

**Die Wirkung der Meditation:** Bei dieser Meditation geht es darum, dass Sie wichtige und unwichtige Aufgaben in Ihrem Leben erkennen und sie voneinander trennen und dass Sie unnötigen Ballast abwerfen, der Sie jetzt beeinträchtigt.

Für eine Meditation sollten Sie sich in einen ruhigen und warmen Raum zurückziehen. Setzen Sie sich im Schneider- oder Fersensitz auf eine Yogamatte oder eine Decke auf den Boden. Schließen Sie die Augen und legen Sie die Hände locker auf die Oberschenkel.

### Die »Schritt-für-Schritt-Meditation«

Sie kennen das sicherlich: Manchmal geschehen die Dinge einfach viel zu schnell. Ihr Körper und Ihre Seele haben keine Zeit, mit dem rasenden Tempo Schritt zu halten. Sie fühlen sich überfordert und überrollt vom Leben und von Ihren Mitmenschen. Manchmal hingegen geht Ihnen alles zu langsam und Sie haben das Gefühl, Sie werden permanent behindert und ausgebremst. Dies macht Sie ungeduldig. Sie wünschen sich, Ihr Leben in Ihrem eigenen Tempo durchschreiten zu können, und zwar Schritt für Schritt, immer einer nach dem anderen. Wenn Sie versuchen, alles gleichzeitig zu erledigen, verzetteln Sie sich. Ihre Energie kann nicht gebündelt zum Einsatz kommen, das Ergebnis ist dann meistens entsprechend mittelmäßig.

*Nehmen Sie zum Meditieren eine für Sie bequeme Haltung ein und schließen Sie die Augen*

- Lassen Sie sich selbst in Gedanken so schnell gehen, wie es für Sie wirklich angenehm ist.

- Beschleunigen Sie das Tempo zur Kontrolle und verlangsamen Sie es dann so lange, bis es genau richtig ist. Das Tempo muss sich für Sie gut anfühlen und auch als gedankliches Bild gut aussehen.

- Nun leiten Sie ein goldenes Licht vom Scheitel bis in Ihre Beine und Füße hinein, damit Sie gut gehen können.

**Die Wirkung der Meditation:** Diese Meditation hilft Ihnen, sich einer Sache ganz mit Leib und Seele zu widmen und diese in Ihrem eigenen Tempo zum guten Abschluss zu bringen. Jetzt während der Schwangerschaft steht das Schwangersein an erster Stelle. Dann folgt die Entbindung. Und dann erst die Zeit mit dem Kind.

### Die »Was-mache-ich-zuerst-Meditation«

- Stellen Sie sich alle Ihre Tagesziele bzw. Tagesaufgaben vor. Sie liegen vor Ihnen

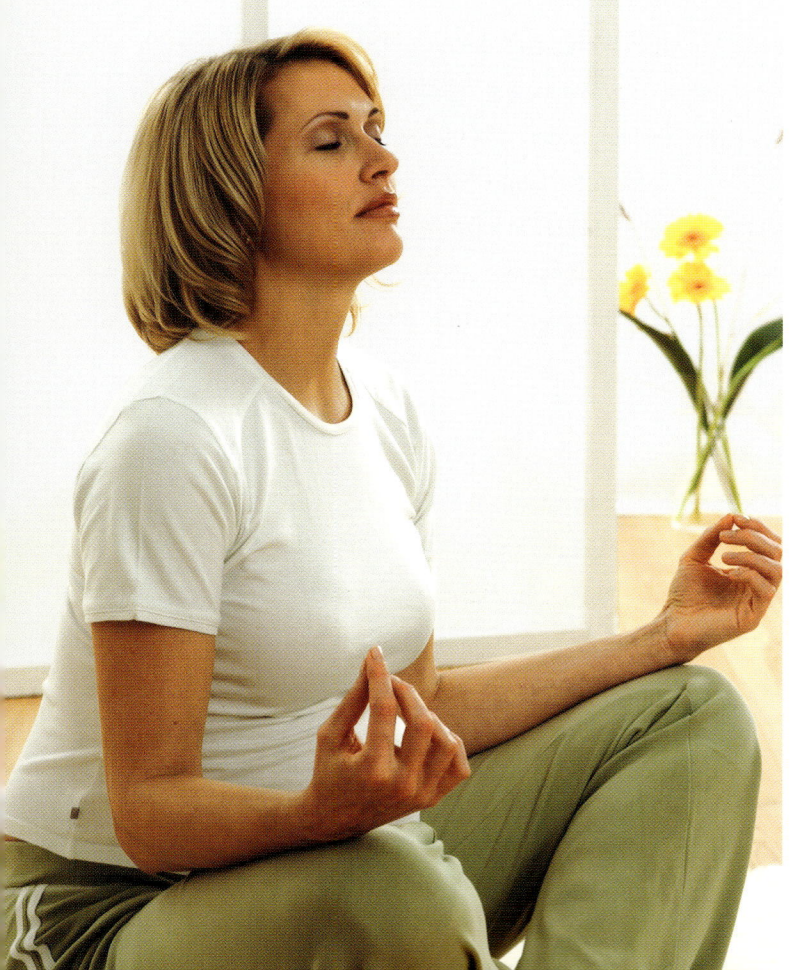

auf einem großen Tisch und müssen sortiert werden. Wenn Sie merken, dass zu viele Tagesaufgaben auf dem Tisch liegen, lassen Sie die Unwichtigen einfach unter den Tisch fallen.

● Stellen Sie sich vor, wie Sie Ordnung in den Haufen bringen, bis alle Aufgaben der Reihe nach geordnet auf dem Tisch liegen.

● Nun können Sie aufatmen und sich vorstellen, wie Sie Ihre Aufgaben mit einem liebenden Lichtstrahl umgeben, die wichtigste natürlich zuerst. Umhüllen Sie sich selbst mit einer großen Lichtglocke aus Kraft, Geduld und Zuversicht.

● Nach der Meditation notieren Sie das Ergebnis. Und dann machen Sie sich mit Freude an die Arbeit.

**Die Wirkung der Meditation:** Diese Meditation befasst sich mit Ihren Tagesetappenzielen. Nachdem Sie nun alle wichtigen von den unwichtigen Aufgaben getrennt haben und Ihr eigenes Tempo gefunden haben, stellt sich die Frage, welches Etappenziel, also welche Aufgabe, Sie zuerst ansteuern. Welche Aufgabe kommt danach, welche an dritter Stelle usw.? Mit der Meditation bringen Sie Ordnung in Ihren Tag und werden anschließend mit Freude an Ihre Aufgaben gehen.

## Die Schutzschildmeditation gegen Stress und negative Energien

● Visualisieren Sie sich, wie Sie aussehen, wenn Sie ruhig und gelassen bleiben.

● Schauen Sie sich selbst ins Gesicht und verändern Sie Ihren Gesichtsausdruck und auch Ihre Körperhaltung, bis Sie zufrieden mit sich selbst sind. So sehen Sie also in Gedanken aus, wenn Sie sich stark, sicher, geborgen und gelassen fühlen.

● Nun umhüllen Sie sich selbst in Gedanken mit einem Schutzschild aus hellgelber Energie, die sich wie eine Glocke um Sie legt.

● Stellen Sie sich diesen Schutzball dreidimensional vor. Betrachten Sie sich von vorn, von hinten und von der Seite, bis Sie den Schutzball gut erkennen können. Nichts kann jetzt mehr an Sie heran, das Sie aus dem Gleichgewicht bringt. Sie sind gut geschützt. Das Schutzschild ist stark, zu und dicht.

**Die Wirkung der Meditation:** Bei dieser Meditation geht es darum, sich selbst immer wieder gegen negative Umwelteinflüsse zu schützen und dadurch gelassen zu bleiben und weniger stressanfällig auf die täglichen Herausforderungen des Lebens zu reagieren.

*Mit Meditationen können Sie zu innerer Ruhe finden, Ihr Selbstvertrauen stärken und sich gegen die Unbillen des Lebens erfolgreich wappnen.*

### Die »Ich-mag-mich-und-meinen-Körper-Meditation«

● Stellen Sie sich vor, wie Sie leichtfüßig und in Ihrer Schwangerschaftskleidung eine Straße voller Menschen entlanglaufen. Von allen Seiten bekommen Sie Komplimente, wie hübsch Sie sind, wie gut Ihnen die Schwangerschaft steht und wie begehrenswert Sie sind. Man pfeift Ihnen hinterher. Voller Bewunderung werden Sie und Ihr Bauch betrachtet. Ihre Figur bringt Weiblichkeit, Fruchtbarkeit und Lebendigkeit zum Ausdruck.

● Sie beginnen nun zu lächeln. Aus Ihnen fließen sonnige Strahlen des Glücks und der Erfüllung.

● Glücklich gehen Sie nach Hause. Stellen Sie sich in Gedanken nackt vor einen großen Spiegel. Stolz sehen Sie sich selbst an und finden sich weiblicher und schöner als je zuvor. Das glückliche Strahlen bleibt bei Ihnen und umhüllt Sie wie mit einem magischen Zauber. Sie sind die Schönste im ganzen Land und voller Freude!

**Die Wirkung der Meditation:** Diese Meditation hilft Ihnen, Ihre Selbstliebe zu stärken und die körperlichen Veränderungen, die die Schwangerschaft mit sich bringt, positiv zu sehen und ein entsprechend positives Körpergefühl zu entwickeln.

### Die »Ich-bin-gerüstet-für-die-Entbindung-Meditation«

● Stellen Sie sich vor, wie Sie Ihre Körperzellen mit Energie auffüllen. Alle dunklen Stellen werden ausgemerzt, bis alles an Ihnen leuchtet. Sie sind hell und heil.

● Visualisieren Sie dann, wie Sie in eine Rüstung aus undurchdringlichen Lichtstrahlen voller Energie schlüpfen. Sehen Sie sie dreidimensional.

● In der rechten Hand halten Sie ein flammendes Lichtschwert als Zeichen von Tapferkeit und Mut. In der linken Hand halten Sie einen Kelch aus Licht und Liebe als Zeichen Ihrer Hingabe und Bereitschaft. Die Lichtrüstung umfasst auch Schwert und Kelch. Nun sind Sie bereit für alles, was auf Sie zukommt. Sie werden Ihr Bestes geben.

● Sie sind stark, kraftvoll und haben Kraft und Macht, ein Kind zu gebären und Mutter zu werden. Nun bleibt Ihnen nur noch, Ihr Kind genauso zu rüsten. Für Ihr Kind bedeutet die Geburt ebenso eine Bewährungsprobe wie für Sie.

**Die Wirkung der Meditation:** Sie macht Sie unverwundbar. Sie baden sozusagen in Drachenblut. Nichts kann Sie mehr ängstigen oder erschüttern. Sie sind eine starke Kriegerin der Liebe und des Lichts.

Die »Ich- bin-gerüstet-für- die-Entbindung-Meditation« sollten Sie am besten täglich ausführen. Das wird am Ende die Geburt erleichtern.

**Bibliografische Information der Deutschen Bibliothek**
Die Deutsche Bibliothek verzeichnet diese Publikation in der Deutschen Nationalbibliografie; detaillierte bibliografische Daten sind im Internet über http://dnb.ddb.de abrufbar

**Bildnachweis**
Alle Bilder stammen von Dominik Parzinger, München, mit Ausnahme von: IFA-Bilderteam, München: 23 (FUFY), 36 (Harrys); jump, Hamburg: 121 (K. Vey); Mauritius, Mittenwald: 17 (JIRI); Zefa, Düsseldorf: 39 (Pinto), 42 (A. Inden), 68 (M. Botzek).

Urania Verlag
in der
Verlagsgruppe Dornier GmbH
Postfach 80 06 69, 70506 Stuttgart

www.urania-verlag.de
www.verlagsgruppe-dornier.de

© 2005 Urania Verlag, Stuttgart
Urania Verlag
in der Verlagsgruppe Dornier GmbH
Alle Rechte vorbehalten.

Lektorat: Dr. Christiane Lentz
Bildredaktion: Gabi Feld, Dr. Christiane Lentz
Umschlaggestaltung: Behrend & Buchholz, Hamburg
Umschlagbild: © zefa/masterfile/ Raoul Minsart
Layout: Dr. Alex Klubertanz
Realisation: Medienprojekte München
Printed in Germany

ISBN 3-332-01624-5